Springer-Lehrbuch

T0175593

Xaver Baur

Arbeitsmedizin

Mit 78 Abbildungen und 61 Tabellen

Unter Mitarbeit von L.T. Budnik, K. Groth, M. Oldenburg,
W. Popp und R. Wegner

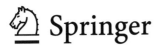 Springer

Prof. Dr. Xaver Baur
Institut für Arbeitsmedizin
Charité Universitätsmedizin Berlin
Thielallee 69
14195 Berlin

ISBN-13 978-3-642-37412-8   ISBN 978-3-642-37413-5 (eBook)
DOI 10.1007/978-3-642-37413-5

Die Deutsche Nationalbibliothek verzeichnet diese Publikation in der Deutschen Nationalbibliografie;
detaillierte bibliografische Daten sind im Internet über http://dnb.d-nb.de abrufbar.

Springer Medizin
© Springer-Verlag Berlin Heidelberg 2013

Dieses Werk ist urheberrechtlich geschützt. Die dadurch begründeten Rechte, insbesondere die der Übersetzung, des Nachdrucks, des Vortrags, der Entnahme von Abbildungen und Tabellen, der Funksendung, der Mikroverfilmung oder der Vervielfältigung auf anderen Wegen und der Speicherung in Datenverarbeitungsanlagen, bleiben, auch bei nur auszugsweiser Verwertung, vorbehalten. Eine Vervielfältigung dieses Werkes oder von Teilen dieses Werkes ist auch im Einzelfall nur in den Grenzen der gesetzlichen Bestimmungen des Urheberrechtsgesetzes der Bundesrepublik Deutschland vom 9. September 1965 in der jeweils geltenden Fassung zulässig. Sie ist grundsätzlich vergütungspflichtig. Zuwiderhandlungen unterliegen den Strafbestimmungen des Urheberrechtsgesetzes.

Produkthaftung: Für Angaben über Dosierungsanweisungen und Applikationsformen kann vom Verlag keine Gewähr übernommen werden. Derartige Angaben müssen vom jeweiligen Anwender im Einzelfall anhand anderer Literaturstellen auf ihre Richtigkeit überprüft werden.

Die Wiedergabe von Gebrauchsnamen, Warenbezeichnungen usw. in diesem Werk berechtigt auch ohne besondere Kennzeichnung nicht zu der Annahme, dass solche Namen im Sinne der Warenzeichen- und Markenschutzgesetzgebung als frei zu betrachten wären und daher von jedermann benutzt werden dürfen.

Planung: Dorit Müller, Heidelberg
Projektmanagement: Axel Treiber, Heidelberg
Lektorat: Ursula Illig, Gauting
Projektkoordination: Barbara Karg, Heidelberg
Umschlaggestaltung: deblik, Berlin
Fotonachweis Umschlag: Getty Images/iStockphoto
Satz, Reproduktion und digitale Bearbeitung der Abbildungen:
Fotosatz-Service Köhler GmbH – Reinhold Schöberl, Würzburg

Gedruckt auf säurefreiem und chlorfrei gebleichtem Papier

Springer Medizin ist Teil der Fachverlagsgruppe Springer Science+Business Media
www.springer.com

Vorwort

Arbeit ist die zielgerichtete Tätigkeit zum Broterwerb und Lebensunterhalt. Art und Inhalt sind vom Entwicklungsstand und von soziokulturellen Faktoren einer Gesellschaft geprägt und einem sich beschleunigenden Wandel unterworfen. Arbeit ist, wie schon der althochdeutsche Ursprung dieses Wortes impliziert, mühevoll, eine Plage, und geht mit gesundheitlichen Risiken einher. Arbeit ist aber auch ein Teil der Selbstverwirklichung des Menschen und trägt zu seinem physischen und psychischen Wohlbefinden bei.

Die Beschleunigung der Veränderungen der gesellschaftlichen Rahmenbedingungen lässt sich an den in immer kürzer werdenden Abständen eintretenden Umwälzungen erkennen: Dauerte die Phase der „Jäger und Sammler" hunderttausende von Jahren bis 5000–10.000 v. Chr. und jene der sesshaften Agrargesellschaft bis in das 18. Jahrhundert, folgte dieser die Industriegesellschaft, im letzten Quartal des 20. Jahrhunderts dann die Dienstleistungsgesellschaft und etwa seit den 1990er Jahren die Informations- oder Wissensgesellschaft (die jeweiligen Bezeichnungen richteten sich nach den vorherrschenden Beschäftigungsinhalten).

In Deutschland lässt sich heute nach neueren Darstellungen von den 41,9 Mio. Berufstätigen etwa die Hälfte dem Bereich der Information zuordnen, jeweils über 20% sind in Dienstleistungs- bzw. Produktionsbereichen und nur noch knapp 3% in der Landwirtschaft tätig.

Die Arbeitsmedizin beschäftigt sich mit den Wechselwirkungen zwischen Arbeit und Gesundheit des Menschen. Dabei stehen der medizinische Gesundheitsschutz und die Gesundheitsförderung, d. h. die humane Gestaltung der Arbeit im Vordergrund. Diese Herausforderung setzt fortlaufend systematische wissenschaftliche Analysen der zugrundeliegenden Zusammenhänge voraus, ebenso Objektivität, das aktuelle relevante Wissen und Unabhängigkeit. Letzterem stehen nicht selten wirtschaftliche Interessen, einhergehend mit offenen und verdeckten Einflussnahmen von Interessengruppen entgegen.

Der sich mit dem Gesundheitsschutz und der Gesundheitsförderung bei der Arbeit auseinandersetzende Arzt (Arbeitsmediziner, Betriebsarzt) befindet sich somit in einem ständigen Spannungsfeld zwischen der ärztlichen humanistisch-ethischen Orientierung und den vorgenannten wirtschaftlichen Intentionen. Dabei ist zu beachten, dass der relative Aufwand zur Reduktion des Gesundheitsrisikos umso größer wird, je höher der bereits erreichte Sicherheitsstand ist (▶ Kap. 2.3 und ▶ Kap. 5.4).

Der Arbeitsmedizin muss es vor allem darum gehen, das medizinisch-klinische und -wissenschaftliche Wissen sowie Gesundheitsschutzprämissen präventiv konkret am einzelnen Arbeitsplatz in Form von geeigneten, auch ökonomisch realisierbaren Präventionsmaßnahmen umzusetzen. Gleichzeitig sind durch Politikberatung die gesetzlichen Rahmenbedingungen und die Arbeitsschutzregularien einschließlich der Gefahrstoffvorgaben und Festlegung von erforderlichen Schutzmaßnahmen und Grenzwertfestsetzung, ggf. bis hin zu Anwendungsbeschränkungen oder sogar zum Verbot eines Arbeitsstoffes (s. Beispiel Asbest), zu optimieren. Im Prinzip sind alle arbeitsbedingten Krankheiten und Unfälle vermeidbar. Mit diesem Ziel werden die Gesundheitsschutzregularien und das Berufskrankheitenrecht unter Berücksichtigung sich ändernder Krankheitsbilder und neuer medizinisch wissenschaftlicher Erkenntnisse ständig aktualisiert.

Als Orientierungshilfe in diesem konfliktbehafteten Spannungsfeld hat sich die Arbeitsmedizin national und international Ehrenkodizes geschaffen (▶ Kap. 1.1).

Liebe Studierende,
ich hoffe, mit dieser kurzen Einführung mit dem Anriss einiger urärztlicher fachbezogener Aspekte Ihr Interesse an der Arbeitsmedizin geweckt zu haben. Sie werden in Anbetracht der Häufigkeit und großteils prima vista nicht erkennbaren arbeitsbedingten Krankheitsursachen (nahezu 10% der Patienten in den meisten klinischen Fächern leiden an einer arbeitsbedingten Krankheit, weit mehr noch an durch die Arbeit mit-bedingten Erkrankungen) deren möglichen Ursprung im Ar-

beitsumfeld im Hinterkopf haben und durch eine detaillierte Arbeitsanamnese die Weichen für die gezielte Diagnostik und Ursachenermittlung stellen müssen. Es geht dabei v. a. darum, gesundheitsgefährdende Faktoren (einschließlich Unfallrisiken) in der Arbeitswelt nach ihrer Identifizierung durch geeignete Präventionsmaßnahmen zu beseitigen oder zumindest wesentlich zu minimieren. Auf diese Weise lassen sich für Ihren Patienten, aber auch für seine derzeitigen und zukünftigen Arbeitskollegen, der Gesundheitsschutz nachhaltig verbessern und wissenschaftliche Untersuchungen zur Aufdeckung neuer oder bisher unbekannter Gesundheitsgefahren sowie gesundheitsfördernde Veränderungen bei der Arbeit anstoßen. Die Ottawa-Charta der WHO fordert, dass die Arbeitsbedingungen sicher, anregend, befriedigend und mitbestimmbar sind.

Besonderer Dank für die hervorragende redaktionelle Arbeit bzw. Mitwirkung bei der grafischen Gestaltung gilt Frau Dr. E. Glensk, Frau M. Klauschen, Frau J. Fischer und Herrn E. Untiet.

Berlin, Mai 2013
Xaver Baur

Inhaltsverzeichnis

II   Berufskrankheiten entsprechend der BKV-Anlage

7   Berufskrankheiten durch Metalle und der 1er-Gruppe (chemische Einwirkungen) der BKV-Anlage

III   Spezielle Aspekte von arbeitsbedingten Erkrankungen und des Gesundheitsschutzes

Autorenverzeichnis

Baur, X., Prof. Dr. med.
Institut für Arbeitsmedizin
Charité Universitätsmedizin Berlin
Thielallee 69
14195 Berlin

Budnik, L.T., Prof. Dr. rer. nat.
AG Arbeitstoxikologie und Immunologie
Zentralinstitut für Arbeitsmedizin
und Maritime Medizin mit
Universitätsprofessur für Arbeitsmedizin
der Universität Hamburg
Marckmannstraße 129b, Haus 3
20539 Hamburg

Groth, K., Dipl. psych.
Ordinariat für Arbeitsmedizin
Universität Hamburg
Zentralinstitut für Arbeitsmedizin und Maritime Medizin
Seewartenstraße 10
20459 Hamburg

Oldenburg, M., Dr. med.
Ordinariat für Arbeitsmedizin
Universität Hamburg
Zentralinstitut für Arbeitsmedizin und Maritime Medizin
Seewartenstraße 10
20459 Hamburg

Popp, W., Prof. Dr. med.
Krankenhaushygiene
Universitätsklinikum Essen
Hufelandstraße 55
45147 Essen

Wegner, R., Dr. med.
Ordinariat für Arbeitsmedizin
Universität Hamburg
Zentralinstitut für Arbeitsmedizin und Maritime Medizin
Seewartenstraße 10
20459 Hamburg

Allgemeiner Teil

Inhalte und Ziele
der Arbeitsmedizin

X. Baur

Arbeitsmedizin befasst sich mit der Untersuchung, Bewertung und Beeinflussung der Wechselbeziehungen zwischen Arbeitsanforderungen, -bedingungen und -organisation (Belastung) auf der einen und dem Menschen, seiner Gesundheit, Arbeits- und Beschäftigungsfähigkeit, Gesundheitsgefahren und -störungen (Beanspruchung) auf der anderen Seite.

1.1 Was umfasst das Gebiet Arbeitsmedizin?

Ziele der Arbeitsmedizin
- Menschengerechte Gestaltung der Arbeit; der einzelne Arbeitnehmer soll entsprechend seiner physiologischen und psychologischen Eignung tätig sein können
- Verhinderung von Gesundheitsgefahren im weitesten Sinn (körperliche, seelische und psychosoziale Prävention)
- Erhaltung von Gesundheit und Arbeitsfähigkeit des arbeitenden Menschen sowie Förderung seines körperlichen, geistigen und sozialen Wohlbefindens (Gesundheitsförderung)
- Aufdeckung (Erforschung) der arbeitsbedingten Gesundheitsstörungen, zugrunde liegenden Ursachen und Pathomechanismen
- Durchführung und Weiterentwicklungen der Diagnostik von arbeitsbedingten Gesundheitsstörungen, sowie Begutachtung solcher Erkrankungen
- Medizinische Rehabilitation und bestmögliche Therapie arbeitsbedinger Erkrankungen (► Weiterbildungsordnung der Ärztekammern http://www.bundesaerztekammer. de/downloads/MWBO_07122011.pdf)

Als Orientierungshilfe im konfliktbehafteten Spannungsfeld zwischen medizinisch-klinischem und wissenschaftlichem Fortschritt, Gesundheitsschutz und ökonomisch realisierbaren Präventionsmaßnahmen hat sich die Arbeitsmedizin national und international Ehrenkodizes geschaffen (◘ Tab. 1.1).

1.1.1 Facharzt, -ärztin für Arbeitsmedizin

Musterweiterbildungsordnung der Bundesärztekammer 2003 (Fassung 25.6.2010) (wird aktuell überarbeitet, wobei ein Pflichtjahr Innere Medizin mit einem

definierten Weiterbildungsinhalt favorisiert wird): http://www.bundesaerztekammer.de/downloads/MWBO_07122011.pdf.

Ziel der Weiterbildung im Gebiet Arbeitsmedizin ist die Erlangung der Facharztkompetenz nach Ableistung der vorgeschriebenen Weiterbildungszeit und Weiterbildungsinhalte sowie des Weiterbildungskurses.

Weiterbildungszeit 60 Monate bei einem Weiterbildungsbefugten an einer Weiterbildungsstätte gemäß § 5 Abs. 1, Satz 1, davon:
- 24 Monate Innere Medizin und/oder Allgemeinmedizin
- 36 Monate Arbeitsmedizin, davon können bis zu 12 Monate in anderen Gebieten angerechnet werden
- 360 Stunden Kursweiterbildung gemäß § 4 Abs. 8 in Arbeitsmedizin, die während der 60 Monate Weiterbildung abgeleistet werden sollen

Weiterbildungsinhalt Erwerb von Kenntnissen, Erfahrungen und Fertigkeiten in:
- der Prävention arbeitsbedingter Gesundheitsstörungen und Berufskrankheiten sowie der auslösenden Noxen einschließlich epidemiologischer Grundlagen
- der Gesundheitsberatung einschließlich Impfungen
- der betrieblichen Gesundheitsförderung einschließlich der individuellen und gruppenbezogenen Schulung
- der Beratung und Planung in Fragen des technischen, organisatorischen und personenbezogenen Arbeits- und Gesundheitsschutzes
- der Unfallverhütung und Arbeitssicherheit
- der Organisation und Sicherstellung der Ersten Hilfe und notfallmedizinischen Versorgung am Arbeitsplatz
- der Mitwirkung bei medizinischer, beruflicher und sozialer Rehabilitation
- der betrieblichen Wiedereingliederung und dem Einsatz chronisch Kranker und schutzbedürftiger Personen am Arbeitsplatz
- der Bewertung von Leistungsfähigkeit, Belastbarkeit und Einsatzfähigkeit einschließlich der Arbeitsphysiologie
- der Arbeits- und Umwelthygiene einschließlich der arbeitsmedizinischen Toxikologie
- der Arbeits- und Betriebspsychologie einschließlich psychosozialer Aspekte
- arbeitsmedizinischen Vorsorge-, Tauglichkeits- und Eignungsuntersuchungen einschließlich verkehrsmedizinischer Fragestellungen

◘ **Tab. 1.1** Ethikkodex der Arbeitsmedizin (Gesellschaft für Arbeits- und Umweltmedizin und des Verbandes der Betriebsärzte Deutschlands 2009)

Artikel		Beschreibung
Art. 1	Auftrag der Arbeitsmedizin	Aktives Hinwirken auf eine gesundheitsgerechte Gestaltung der Arbeit und ein gesundheitsorientiertes Verhalten der Beschäftigten. Zusammenarbeit mit allen Akteuren, die sich für den Gesundheitsschutz am Arbeitsplatz einsetzen
Art. 2	Medizinethische Kompetenz	Wahrung der allgemeinen internationalen ethischen Fundamente und der ethischen Prinzipien der Medizin
Art. 3	Fachkompetenz	Weiterentwicklung der Fachkompetenz nach dem Stand von Wissenschaft und Technik und Grenzen der eigenen Kompetenz erkennen
Art. 4	Befundweitergabe und Fürsorge	Umfassende Information der Patienten, Schweigepflicht und Datenschutz
Art. 5	Kommunikative Kompetenz	Bereitschaft, unterschiedliche Rechte und Interessen zu verstehen und Erkenntnisse allgemeinverständlich darstellen
Art. 6	Rechtskompetenz	Beachtung der im Arbeitsbereich einschlägigen rechtlichen Regelungen und Mitwirkung an der Weiterentwicklung
Art. 7	Soziale Verantwortung	Reflexion der voraussichtlichen Folgen des beruflichen Handelns im Hinblick auf mögliche individuelle und gesellschaftliche Auswirkungen. Wirtschaftliche Interessen haben keinen Vorrang vor Sicherheit und Gesundheit
Art. 8	Organisationsstrukturen und Beteiligung	Aktives Eintreten für Organisationsstrukturen und Möglichkeiten zur Diskussion, welche die Übernahme individueller und gesellschaftlicher Verantwortung ermöglichen
Art. 9	Aus-, Weiter- und Fortbildung	Vorbereitung der Lernenden auf deren individuelle und gemeinschaftliche Verantwortung in der Arbeitsmedizin und selber Vorbild sein
Art. 10	Forschung	Die allgemeinen Regeln des guten wissenschaftlichen Arbeitens einhalten und die wissenschaftlichen Erkenntnisse und Möglichkeiten der Präventionsforschung in die Arbeitswelt einbringen
Art. 11	Arbeitsverhältnisse und Interessenkonflikte	Nur Arbeitsverhältnisse eingehen, in denen die arbeitsmedizinischen Aufgaben entsprechend ihrer fachlichen und ethischen Prinzipien durchgeführt werden können
Art. 12	Zivilcourage	Bei Anforderungen, die in Konflikt mit medizinischen und ethischen Leitlinien stehen, mit Zivilcourage handeln

— der Indikationsstellung, sachgerechten Probengewinnung und -behandlung für Laboruntersuchungen einschließlich des Biomonitorings und der arbeitsmedizinischen Bewertung der Ergebnisse

— der ärztlichen Begutachtung bei arbeitsbedingten Erkrankungen und Berufskrankheiten, der Beurteilung von Arbeits-, Berufs- und Erwerbsfähigkeit einschließlich Fragen eines Arbeitsplatzwechsels

— der arbeitsmedizinischen Erfassung von Umweltfaktoren sowie deren Bewertung hinsichtlich ihrer gesundheitlichen Relevanz

— der Entwicklung betrieblicher Präventionskonzepte

Definierte Untersuchungs- und Behandlungsverfahren Richtzahlen in Hamburg:

— arbeitsmedizinische Vorsorgeuntersuchungen nach Rechtsvorschriften (200)

— Arbeitsplatzbeurteilungen und Gefährdungsbeurteilungen (100)

— Beratungen zur ergonomischen Arbeitsgestaltung (50)

— Ergometrien (50)

— Lungenfunktionsprüfungen (50)

— Beurteilung des Hör- und Sehvermögens mittels einfacher apparativer Techniken (je 50)

— arbeitsmedizinische Bewertungen von Messergebnissen verschiedener Arbeitsumgebungsfaktoren, z. B. Lärm, Klimagrößen, Beleuchtung, Gefahrstoffe (50)

— Gutachten/gutachterliche Stellungnahme (10)

1.1.2 Fachkunde in Laboruntersuchungen der Arbeitsmedizin

Die Fachkunde in Laboruntersuchungen in der Arbeitsmedizin umfasst Vermittlung, Erwerb und Nachweis eingehender Kenntnisse und Erfahrungen und Fertigkeiten, welche über die im Gebiet aufgeführten Inhalte hinausgehen, in der Durchführung des allgemeinen Labors des Gebietes.

Mindestdauer der Weiterbildung: 1/2 Jahr.

1.2 Demographische Daten über arbeitsbedingte Unfälle, Krankheiten, gesundheitliche Beanspruchungen im weiteren Sinn

Weltweit kommt es jährlich zu 1,3 Millionen Todesfällen in Folge arbeitsbedingter Unfälle und Krankheiten sowie zu 160 Millionen Neuerkrankungen.

In Deutschland ereignen sich jedes Jahr 1 Million Unfälle am Arbeitsplatz, davon ca. 600 mit tödlichem Ausgang. Im selben Zeitraum werden über 73.000 Berufskrankheitsanzeigen registriert.

Daneben gibt es einen kaum abschätzbaren gesundheitsadversen Einfluss der Arbeitswelt, der vor allem in der Zunahme der Häufigkeit und Schwere sog. Volkskrankheiten zum Ausdruck kommt, beispielsweise von Haut- und Atemwegserkrankungen, Wirbelsäulenerkrankungen, psychomentalen Beanspruchungen. Man geht davon aus, dass etwa 20% der Hautekzeme, 10% der Erkrankungsfälle in den meisten klinischen Fächern und 5–25% aller Krebserkrankungen auf Einwirkungen am Arbeitsplatz zu einem wesentlichen Teil zurückgehen. Dabei ist zu beachten, dass arbeitsbedingte Unfälle und Erkrankungen durch eine gezielte und umfassende Prävention vermeidbar sind.

1.3 Wichtige arbeitsbezogene Begriffe

Der **Energieumsatz** wird indirekt über die O_2-Aufnahme bestimmt (energetisches Äquivalent). Zur Bestimmung der individuellen körperlichen Dauerleistungsgrenze wird die Ermittlung der 2. ventilatorischen Schwelle (Wechsel Laktatanstieg/Laktatelimination von <1 zu >1; VT2) herangezogen.

Der **Grundumsatz** beträgt etwa 2000–2300 kcal/d, der Arbeitsumsatz 300–400 kcal/d für Büroangestellte und 1500–2400 kcal/d für Schwerarbeiter.

Körperliche Arbeit lässt sich physikalisch in einen dynamischen (Kraft × Weg; 1 Nm = 1 J = 1 Ws) und einen statischen Teil (Kraft × Zeit) unterteilen.

Leistung im physikalischen Sinn ist definiert als Arbeit pro Zeiteinheit; die physikalische Einheit ist J/s = W.

Die körperliche **Dauerleistungsgrenze** des Mannes beträgt etwa 4 kcal/min, entsprechend 1930 kcal/8 h, die der Frau gut ein Drittel weniger.

Besondere **thermische Belastungen** kommen an **Kältearbeitsplätzen** (Kühlhaus, mindestens −25°C) und an **Hitzearbeitsplätzen** vor. An letzteren erfolgt die Regulation der Körpertemperatur bereits in körperlicher Ruhe über Schwitzen (ab 25–30°C bei geringer Luftbewegung und mittlerer Luftfeuchte). Hitzearbeit geht mit schnellerer Ermüdung, vorzeitigem Nachlassen der Aufmerksamkeit und Arbeitsleistung einher. Hitzeerschöpfung und Hitzekollaps resultieren aus Wasser- und Salzverarmung; Hitzeschlag ist eine Folge der Hyperthermie.

Bei der **Akkordarbeit** wird eine Leistung (und damit auch ein Lohn) verabredet, die über die sog. Normalleistung (100%) hinausgeht.

Fließbandarbeit ist durch einen festgelegten Arbeitsrhythmus gekennzeichnet. Negative Auswirkungen sind hierbei Arbeitshetze, Monotonie, soziale Isolation.

Nacht- und Schichtarbeit muss die Zirkadianperiode der Körperfunktionen und der Leistungsfähigkeit des Menschen berücksichtigen. Ein wichtiger Zeitgeber für den Menschen ist neben dem Hell-Dunkel-Wechsel v. a. der soziale Bezug. Darum kann bei Schichtarbeit eine Adaption nicht erfolgen. Nachtschichten sollten daher nur vereinzelt eingestreut sein. Zu beachten sind Häufigkeitsgipfel von Unfällen und Fehlern in den früheren Morgenstunden (ca. 3 Uhr) und am früheren Nachmittag (ca.14 Uhr).

Gesundheitliche Beeinträchtigungen durch Schichtarbeit umfassen u. a. Magen-Darmstörungen und Befindlichkeitsstörungen.

Weitere Beispiele spezieller Tätigkeiten sind schwere körperliche Arbeit, Unter- und Überdruckarbeiten, Beschäftigungen, die mit Lärmeinwirkungen, Erschütterungen, Vibrationen, kutanen oder aerogen Kontakt mit Schadstoffen inkl. Infektionserregern einhergehen.

Von der körperlichen Arbeit ist **psychomentale Arbeit** zu unterscheiden, die in unserer Informations- und Wissensgesellschaft zunehmend in den Vordergrund rückt.

◻ Tab. 1.2 Arbeitsbedingte Organerkrankungen – Übersicht

Klinische Diagnose	Arbeitsbedingte Ursache (BK Nr.)	Ausführliche Darstellung
Lärmschwerhörigkeit	Chronische Lärmeinwirkung ≥85 dB oder Impulslärm (BK Nr. 2301)	► Kap. 8.3
Atemwegskrankheiten		
Rhinitis, allergische	Stäube pflanzlichen, tierischen oder mikrobiellen Ursprungs (BK Nr. 4301)	► Kap. 10.18
Rhinitis, chemisch-irritative oder toxische	Zahlreiche Chemikalien, z. B. Methylmethacrylat, Phthalate, Chromate, Cadmium, Arsen (keine BK), Chromate (BK Nr. 1103)	► Kap. 10.19
(Adeno-)Karzinom der Nasenhaupt- und -nebenhöhlen	Holzstäube, v. a. von Buche und Eiche (BK Nr. 4203)	► Kap. 13.7
Kehlkopfkarzinom	Nickel (BK Nr. 4109); Asbest (BK Nr. 4104); Schwefelsäure	► Kap. 7.2.9
Bronchitis, chronische obstruktive	Hohe Konzentrationen anorganischer (z. B. Steinkohlengrubenstaub, BK Nr. 4111) und organischer Stäube (z. B. Staub von Getreide, Rohbaumwolle (Stadien 2 und 3 der Byssinose, BK Nr. 4202), von Chemikalien (BK Nr. 4302) inklusive Ammoniak, Dämpfe und Aerosole von Säuren, Lösungsmitteln, einigen Metallen (Chromate, BK Nr. 1103; Cobalt, Nickel, BK Nr. 4109; Vanadium, BK Nr. 1107, Platin); Isocyanaten (BK Nr. 1315)	► Kap. 10.10, 10.16, 10.19, 7.2.7, 7.2.9, 10.4, 7.2.13, 7.4.2
Asthma bronchiale	Zahlreiche sensibilisierende Inhalationsallergene (BK Nr. 4301); Isocyanate (BK Nr. 1315) und chemisch-irritative bzw. toxisch wirkende Inhalationsnoxen (BK Nr. 4302, s. auch chronische obstruktive Bronchitis)	► Kap. 10.18, 10., 7.4.2, 10.19
Lungen- und Pleurakrankheiten		
Organic dust toxic syndrome (ODTS), z. B. Drescherfieber	Endotoxin-haltige Stäube (z. B. Dreschstaub, Getreidestaub, Rohbaumwollstaub (entsprechend Stadium 1 der Byssinose)	► Kap. 10.6, 10.19
Lungenödem	Brommethan, Chlor; nitrose Gase, Phosgen; Berylliumoxid	
Exogen-allergische Alveolitis	Thermophile Aktinomyzeten, Aspergillen und andere Schimmelpilze in verschimmeltem Heu, Getreide, Luftbefeuchterwasser; Federn- und Kotstaub von Vögeln (BK Nr. 4201); selten Isocyanat-Dämpfe und -Gase (BK Nr. 1315)	► Kap. 10.15
Toxische (Broncho-) Pneumonie	Mangan (BK Nr. 1105); Vanadium (BK Nr. 1107); Beryllium (BK Nr. 1110); Stäube mit kristalliner Kieselsäure (BK Nr. 4101) Cadmium (BK Nr. 1104)	► Kap. 7.2.8, 7.2.13, 7.2.13, 10.1, 10.3, 7.2.5
Lungenfibrose, sonstige	Aluminium (BK Nr. 4106); Hartmetalle (BK Nr. 4107); Schweißrauch (BK Nr. 4115); Beryllium (BK Nr. 1110); zahntechnische Stäube; Vanadium (BK Nr. 1107)	► Kap. 10.6, 10.7, 7.2.3, 7.2.13
Lungenemphysem	Aluminium (BK Nr. 4106); Cadmium (BK Nr. 1104); hohe Staubbelastungen, insbesondere Steinkohlengrubenstaub (BK Nr. 4111)	► Kap.10.6, 7.2.5, 10.10

1

◻ Tab. 1.2 (Fortsetzung)

Klinische Diagnose	Arbeitsbedingte Ursache (BK Nr.)	Ausführliche Darstellung
Bronchialkarzinom	Asbest (BK Nr. 4104); Nickel und seine Verbindungen (BK Nr. 4109); Chrom VI (Zinkchromat, BK 1103); Cadmium (BK Nr. 1104); Polyzyklische aromatische Kohlenwasserstoffe (PAH, BK Nr. 4110); Stäube mit kristalliner Kieselsäure (Quarz, BK Nr. 4112); Lost (BK Nr. 1311); Dichlormethylether; α-Chlortoluole; Ionisierende Strahlen (Radon, BK Nr. 2402); Beryllium (BK Nr. 1110); Arsen (BK Nr. 1108); Schwefelsäure, Passivrauchen am Arbeitsplatz; Künstliche Mineralfasern (Keramikfasern)	10.4, 10.11, 8.2, 7.2.5, 10.9, 8.4.2, 7.4.1, 7.2.3
Mesotheliom der Pleura, des Perikards, des Peritoneums	Asbest (BK Nr. 4105)	► Kap. 7.2.2
Herz- und Kreislaufkrankheiten		
Arteriosklerose	Schwefelkohlenstoff; Dioxine?	
Arterielle Hypertonie (KHK)	Bei Disposition chronische psychomentale Beanspruchungs-reaktion, Lärm-Dauerbelastung	
Caisson-Krankheit	Schnelle Dekompression von Tauchern und Überdruckarbeitern (intravasale N_2-Gasbildung mit Embolisierung (BK Nr. 2201)	► Kap. 8.2
Raynaud-Syndrom	Vibrierende Werkzeuge und Maschinen (BK Nr. 2104); Vinyl-chlorid (BK Nr. 1302)	► Kap. 8.1.4, 7.4.2
Blutdruckabfall	Salpetersäureester (BK Nr. 1309)	► Kap. 7.4.3
Herzrhythmusstörungen	Dichlormethan; Trichlorethan; Tetrachlorethen	
Hämatopoetisches System, Knochenmark		
Anämie, Panzytopenie, Methämoglobinbildung	Benzol (BK Nr. 1303); Anilin und Nitrobenzol (BK Nr. 1304); Blei (BK Nr. 1101); Arsen (BK Nr. 1108)	► Kap. 7.4.2, 7.2.4
Leukämien, Non-Hodgkin-Lymphome	Benzol (BK Nr. 1303); Ionisierende Strahlen (BK Nr. 2402); Butadien; Ethylenoxid; Zytostatika	► Kap. 7.4.2, 8.4.2
Leberkrankheiten		
Hepatitis B, C, D, seltener A	Kontakt mit infizierten Patienten im Gesundheitswesen	
Hepatitis A	Klärwerker	
Toxische Hepatitis	Dimethylformamid (BK Nr. 1316); Phosphorwasserstoff; aromatische Kohlenwasserstoffe (Toluol, Kresol); Halogen-Kohlenwasserstoffe (v. a. Chloroform; Trichlorethen; Halothan); Para-tert-Butyl-phenol (BK Nr. 1314)	► Kap. 7.4.2, 7.4.3
Leberzirrhose	Tetrachlorkohlenstoff	► Kap. 7.4.2
Lebermalignome	Hepatitis B (C): Arsen (BK Nr. 1108); Vinylchlorid (BK Nr. 1302); Dichlordimethylether; Tetrachlorkohlenstoff; Ionisierende Strahlen (Radon)	► Kap. 7.2.2, 7.4.2
Neurologische Krankheiten		
Periphere Neuropathie, Polyneuropathie	n-Hexan; Lösungsmittelgemische (BK Nr. 1317); Arsen (BK Nr. 1108); Blei (BK Nr. 1101); Thallium (BK Nr. 1106); Parathion (E 605)	► Kap. 7.2.11, 7.2.1, 7.3.1

◻ Tab. 1.2 (Fortsetzung)

Klinische Diagnose	Arbeitsbedingte Ursache (BK Nr.)	Ausführliche Darstellung
Enzephalopathie	Lösungsmittelgemische (BK Nr. 1317); Benzol und seine Homologe (BK Nr. 1303); Blei (BK Nr. 1101); Quecksilber (BK Nr. 1102); Mangan (BK Nr. 1105); H_2S (BK Nr. 1202); Kohlenmonoxid (BK Nr. 1201); Blausäure; Phosphorwasserstoff; Schwefelkohlenstoff	► Kap. 7.2.11, 7.2.8, 7.3.1, 7.4.2
Parkinson-Syndrom	Mangan (BK Nr. 1105)	► Kap. 7.2.8
Neuroborreliose	Borrelien, durch Zeckenbiss übertragen (Waldarbeiter)	► Kap. 9.2
Sommer-Meningo-enzephalitis	Virale Infektion, durch Zeckenbiss übertragen	► Kap. 9.2
Drucklähmung der Nerven	Nervenkompression, z. B. durch monotone Bewegungen (BK Nr. 2106)	► Kap. 8.1.7
Sehnervschädigung	Methanol	► Kap. 7.4.2
Karpaltunnelsyndrom als Folge einer chronischen Beugesehnenscheiden-synovialitis	Chronisches repetitives Vibrationstrauma (Quasi-BK)	► Kap. 8.5
Nieren- und Harnwegserkrankungen		
Toxische Zystitis	Aromatische Amine (BK Nr. 1301)	► Kap. 7.4.1
Nephrotisches Syndrom	Halogenkohlenwasserstoffe, Quecksilber, Thallium; Arsenwasserstoff, Beryllium, Blei, Cadmium	
Fanconi-Syndrom	Blei, Cadmium; Quecksilber, Thallium, Wismut	
Tubulo-interstitielle Nephropathie	Arsenwasserstoff; Benzol; Beryllium; Blei; Cadmium; Chrom; (Di-)Ethylenglykol; Dioxan; Halogenkohlenwasserstoffe; Heptan; Hexan; Calciumchromat; Monobrommethan; Petroleumdestillate; Quecksilber; Schwefelkohlenstoff; Styrol; Thallium; Toluol; Wismut; Xylol	
Glomerulonephritis	Halogenwasserstoffe; Quecksilber; Schwefelkohlenstoff; Thallium	
Hepatorenales Syndrom	Chloroform; Phosphor (BK Nr. 1109); Tetrachlorethen; Tetrachlorkohlenstoff	► Kap. 7.2.10
Akute Nierenschädigung	Lösungsmittel; Quecksilber; Antimon; Arsen; Arsenwasserstoff; Barium; Bor; Chrom; Cyanide; Cyanwasserstoff; Ethylendichlorid; Fluorsalze; Halogenkohlenwasserstoffe; Kaliumbromat; Kaliumchlorat; Kupfer; Met-Hämoglobinbildner; Monochlorbenzol; Natriumhexametaphosphat; Nitrite; Oxalate; Phenol; Phosphor; Sublimat; Tetrachlormethan; Wismut; Phosphorwasserstoff	► Kap. 7.2.11
Harnwegskarzinom	Aromatische Amine (BK Nr. 1301); Azo-Farbstoffe; Bilharziose; Chlor-o-Toluidin; Zytostatika	► Kap. 7.4.1
Nierenkarzinom	Trichlorethen	

1

❑ **Tab. 1.2** (Fortsetzung)

Klinische Diagnose	Arbeitsbedingte Ursache (BK Nr.)	Ausführliche Darstellung
Orthopädische Krankheiten		
Meniskusschäden, Gonarthrose	Langjährige erhebliche Kniegelenksbelastungen (BK Nr. 2102), BK Nr. 2112	► Kap. 8.1.2, 8.1.13
Chronische Schleimbeutelerkrankung	Häufiger Druck auf Schleimbeutel (BK Nr. 2105)	► Kap. 8.1.6
Knochennekrosen (Caisson-Krankheit)	Überdruckdekompression (BK Nr. 2201)	► Kap. 8.1.1
Aseptische Knochennekrosen der Handwurzel	Chronische Erschütterungen durch Druckluftwerkzeuge und dergleichen (BK Nr. 2103)	► Kap. 8.1.3
Abrissbrüche der Wirbelfortsätze	Intensive und langjährige Vibrationsbelastungen (BK Nr. 2107)	► Kap. 8.1.8
Degenerative Veränderungen und Bandscheibenschäden der HWS	Langjähriges schweres Tragen auf der Schulter (BK Nr. 2109)	► Kap. 8.1.10
Degenerative Veränderungen und Bandscheibenschäden der LWS	Langjähriges schweres Heben und Tragen bei ungünstiger Körperhaltung (BK Nr. 2108): Ganzkörperschwingungen (BK Nr. 2110)	► Kap. 8.1.9
Osteomalazie	Cadmium	
Osteosklerose	Fluor	
Akroosteolyse	Vinylchlorid	
Infektionskrankheiten		
Vor allem Tuberkulose, Hepatitis A, B und C, Tropenkrankheiten	Kontakt mit infektiösen Personen, Tieren, Materialien oder Überträgern; Aufenthalt in den Tropen	► Kap. 9.4, 10.2
Hautkrankheiten		
Chlorakne	Chlorverbindungen; Chlorphenole, -kresole; Dioxine	► Kap. 7.4.3
Kontaktekzem	Feuchtarbeit; Thiurame; Carbamate; Epoxidharze; Nickel; Lösungs-Färbe- und Konservierungsmittel u. v. a. m.	► Kap. 11.1
Kontakturtikaria	Mehlproteine; Latex; Persulfate	► Kap. 11.1
Hautkrebs	UV-Strahlen; Arsen; Teer	► Kap. 7.2.1, 11.2
Ovarialkarzinom	Asbest	► Kap. 10.4

Man unterscheidet demnach **körperliche, mentale und psychische Arbeit, Leistung und Leistungsfähigkeit**. Beispiele sind Aufgabenbewältigungen z. B. im Erziehungswesen, bei der Informationsverarbeitung und Fahrertätigkeit.

Unter **Arbeitsbedingungen** werden die auf die Beschäftigten einwirkenden Bedingungen (Belastungen, auch gesundheitsfördernde Faktoren) und die von den Beschäftigten in den Arbeitsprozess mitgebrachten Bedingungen, die Leistungsvoraussetzungen darstellen, verstanden. Die Arbeitsbedingungen sind also von betrieblichen Organisationsmerkmalen abhängig, in denen die Anforderungen der Arbeitsaufgaben, mit bestimmter Technik eingebunden in vorhandene Technologien, von den Beschäftigten zu bewältigen sind.

Belastungen sind von außen auf den Menschen objektivierbare Einwirkungen. In der Arbeitswelt treten folgende Belastungen auf:
— körperliche (physische, physikalische, chemische, biologische) Belastungen,
— geistige (psychomentale, -nervale, -soziale) Belastungen.

Unter **Beanspruchung** versteht man die durch Belastungen im Organismus ausgelösten individuellen Reaktionen und Veränderungen. Für eine Reihe von Arbeitsstoffen können mittels **Biomonitoring** innere Belastungen und Beanspruchungsreaktionen erfasst und quantifiziert werden (◘ Abb. 7.1 in ► Kap. 7.1, vgl. auch BAT-Werte ► Kap. 2.4. Bezüglich psychischer Beanspruchungsfolgen ► Kap. 6).

Dieselbe Belastung kann unterschiedliche Beanspruchungen hervorrufen; letztere sind abhängig von individuellen Eigenschaften, von der Konstitution, dem Trainings- und Ausbildungszustand, von Persönlichkeitseigenschaften. Beanspruchung ist somit das Resultat der Wechselbeziehungen zwischen Belastung und individuellen Voraussetzungen. Gesundheitsrelevante Folgen von Überbeanspruchungen, z. T. auch von Unterforderung, sind belastungsbedingte morphologische, funktionelle und/oder psychomentale Veränderungen von längerer Dauer oder Persistenz. Solche arbeitsbedingten Gesundheitsrisiken und -störungen, zu denen die Berufskrankheiten, Arbeits- und Wegeunfälle zählen, entstehen, wenn eine physische oder psychische Belastung die Kompensations- und Restaurationsmöglichkeiten des Organismus übersteigt und daraus Beeinträchtigungen, Schädigungen, Mangel- oder Fehlentwicklungen bzw. Fehlverhalten resultieren.

1.4 Arbeitsbedingte Organerkrankungen: Übersicht

In ◘ Tab. 1.2 werden neben den als Berufskrankheitsursache allgemein anerkannten arbeitsbedingten Belastungen auch Arbeitsstoffe angeführt, die nach klinischen und wissenschaftlichen Kenntnissen ebenfalls als krankheitsauslösend anzusehen sind. Ausführliche Darstellungen der einzelnen Gesundheitsstörungen, deren Pathogenese, Diagnostik und Prävention finden sich in den ► Kap. 7 bis 13 sowie Kap. 20.

Grundlagen der Sozialgesetz-gebung, Regularien des Gesundheitsschutzes und der Begutachtung

X. Baur

Die gesetzlichen Rahmenbedingungen des Gesundheitsschutzes bei der Arbeit werden heute auf EU-Ebene festgelegt. Die Konkretisierung erfolgt in nationalen Gesetzen und einer Reihe nachgeordneter Regularien. Verantwortung tragen insbesondere der Arbeitgeber und die gesetzliche Unfallversicherung (Berufsgenossenschaften).

2.1 Begriffe der Sozialgesetze

Die soziale Sicherung basiert auf Sozialversicherungen (s. ffg. und Sozialgesetzbuch SGB, www.sozialgesetzbuch-sgb.de)

Krankheit (SGB V) Regelwidriger körperlicher oder geistiger Zustand, der Heilbehandlung erfordert oder Arbeitsunfähigkeit bedingt.

Arbeitsunfähigkeit (SGB V) Der Versicherte kann nicht oder nur unter Gefahr, seinen Zustand zu verschlechtern, die bisherige Erwerbstätigkeit ausüben.

Arbeitsunfall (SGB VII § 8 (1)) Ein Unfall, der ursächlich (direkt oder indirekt) mit der versicherten Tätigkeit verknüpft und zeitlich auf maximal eine Arbeitsschicht begrenzt ist; er ereignet sich im engeren Sinne bei der Ausübung der Erwerbstätigkeit.

> **Unfall = unerwartetes und plötzlich von außen eintretendes Ereignis, das innerhalb kurzer Zeit zur Gesundheitsschädigung führt.**

Wegeunfall (SGB VII § 8 (2)) Ein sich auf dem direkten Weg zwischen der Arbeitsstelle und der Wohnung des Versicherten ereignender Unfall. Es besteht für den Unternehmer und die Schulbehörde (Schüler und Studenten sind ebenso wie Arbeitnehmer unfallversichert) Meldepflicht.

Arbeitsbedingte Erkrankungen Arbeitsbedingte Erkrankungen inkludieren die Berufskrankheiten (s. unten). Man rechnet hierzu vor allem multikausale (sowohl durch arbeitsbedingte als auch -unabhängige Faktoren verursachte) chronische Erkrankungen des Herz-Kreislaufsystems, des Stütz- und Bewegungsapparates, der Atemwege und der Lungen, bösartige Neubildungen und psychovegetative Krankheitsbilder. Zur Abgrenzung von Berufskrankheiten (◘ Abb. 2.1).

Berufskrankheiten und arbeitsbedingte Krankheiten sind mit allen geeigneten Mitteln zu verhindern (SGB VII, § 1).

Berufskrankheit (SBG VII § 9) Berufskrankheiten sind eine Teilmenge der arbeitsbedingten Erkrankungen.

Sie sind in den Absätzen 1 bis 3 des SGB VII § 9 folgendermaßen konkretisiert:
- **SGB VII § 9 (1):** Berufskrankheiten werden durch besondere Einwirkungen verursacht, denen bestimmte Personengruppen durch ihre Arbeit in erheblich höherem Grade als die übrige Bevölkerung ausgesetzt sind. Sie sind in der **Liste der Berufskrankheiten** in der Anlage der Berufskrankheitenverordnung (BKV) ausgewiesen (◘ Tab. 2.1).
- **SGB VII § 9 (2):** Über die in der BK-Liste aufgeführten Erkrankungen hinaus sind im Einzelfall weitere Gesundheitsschäden als Berufskrankheit anzuerkennen und zu entschädigen, wenn nach neueren Erkenntnissen eine kausale Verknüpfung zwischen der Erkrankung und der angeschuldigten Einwirkung wahrscheinlich ist (Quasi-BK), und wenn die übrigen Voraussetzungen erfüllt sind (wenn die Krankheit durch besondere Einwirkungen verursacht worden ist, denen bestimmte Personengruppen aufgrund ihrer Tätigkeit in erheblich höherem Grade als die übrige Bevölkerung ausgesetzt sind).
- **SGB VII § 9 (3):** Besteht eine erhöhte berufliche Gefährdung bzgl. einer Listen-BK, wird bei einer entsprechenden Erkrankung eine BK vermutet, falls keine Anhaltspunkte für eine Verursachung außerhalb der versicherten Tätigkeit vorliegen.

Zeitpunkt des Berufskrankheitenfalls ist der Beginn der Krankheit oder der Minderung der Erwerbsfähigkeit (MdE).

Berufskrankheitenstatistik (Bundesministerium für Arbeit und Soziales und Bundesanstalt für Arbeitsschutz und Arbeitsmedizin 2012): 2010 wurden in Deutschland 73.425 Berufskrankheitsanzeigen erstattet

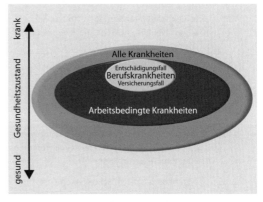

◘ **Abb. 2.1** Berufskrankheiten und arbeitsbedingte Krankheiten als Teilmengen aller Krankheiten (Nach Giesen 2007)

2

◘ **Tab. 2.1** Berufskrankheitenliste in der Anlage der Berufskrankheitenverordnung (BKV)

Nr.	Krankheiten	Weiterführende Internet-Links*
1	**Durch chemische Einwirkungen verursachte Krankheiten**	
11	Metalle und Metalloide	
1101	Erkrankungen durch Blei oder seine Verbindungen	http://arbmed.med.uni-rostock.de/bkvo/m1101.htm
1102	Erkrankungen durch Quecksilber oder seine Verbindungen	http://arbmed.med.uni-rostock.de/bkvo/m1102.htm
1103	Erkrankungen durch Chrom oder seine Verbindungen	http://arbmed.med.uni-rostock.de/bkvo/m1103.htm
1104	Erkrankungen durch Cadmium oder seine Verbindungen	http://arbmed.med.uni-rostock.de/bkvo/m1104.htm
1105	Erkrankungen durch Mangan oder seine Verbindungen	http://arbmed.med.uni-rostock.de/bkvo/m1104.htm
1106	Erkrankungen durch Thallium oder seine Verbindungen	http://arbmed.med.uni-rostock.de/bkvo/m1106.htm
1107	Erkrankungen durch Vanadium oder seine Verbindungen	http://arbmed.med.uni-rostock.de/bkvo/m1107.htm
1108	Erkrankungen durch Arsen oder seine Verbindungen	http://arbmed.med.uni-rostock.de/bkvo/m1108.htm
1109	Erkrankungen durch Phosphor oder seine anorganischen Verbindungen	http://arbmed.med.uni-rostock.de/bkvo/m1109.htm
1110	Erkrankungen durch Beryllium oder seine Verbindungen	http://arbmed.med.uni-rostock.de/bkvo/m1110.htm
12	Erstickungsgase	
1201	Erkrankungen durch Kohlenmonoxid	http://arbmed.med.uni-rostock.de/bkvo/m1201.htm
1202	Erkrankungen durch Schwefelwasserstoff	http://arbmed.med.uni-rostock.de/bkvo/m1202.htm
13	Lösemittel, Schädlingsbekämpfungsmittel (Pestizide) und sonstige chemische Stoffe	
1301	Schleimhautveränderungen, Krebs oder andere Neubildungen der Harnwege durch aromatische Amine	http://arbmed.med.uni-rostock.de/bkvo/m1301.htm
1302	Erkrankungen durch Halogenkohlenwasserstoffe	http://arbmed.med.uni-rostock.de/bkvo/m1302.htm
1303	Erkrankungen durch Benzol, seine Homologe oder durch Styrol	http://arbmed.med.uni-rostock.de/bkvo/m1303.htm
1304	Erkrankungen durch Nitro- oder Aminoverbindungen des Benzols oder seiner Homologe oder ihrer Abkömmlinge	http://arbmed.med.uni-rostock.de/bkvo/m1304.htm
1305	Erkrankungen durch Schwefelkohlenstoff	http://arbmed.med.uni-rostock.de/bkvo/m1305.htm
1306	Erkrankungen durch Methylalkohol (Methanol)	http://arbmed.med.uni-rostock.de/bkvo/m1306.htm

◘ Tab. 2.1 (Fortsetzung)

Nr.	Krankheiten	Weiterführende Internet-Links
1307	Erkrankungen durch organische Phosphor-verbindungen	http://arbmed.med.uni-rostock.de/bkvo/m1307.htm
1308	Erkrankungen durch Fluor oder seine Verbindungen	http://arbmed.med.uni-rostock.de/bkvo/m1308.htm
1309	Erkrankungen durch Salpetersäureester	http://arbmed.med.uni-rostock.de/bkvo/m1309.htm
1310	Erkrankungen durch halogenierte Alkyl-, Aryl- oder Alkylaryloxide	http://arbmed.med.uni-rostock.de/bkvo/m1310.htm
1311	Erkrankungen durch halogenierte Alkyl-, Aryl- oder Alkylarylsulfide	http://arbmed.med.uni-rostock.de/bkvo/m1311.htm
1312	Erkrankungen der Zähne durch Säuren	http://arbmed.med.uni-rostock.de/bkvo/m1312.htm
1313	Hornhautschädigungen des Auges durch Benzochinon	http://arbmed.med.uni-rostock.de/bkvo/m1313.htm
1314	Erkrankungen durch paratertiär-Butylphenol	http://arbmed.med.uni-rostock.de/bkvo/m1314.htm
1315	Erkrankungen durch Isocyanate, die zur Unterlassung aller Tätigkeiten gezwungen haben, die für die Entstehung, die Verschlimmerung oder das Wiederaufleben der Krankheit ursächlich waren oder sein können	http://arbmed.med.uni-rostock.de/bkvo/m1315.htm
1316	Erkrankungen der Leber durch Dimethyl-fomamid	http://arbmed.med.uni-rostock.de/bkvo/m1316.htm Wissenschaftliche Begründung: http://arbmed.med.uni-rostock.de/bkvo/wb1316.htm
1317	Polyneuropathie oder Enzephalopathie durch organische Lösungsmittel oder deren Gemische	http://arbmed.med.uni-rostock.de/bkvo/m1317.htm Wissenschaftliche Begründung: http://arbmed.med.uni-rostock.de/bkvo/wb1317.htm
1318	Erkrankungen des Blutes, des blutbildenden und lymphatischen Systems durch Benzol	http://www.baua.de/cae/servlet/contentblob/740878/publicationFile/48760/Begruendung-1318.pdf
	Zu den Nummern 1101–1110, 1201 und 1202, 1303–1309 und 1315: Ausgenommen sind Hauterkrankungen. Diese gelten als Erkrankungen im Sinne dieser Anlage nur insoweit, als sie Erscheinungen einer Allgemeinerkrankung sind, die durch Aufnahme der schädigenden Stoffe in den Körper verursacht werden, oder gemäß Nummer 5101 zu entschädigen sind.	
2	**Durch physikalische Einwirkungen verursachte Krankheiten**	
21	Mechanische Einwirkungen	
2101	Erkrankungen der Sehnenscheiden oder des Sehnengleitgewebes sowie der Sehnen oder Muskelansätze, die zur Unterlassung aller Tätigkeiten gezwungen haben, die für die Entstehung, die Verschlimmerung oder das Wiederaufleben der Krankheit ursächlich waren oder sein können	http://arbmed.med.uni-rostock.de/bkvo/m2101.htm
2102	Meniskusschäden nach mehrjährigen an-dauernden oder häufig wiederkehrenden, die Kniegelenke überdurchschnittlich belas-tenden Tätigkeiten	http://arbmed.med.uni-rostock.de/bkvo/m2102.htm

◘ Tab. 2.1 (Fortsetzung)

Nr.	Krankheiten	Weiterführende Internet-Links
2103	Erkrankungen durch Erschütterung bei Arbeit mit Druckluftwerkzeugen oder gleichartig wirkenden Werkzeugen oder Maschinen	http://arbmed.med.uni-rostock.de/bkvo/m2103.htm
2104	Vibrationsbedingte Durchblutungsstörungen an den Händen, die zur Unterlassung aller Tätigkeiten gezwungen haben, die für die Entstehung, die Verschlimmerung oder das Wiederaufleben der Krankheit ursächlich waren oder sein können	http://arbmed.med.uni-rostock.de/bkvo/m2104.htm
2105	Chronische Erkrankungen der Schleimbeutel durch ständigen Druck	http://arbmed.med.uni-rostock.de/bkvo/m2105.htm
2106	Druckschädigung der Nerven	http://arbmed.med.uni-rostock.de/bkvo/m2106.htm
2107	Abrissbrüche der Wirbelfortsätze	http://arbmed.med.uni-rostock.de/bkvo/m2107.htm
2108	Bandscheibenbedingte Erkrankungen der Lendenwirbelsäule durch langjähriges Heben oder Tragen schwerer Lasten oder durch langjährige Tätigkeiten in extremer Rumpfbeugehaltung, die zur Unterlassung aller Tätigkeiten gezwungen haben, die für die Entstehung, die Verschlimmerung oder das Wiederaufleben der Krankheit ursächlich waren oder sein können	http://arbmed.med.uni-rostock.de/bkvo/m2108.htm
2109	Bandscheibenbedingte Erkrankungen der Halswirbelsäule durch langjähriges Tragen schwerer Lasten auf der Schulter, die zur Überlassung aller Tätigkeiten gezwungen haben, die für die Entstehung, die Verschlimmerung oder das Wiederaufleben der Krankheit ursächlich waren oder sein können	http://arbmed.med.uni-rostock.de/bkvo/m2109.htm
2110	Bandscheibenbedingte Erkrankungen der Lendenwirbelsäule durch langjährige, vorwiegend vertikale Einwirkung von Ganzkörperschwingungen im Sitzen, die zur Unterlassung aller Tätigkeiten gezwungen haben, die für die Entstehung, die Verschlimmerung oder das Wiederaufleben der Krankheit ursächlich waren oder sein können	http://arbmed.med.uni-rostock.de/bkvo/m2110.htm
2111	Erhöhte Zahnabrasionen durch mehrjährige quarzstaubbelastende Tätigkeit	http://arbmed.med.uni-rostock.de/bkvo/m2111.htm
2112	Gonarthrose durch eine Tätigkeit im Knien oder vergleichbare Kniebelastungen mit einer kumulativen Einwirkungsdauer während des Arbeitslebens von mindestens 13.000 Stunden und einer Mindesteinwirkungsdauer von insgesamt einer Stunde pro Schicht	
22	Druckluft	
2201	Erkrankungen durch Arbeit in Druckluft	http://arbmed.med.uni-rostock.de/bkvo/m2201.htm

◘ Tab. 2.1 (Fortsetzung)

Nr.	Krankheiten	Weiterführende Internet-Links
23	Lärm	
2301	Lärmschwerhörigkeit	http://arbmed.med.uni-rostock.de/bkvo/m2301.htm
24	Strahlen	
2401	Grauer Star durch Wärmestrahlung	http://arbmed.med.uni-rostock.de/bkvo/m2401.htm
2402	Erkrankungen durch ionisierende Strahlen	http://arbmed.med.uni-rostock.de/bkvo/m2402.htm
3	**Durch Infektionserreger oder Parasiten verursachte Krankheiten sowie Tropenkrankheiten**	
3101	Infektionskrankheiten, wenn der Versicherte im Gesundheitsdienst, in der Wohlfahrtspflege oder in einem Laboratorium tätig oder durch eine andere Tätigkeit der Infektionsgefahr in ähnlichem Maße besonders ausgesetzt war	http://arbmed.med.uni-rostock.de/bkvo/m3101.htm
3102	Von Tieren auf Menschen übertragbare Krankheiten	http://arbmed.med.uni-rostock.de/bkvo/m3102.htm
3103	Wurmkrankheiten der Bergleute, verursacht durch Ankylostoma duodenale oder Strongyloides stercoralis	http://arbmed.med.uni-rostock.de/bkvo/m3103.htm
3104	Tropenkrankheiten, Fleckfieber	http://arbmed.med.uni-rostock.de/bkvo/m3104.htm
4	**Erkrankungen der Atemwege und der Lungen, des Rippenfells und Bauchfells**	
41	Erkrankungen durch anorganische Stäube	
4101	Quarzstaublungenerkrankung (Silikose)	http://arbmed.med.uni-rostock.de/bkvo/m4101.htm
4102	Quarzstaublungenerkrankung in Verbindung mit aktiver Lungentuberkulose (Silikotuberkulose)	http://arbmed.med.uni-rostock.de/bkvo/m4102.htm
4103	Asbeststaublungenerkrankung (Asbestose) oder durch Asbeststaub verursachte Erkrankungen der Pleura	http://arbmed.med.uni-rostock.de/bkvo/m4103.htm
4104	Lungenkrebs oder Kehlkopfkrebs in Verbindung mit Asbeststaublungenerkrankung (Asbestose) in Verbindung mit durch Asbeststaub verursachter Erkrankung der Pleura oder bei Nachweis der Einwirkung einer kumulativen Asbestfaserstaubdosis am Arbeitsplatz von mindestens 25 Faserjahre	http://arbmed.med.uni-rostock.de/bkvo/m4104.htm Wissenschaftliche Begründung: http://arbmed.med.uni-rostock.de/bkvo/wb4104.pdf
4105	Durch Asbest verursachtes Mesotheliom des Rippenfells, des Bauchfells oder des Perikards	http://arbmed.med.uni-rostock.de/bkvo/m4105.htm
4106	Erkrankungen der tieferen Atemwege und der Lungen durch Aluminium oder seine Verbindungen	http://arbmed.med.uni-rostock.de/bkvo/m4106.htm

◘ Tab. 2.1 (Fortsetzung)

Nr.	Krankheiten	Weiterführende Internet-Links
4107	Erkrankungen an Lungenfibrose durch Metallstäube bei der Herstellung oder Verarbeitung von Hartmetallen	http://arbmed.med.uni-rostock.de/bkvo/m4107.htm
4108	Erkrankungen der tieferen Atemwege und der Lungen durch Thomasmehl (Thomasphosphat)	http://arbmed.med.uni-rostock.de/bkvo/m4108.htm
4109	Bösartige Neubildungen der Atemwege und der Lungen durch Nickel oder seine Verbindungen	http://arbmed.med.uni-rostock.de/bkvo/m4109.htm
4110	Bösartige Neubildungen der Atemwege und der Lungen durch Kokereirohgase	http://arbmed.med.uni-rostock.de/bkvo/m4110.htm
4111	Chronische obstruktive Bronchitis oder Emphysem von Bergleuten untertage im Steinkohlebergbau bei Nachweis der Einwirkung einer kumulativen Dosis von in der Regel 100 Feinstaubjahren [(mg/m^3) Jahre]	http://arbmed.med.uni-rostock.de/bkvo/m4111.htm s. dazu auch Bek. des BMAS vom 1.10.2006 (BABl 12-2006. S. 149) http://arbmed.med.uni-rostock.de/bkvo/Hinweis-4111.pdf Wissenschaftliche Begründung: http://arbmed.med.uni-rostock.de/bkvo/wb4111.htm
4112	Lungenkrebs durch die Einwirkung von kristallinem Siliziumdioxid (SiO$_2$) bei nachgewiesener Quarzstaublungenerkrankung (Silikose oder Silikotuberkulose)	http://arbmed.med.uni-rostock.de/bkvo/m4112.htm Wissenschaftliche Begründung: http://arbmed.med.uni-rostock.de/bkvo/wb4112.htm
4113	Lungenkrebs durch polyzyklische aromatische Kohlenwasserstoffe bei Nachweis der Einwirkung einer kumulativen Dosis von mindestens 100 Benzo(a)pyren-Jahren [(µg/m^3) × Jahre]	http://www.baua.de/cae/servlet/contentblob/883270/publicationFile/55840/Merkblatt-4113.pdf
4114	Lungenkrebs durch das Zusammenwirken von Asbestfaserstaub und polyzyklischen aromatischen Kohlenwasserstoffen bei Nachweis der Einwirkung einer kumulativen Dosis, die einer Verursachungswahrscheinlichkeit von mindestens 50% nach der Anlage 2 entspricht	http://www.baua.de/cae/servlet/contentblob/883272/publicationFile/55841/Merkblatt-4114.pdf
4115	Lungenfibrose durch extreme und langjährige Einwirkungen von Schweißrauchen und Schweißgasen – (Siderofibrose)	http://www.baua.de/cae/servlet/contentblob/740886/publicationFile/48776/Begruendung-4115.pdf
42	Erkrankungen durch organische Stäube	
4201	Exogen allergische Alveolitis	http://arbmed.med.uni-rostock.de/bkvo/m4201.htm
4202	Erkrankungen der tieferen Atemwege und der Lungen durch Rohbaumwoll-, Rohflachs- oder Rohhanfstaub (Byssinose)	http://arbmed.med.uni-rostock.de/bkvo/m4202.htm
4203	Adenokarzinome der Nasenhaupt- und Nasennebenhöhlen durch Stäube von Eichen- oder Buchenholz	http://arbmed.med.uni-rostock.de/bkvo/m4203.htm
43	Obstruktive Atemwegserkrankungen	

◨ **Tab. 2.1** (Fortsetzung)

Nr.	Krankheiten	Weiterführende Internet-Links
4301	Durch allergisierende Stoffe verursachte obstruktive Atemwegserkrankungen (einschließlich Rhinopathie), die zur Unterlassung aller Tätigkeiten gezwungen haben, die für die Entstehung, die Verschlimmerung oder das Wiederaufleben der Krankheit ursächlich waren oder sein können	http://arbmed.med.uni-rostock.de/bkvo/m4301.htm
4302	Durch chemisch-irritativ oder toxisch wirkende Stoffe verursachte obstruktive Atemwegserkrankungen, die zur Unterlassung aller Tätigkeiten gezwungen haben, die für die Entstehung, die Verschlimmerung oder das Wiederaufleben der Krankheit ursächlich waren oder sein können.	http://arbmed.med.uni-rostock.de/bkvo/m4302.htm
5	Hautkrankheiten	
5101	Schwere oder wiederholt rückfällige Hauterkrankungen, die zur Unterlassung aller Tätigkeiten gezwungen haben, die für die Entstehung, die Verschlimmerung oder das Wiederaufleben der Krankheit ursächlich waren oder sein können	http://arbmed.med.uni-rostock.de/bkvo/m5101.htm
5102	Hautkrebs oder zur Krebsbildung neigende Hautveränderungen durch Ruß, Rohparaffin, Teer, Anthrazen, Pech oder ähnliche Stoffe	http://arbmed.med.uni-rostock.de/bkvo/m5102.htm
6	Krankheiten sonstiger Ursache	
6101	Augenzittern der Bergleute	http://arbmed.med.uni-rostock.de/bkvo/m6101.htm

Anmerkung: Berufskrankheiten in Vorbereitung:
– Plattenepithelkarzinom (oder multiple aktinische Keratosen) der Haut durch natürliche UV-Strahlung
– Druckschädigung des Nervus medianus im Karpaltunnel (Karpaltunnel-Syndrom) durch repetitive manuelle Tätigkeiten durch Beugung und Streckung der Handgelenke durch erhöhten Kraftaufwand der Hände oder durch Hand-Arm-Schwingungen
* Weitergehende Information:
▶ Von Seiten des Bundesministeriums für Arbeit und Soziales gibt es zu den einzelnen Berufskrankheiten Merkblätter und/oder wissenschaftliche Begründungen, s. www.baua.de ▶ themen-von-A-Z ▶ Berufskrankheiten/Dokumente zu den einzelnen Berufskrankheiten ▶ Merkblaetter und wissenschaftliche Begründungen
▶ http://arbmed.med.uni-rostock.de/bkvo/bekvo.htm#Liste

(ganz überwiegend von Ärzten). Insgesamt 15.926 Fälle wurden als Berufskrankheiten anerkannt, ca. 6202 erstmals entschädigt (im Einzelnen ◨ Abb. 2.2), 2509-mal führten Berufskrankheiten zum Tod (Bundesministerium für Arbeit und Soziales und Bundesanstalt für Arbeitsschutz und Arbeitsmedizin 2012) (◨ Abb. 2.3).

Primärprävention Gesundheitsgefährdende Belastungen sind zu senken, d. h. der Kontakt mit der gesundheitsgefährdenden Noxe ist zu vermeiden oder zumindest die Exposition zu vermindern. Der erweiterte Begriff der Primärprävention inkludiert die Stärkung der Gesundheitsressourcen.

❯ **Primärprävention besteht aus:**
 − **Krankheitsvermeidung: gesundheitsgefährdende Belastungen beseitigen, zumindest senken!**
 − **Gesundheitsförderung: salutogenetische Ressourcen stärken!**

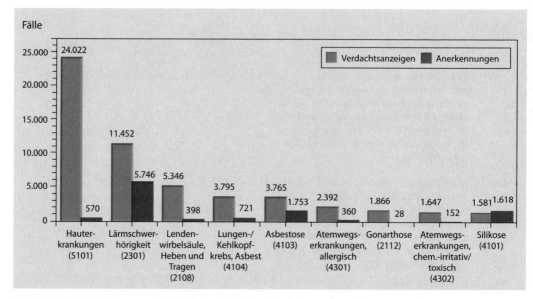

◘ **Abb. 2.2** Am häufigsten angezeigte Berufskrankheiten und Anerkennungen im Jahre 2010 (Bundesministerium für Arbeit und Soziales and Bundesanstalt für Arbeitsschutz und Arbeitsmedizin 2012). Anmerkung: Die Verdachtsanzeigen und Anerkennungen beziehen sich auf überwiegend unterschiedliche Fälle, da Entscheidungen erst nach einer Bearbeitungszeit von oft mehr als einem Jahr abgeschlossen werden. Die relativ hohe Zahl der Silikose-Anerkennungen resultiert aus der Umsetzung der S2-Leitlinie »Diagnostik und Begutachtung der Berufskrankheit Nr. 4101 Quarzstaublungenerkrankung (Silikose)« (Baur et al. 2008)

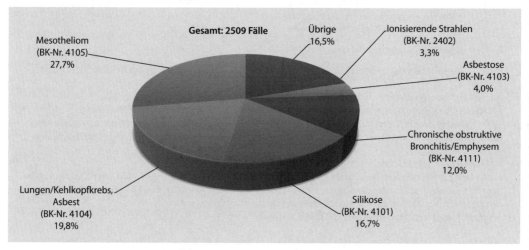

◘ **Abb. 2.3** Todesfälle Berufserkrankter mit Tod infolge der Berufskrankheit im Jahre 2010; insgesamt 2509 Fälle (Bundesministerium für Arbeit und Soziales und Bundesanstalt für Arbeitsschutz und Arbeitsmedizin 2012)

Sekundärprävention Es handelt sich um Maßnahmen, die den gefährdeten oder bereits erkrankten Arbeitnehmer schützen, z. B. Installation von Absauganlagen, Tragen von persönlichem Atemschutz, organisatorische Maßnahmen bis hin zur Versetzung in einen schadstoffarmen/-freien Bereich, Durchführung arbeitsmedizinischer Vorsorgeuntersuchungen im Hinblick auf Früh- und Feindiagnostik.

Laut § 3 der Berufskrankheitenverordnung (BKV) muss der konkreten Gefahr der Entstehung einer Berufskrankheit mit allen geeigneten Mitteln entgegen gewirkt werden. Dies ist auch für den Fall einer noch nicht manifesten Berufskrankheit relevant, wenn z. B. ein präklinischer Zustand in Folge arbeitsbedingter Exposition oder eine höhergradige Sensibilisierung bei noch fehlender eindeutiger Funktionseinschränkung vorliegt. Maßnahmen im Sinne des § 3 der BKV sind auch dann indiziert, wenn bei einem vorbestehenden oder anlagebedingten Leiden durch die arbeitsbedingte Exposition eine wesentliche Verschlimmerung droht.

Tertiärprävention (berufliche und medizinische Rehabilitation) Nach Eintritt von Arbeitsunfällen oder Berufskrankheiten ist die Gesundheit und die Leistungsfähigkeit der Versicherten mit allen geeigneten Mitteln wieder herzustellen.

Minderung der Erwerbsfähigkeit (MdE) (SBG VII § 56) Unter der MdE versteht man einen bleibenden Gesundheitsschaden (körperliche, seelische und/oder geistige Behinderung), der angibt, um wie viel Prozent die sich aus der Beeinträchtigung des körperlichen und geistigen Leistungsvermögens ergebenden Arbeitsmöglichkeiten auf dem gesamten Gebiet des Erwerbslebens reduziert sind.

Weitere Ausführungen und Beispiele hierzu ► Kap. 25.

Grad der Behinderung (GdB) (Gesetz zur Sicherung der Eingliederung Schwerbehinderter in Arbeit, Beruf und Gesellschaft (SGB IX)) Der Grad der Behinderung ist relevant für Versorgungsleistungen bei Gesundheitsschäden. Zuständig sind die Versorgungsämter. Die Anerkennung als Schwerbehinderter erfolgt in der Regel ab 50% GdB. Gleichstellung ist ab 30% GdB möglich, falls Schwierigkeiten bestehen, einen geeigneten Arbeitsplatz zu erlangen oder zu erhalten (hierfür sind die Arbeitsämter zuständig).

Schwerbehinderte haben einen besonderen Kündigungsschutz; für sie stehen außerdem arbeitsplatzbezogene Förderungsmittel zur Verfügung.

Berufsunfähigkeit (BU) und Erwerbsunfähigkeit (EU) (SGB VI) bzw. teilweise und volle Erwerbsminderung Es besteht **teilweise Erwerbsminderung**, wenn Versicherte wegen Krankheit oder Behinderung auf nicht absehbare Zeit außerstande sind, unter den üblichen Bedingungen des allgemeinen Arbeitsmarktes mindestens 6 Stunden täglich erwerbsfähig zu sein, wobei die jeweilige Arbeitsmarktlage nicht zu berücksichtigen ist. **Vollerwerbsgemindert** sind Versicherte nach Satz 1 Nr. 2 des RRG, die wegen Art und Schwere der Behinderung auf dem allgemeinen Arbeitsmarkt täglich weniger als 3 Stunden tätig sein können. Dagegen

fällt nicht darunter, wer eine selbständige Tätigkeit oder eine Beschäftigung ausübt und ein Arbeitsentgelt erzielt, das 1/7 der monatlichen Bezugsgröße überschreitet.

Pflegebedürftigkeit (SGB XI) Pflegebedürftig ist, wer wegen einer körperlichen, geistigen oder seelischen Krankheit oder Behinderung für die gewöhnlichen, regelmäßig wiederkehrenden Verrichtungen im Ablauf des täglichen Lebens auf Dauer (mindestens 6 Monate) in erheblichem oder höherem Maße der Hilfe bedarf (3 Stufen).

2.2 Gesetzliche Vorgaben und nachgeordnete Regularien zum Gesundheitsschutz bei der Arbeit

Die nationale Gesetzgebung zum Arbeitsschutz wird zunehmend durch Richtlinien der EU geprägt (◘ Abb. 2.4). Diese betreffen den Arbeitsschutz allgemein, die Voraussetzungen für den Einsatz gesundheitsgefährdender Stoffe und deren Umgang bei der Arbeit.

Beispiele sind die REACH-Versordnung (► Kap. 2.4) und die neue **CLP-Verordnung** (EG) Nr. 1272/2008 (Europäisches Parlament 2008). Letztere implementiert das von den Vereinigten Nationen festgelegte sog. Globally Harmonized System (GHS) of Classification and Labelling of Chemicals (Zhang et al. 1994; Guyatt et al. 2004; United Nations 2009; GHS 2011); europäisches Kürzel: CLP; Regulation on Classification, Labelling and Packaging of Substances and Mixtures). Die CLP-Verordnung ist für Stoffe seit dem 1.12.2010 und für Gemische ab dem 1.6.2015 bindend.

Damit gehen neue Kennzeichnungen von Gefahrstoffen einher. Die früher orangefarbenen Gefahrensymbole wurden durch auf der Spitze stehende quadratische Gefahren-Piktogramme mit rotem Rand abgelöst (Bundesanstalt für Arbeitsschutz und Arbeitsmedizin (BAuA) 2007; Bundesregierung 2010; United Nations Economic Commission for Europe (UNECE) 2011). ◘ Abb. 2.5 zeigt Beispiele. H (Hazard)-Gefährdungshinweise lösen die früheren R-Sätze ab; ein Beispiel ist H334 »kann beim Einatmen Allergie, asthmaartige Symptome oder Atembeschwerden verursachen« (früher R42).

Ebenfalls auf der CLP-Verordnung basieren die sog. P (Precautionary)-Sicherheitshinweise (früher S-Sätze) (United Nations 2009). In ◘ Abb. 2.4 sind nach den Vorgaben der EG erstellte wichtige nationale Gesetze zum Gesundheitsschutz angeführt.

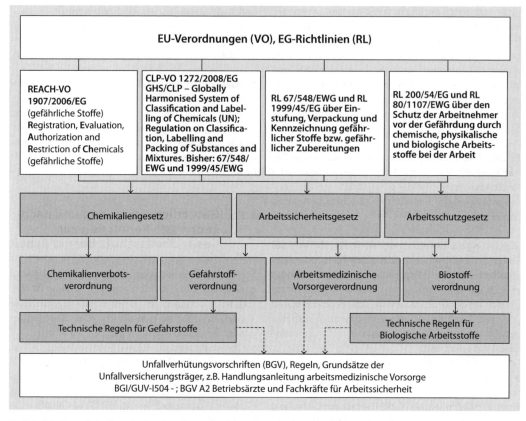

◨ Abb. 2.4 Gesetzliche Vorgaben und nachgeordnete Regularien zum Gesundheitsschutz bei der Arbeit

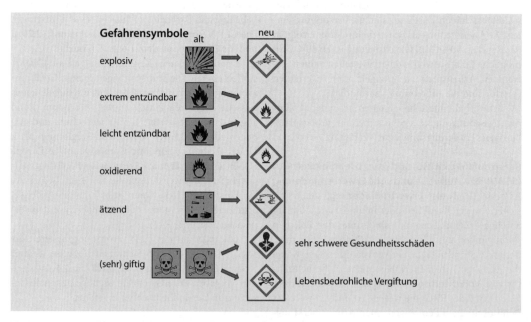

◨ Abb. 2.5 Neue Gefahrensymbole nach der CLP-Verordnung (Beispiele)

2.2.1 Arbeitsschutzgesetz

Kernpunkt ist die Pflicht des **Arbeitgebers**, durch geeignete Maßnahmen für möglichst geringe Unfall- und Gesundheitsgefährdungen zu sorgen. Dazu muss jeder Unternehmer in seinem Betrieb Gefährdungen der Beschäftigten bei der Arbeit beurteilen. Aufgrund dieser Beurteilung sind die erforderlichen Arbeitsschutzmaßnahmen unter Berücksichtigung der bewährten Grundsätze zur Gefahrenverhütung vom Unternehmer zu treffen. Die Beschäftigten müssen über alle Schutzvorkehrungen an ihrem konkreten Arbeitsplatz ausführlich unterwiesen werden.

Den Beschäftigten steht zum einen ein Vorschlagsrecht in Fragen des Arbeitsschutzes und zum anderen ein Beschwerderecht zu, wenn sie Verstöße gegen Arbeitsschutzvorschriften feststellen. Bei besonderen unmittelbaren Gefahren besteht für sie das Recht, sich vom Arbeitsplatz zu entfernen. Die Beschäftigten haben alle Maßnahmen zum Arbeitsschutz aktiv zu unterstützen, Weisungen zu befolgen und Schutzvorrichtungen bestimmungsgemäß zu verwenden.

> **❯** Der einer gesundheitlichen Gefährdung am Arbeitsplatz ausgesetzte Arbeitnehmer hat Anspruch auf eine arbeitsmedizinische Untersuchung, wenn er dies wünscht.

2.2.2 Arbeitssicherheitsgesetz (ASiG)

Der Arbeitgeber hat Betriebsärzte und Fachkräfte für Arbeitssicherheit zu bestellen (Gesetz über Betriebsärzte, Arbeitssicherheitsingenieure und andere Fachkräfte für Arbeitssicherheit (ASiG)).

Die Aufgaben der Betriebsärzte umfassen u. a.:
— den Arbeitgeber beim Arbeitsschutz und bei der Unfallverhütung in allen Fragen des Gesundheitsschutzes zu unterstützen und zu beraten
— die Arbeitnehmer zu untersuchen, arbeitsmedizinisch zu beurteilen und zu beraten
— die Durchführung des Arbeitsschutzes und der Unfallverhütung zu beobachten, dabei die Arbeitsstätten in regelmäßigen Abständen zu begehen sowie auf die Benutzung der Körperschutzmittel zu achten
— auf Wunsch des Arbeitnehmers diesem das Ergebnis der arbeitsmedizinischen Untersuchungen mitzuteilen

Betriebsärzte und Fachkräfte für Arbeitssicherheit sind bei Anwendung ihrer arbeitsmedizinischen und sicherheitstechnischen Fachkunde **weisungsfrei**. Sie haben bei der Erfüllung ihrer Aufgaben mit dem Betriebsrat zusammenzuarbeiten (► Kap. 5.3).

2.2.3 Chemikaliengesetz (ChemG)

Ziel dieses Gesetzes ist, Menschen und Umwelt vor schädlichen Einwirkungen gefährlicher Stoffe, Zubereitungen und Erzeugnissen zu schützen. Hier werden Stoffe als gefährlich eingestuft, die zumindest eines der folgenden Merkmale aufweisen:
— sehr giftig, giftig, minder giftig
— ätzend, reizend
— explosionsfördernd, brandfördernd
— hoch entzündlich, leicht entzündlich, entzündlich
— krebserzeugend, fruchtschädigend, erbgutschädigend (► Kap. 13)
— Verursachung sonstiger chronischer Schäden

Das Gesetz gliedert sich in drei Hauptbereiche: Regelungen zum Inverkehrbringen, Arbeitsschutzregelungen, Verbraucherschutz.

Es werden in allgemeiner Form Prüfung, Anmeldung, Einstufung der Gefährlichkeit, Verpackung und Kennzeichnung gefährlicher Stoffe vorgeschrieben. Detailliertere Vorschriften enthält v. a. die Gefahrstoffverordnung (GefStoffV), die von den Regelungen des ChemG abgeleitet sind.

2.2.4 Gefahrstoffverordnung (GefStoffV)

Die GefStoffV dient dem Schutz der Allgemeinheit, beruflich Exponierter, besonderer Personengruppen und der Umwelt vor stoffbedingten Schädigungen. Sie enthält Regelungen zum Gesundheitsschutz bei der Arbeit. Wesentliche Inhalte sind: **Einstufung, Kennzeichnung** bzgl. besonderer Gefahren (H-Gefährdungshinweise) und Schutzmaßnahmen (P-Sicherheitshinweise). Bezüglich Einzelheiten zu **Verpackung, Verbote, Beschränkungen** (z. B. für Jugendliche und werdende Mütter) und **Umgangsvorschriften** s. http://www.baua.de/de/Themen-von-A-Z/Gefahrstoffe/Rechtstexte Gefahrstoffe/Gefahrstoffverordnung.html.

Die 2010 in Kraft getretene novellierte Gefahrstoffverordnung (Bundesregierung 2010) berücksichtigt sowohl die o. g. CLP- als auch die REACH-Verordnung der EU (Das Europäische Parlament und der Rat der Europäischen Union 2006) (❑ Abb. 2.4).

Bei Umgang mit Gefahrstoffen ist eine **Gefährdungsbeurteilung**, ggf. auch -analyse (► Kap. 5.1) vorzunehmen. In Abhängigkeit von deren Ergebnis sind die Tätigkeiten 4 Schutzstufen zuzuordnen (1 = Mindestmaßnahmen, 2 = Standardschutzstufe bei relevanter Gefährdung, 3 = Tätigkeiten mit giftigen und sehr giftigen Stoffen, 4 = Tätigkeiten mit krebserzeugenden, erbgutverändernden und fruchtbarkeitsschädigenden Stoffen). Weitere Ausführungen hierzu ► Kap. 15.1.3 bis 15.1.7.

Ab Schutzstufe 2 ist zu ermitteln, ob die Arbeitsplatzgrenzwerte eingehalten werden, ab Schutzstufe 3 ist die Einhaltung der Arbeitsplatzgrenzwerte durch Messungen oder andere gleichwertige Nachweismethoden sicher zu stellen. Der technische Arbeitsschutz (Beseitigung und Verminderung der Gefahrstoffe) hat Vorrang vor dem medizinischen Arbeitsschutz (Beschäftigungsbeschränkungen, -verbote, Vorsorgeuntersuchungen). Arbeitnehmer, die mit bestimmten Stoffen Umgang haben, sind vor der Aufnahme der Arbeit und während dieser Tätigkeit innerhalb festgesetzter Zeitspannen durch einen Arzt für Arbeitsmedizin zu untersuchen. Die aufgeführten Stoffe sind auch in der BG-Vorschrift »Arbeitsmedizinische Vorsorge« (BGV A4) aufgelistet.

Die Gefahrstoffverordnung definiert in Anlage V Gefahrstoffe und Tätigkeiten, für die stoffspezifische **arbeitsmedizinische Vorsorgeuntersuchungen** (s. unten), zu veranlassen bzw. anzubieten sind. Sie verweist auf Technische Regel für Gefahrstoffe (TRGS), denen die konkreten Arbeitsplatzgrenzwerte zu entnehmen sind.

Bei den speziellen Vorsorgeuntersuchungen sind zu unterscheiden:

- Erstuntersuchung (längstens 12 Wochen vor Aufnahme der entsprechenden Tätigkeit)
- Nachuntersuchung (während der Tätigkeit in festgesetzten Zeitspannen)
- nachgehende Untersuchung (nach Beendigung des Umgangs mit krebserzeugenden Arbeitsstoffen)

Der Unternehmer muss für die fristgerechte Untersuchung der Beschäftigten durch einen Arzt für Arbeitsmedizin sorgen. Er hat die Kosten zu tragen.

2.2.5 Biostoffverordnung (BioStoffV)

Die BioStoffV vom 27.01.1999 konkretisiert das Arbeitsschutzgesetz für Tätigkeiten mit biologischen Arbeitsstoffen, d. h. vor allem für gezielte Tätigkeiten mit natürlichen und gentechnisch veränderten Mikroorganismen, Zellkulturen und Humanendoparasiten, mit biologischen Arbeitsstoffen infizierten Tieren und mit transgenen Tieren, die beim Menschen zu Erkran-

kungen führen können (gilt nicht für Tätigkeiten, die dem Gentechnikgesetz unterliegen, soweit dort gleichwertige oder strengere Regelungen bestehen). Auch nicht gezielte Tätigkeiten, z. B. in der Diagnostik, im Umgang mit Tieren, in der Wertstoffsortierung gehören dazu.

Die BioStoffV hat den Zweck, die Sicherheit und Gesundheit der Beschäftigten zu gewährleisten. Biologische Arbeitsstoffe werden in **vier Risikogruppen** eingestuft:

- **Risikogruppe 1** umfasst biologische Arbeitsstoffe, bei denen es unwahrscheinlich ist, dass sie beim Menschen eine Krankheit verursachen.
- **Risikogruppen 2–4** können krankheitsgefährdend sein; es wird die Wahrscheinlichkeit einer Verbreitung innerhalb der Bevölkerung als unwahrscheinlich (**Risikogruppe 2**) bzw. groß (**Risikogruppe 3 und 4**) beurteilt. Dabei können Vorbeugung und Behandlung möglich sein (Risikogruppe 2 und 3) oder nicht (Risikogruppe 4).

Besonders hervorzuheben sind Infektionen von Mensch zu Mensch (Tuberkulose, Typus humanus, Hepatitis A, B, C u. a. m.; s. auch BK Nr. 3101) und vom Tier zum Menschen (Tuberkulose, Typus bovinus, Erysipeloid (Rotlauf), Bruzellose, Listeriose, Milzbrand, Toxoplasmose, Tularämie, Leptospirosen, Ornithosen, Tollwut; s. auch BK Nr. 3102).

Bei den diesbezüglichen speziellen Vorsorgeuntersuchungen sind zu unterscheiden:

- Erstuntersuchung (längstens 12 Wochen vor Aufnahme der entsprechenden Tätigkeit)
- Nachuntersuchung (während der Tätigkeit in festgesetzten Zeitspannen)
- nachgehende Untersuchungen (nach Beendigung des Umgangs mit krebserzeugenden Arbeitsstoffen)

Eine wichtige Bestimmung der BioStoffV ist die Pflicht des Arbeitgebers, die Arbeitsbedingungen, bei denen eine Exposition gegenüber biologischen Arbeitsstoffen stattfinden kann, zu beurteilen. Auf Grundlage der Gefährdungsbeurteilung sind die erforderlichen Hygienemaßnahmen (z. B. Desinfektion, Dekontamination) zu treffen und geeignete persönliche Schutzausrüstungen zur Verfügung zu stellen. Die Funktion und Wirksamkeit technischer Schutzmaßnahmen ist regelmäßig zu überprüfen. Ähnlich wie in anderen Rechtsbereichen müssen die Beschäftigten auf Grundlage einer Betriebsanweisung unterwiesen werden. Für Tätigkeiten mit einem erhöhten Infektionsrisiko sind darüber hinaus Arbeitsanweisungen bereit zu stellen.

Weitere Schutzmaßnahmen:

- Biologische Arbeitsstoffe, die eine Gesundheitsgefahr für die Beschäftigten darstellen, sind durch biologische Arbeitsstoffe zu ersetzen, die nicht oder weniger gefährlich sind.
- Arbeitsverfahren und technische Schutzmaßnahmen sind so zu gestalten, dass biologische Arbeitsstoffe am Arbeitsplatz nicht frei werden. Sofern dies nicht möglich ist, ist durch die Auswahl geeigneter und sicherer Arbeitsverfahren und Begrenzung der Anzahl der Beschäftigten die Exposition so gering wie möglich zu halten.
- Tätigkeiten mit biologischen Arbeitsstoffen der Risikogruppen 3 und 4 dürfen nur ausreichend fachkundigen und eingewiesenen Beschäftigten übertragen werden.
- Arbeitsverfahren sind in Abhängigkeit von der Gefährdungsbeurteilung ggf. mit dem Symbol für Biogefährdung zu kennzeichnen.
- Vorkehrungen gegen Unfälle und Betriebsstörungen sind zu treffen.
- Für Tätigkeiten mit biologischen Arbeitsstoffen der Risikogruppe 3 und 4 ist ein Notfallplan zwingend erforderlich.
- Biologische Arbeitsstoffe müssen sicher gelagert und geeignete Behälter zur Lagerung, zum Transport und zur Beseitigung verwendet werden.

2.2.6 Berufskrankheitenverordnung (BKV)

Die BKV fasst die Berufskrankheiten-Festlegungen in Deutschland zusammen. Die Anlage listet die aktuellen Berufskrankheiten auf (◘ Tab. 2.1 in ▶ Abschn. 2.1) und verpflichtet die Unfallversicherungsträger zu präventiven Maßnahmen. ▶ http://www.bmas.de/DE/Service/Gesetze/berufskrankheiten-verordnung.html

Bezüglich Berufskrankheitenanzeige und -verfahren ▶ Kap. 2.5.5.

2.2.7 Arbeitsmedizinische Vorsorgeverordnung (ArbMedVV)

Die Arbeitsmedizinische Vorsorgeverordnung unterscheidet zwischen Tätigkeiten mit Gefahrstoffen, biologischen Arbeitsstoffen, physikalischen Einwirkungen und sonstigen Tätigkeiten und legt fest, wann arbeitsmedizinische Pflichtuntersuchungen vorzunehmen sind, wann Angebotsuntersuchungen vorzuhalten sind, ferner, dass auf Wunsch des Arbeitnehmers ar-

beitsmedizinische Untersuchungen zu erfolgen haben (Einzelheiten ▶ Kap. 15.1).

2.2.8 Technische Regeln für Gefahrstoffe (TRGS) und biologische Arbeitsstoffe (TRBA)

Diese verbindlichen Regeln werden vom Ausschuss für Gefahrstoffe (AGS) und vom Ausschuss für Biologische Arbeitsstoffe (ABAS) beim Bundesministerium für Arbeit und Soziales entwickelt. Sie geben den Stand der allgemein anerkannten sicherheitstechnischen, arbeitsmedizinischen, hygienischen sowie arbeitswissenschaftlichen Anforderungen an Gefahrstoffe und biologische Arbeitsstoffe wieder.

Ein Beispiel ist TRBA/TRGS 406 »Sensibilisierende Stoffe für die Atemwege« (Ausschuss für Biologische Arbeitsstoffe (ABAS) und Ausschuss für Gefahrstoffe (AGS) 2008), in deren Anlage arbeitsmedizinisch relevante Arbeitsstoffe aufgelistet werden, und zwar unter Berücksichtigung der TRGS 907 »Verzeichnis sensibilisierender Stoffe und von Tätigkeiten mit sensibilisierenden Stoffen« (Ausschuss für Gefahrstoffe (AGS) 2011), der EU-Richtlinie 2000/54/EG (Europäisches Parlament und Rat der Europäischen Union 2000) Anhang I der Richtlinie 67/548/EWG (Der Rat der Europäischen Wirtschaftsgemeinschaft 1967) und der Erkenntnisse der MAK- und BAT-Werte-Kommission.

Gliederung der TRGS

- Allgemeine Bestimmungen (Regeln)
- Technische Regeln der Reihe 100 (Begriffsbestimmungen)
- Technische Regeln der Reihe 200 (Inverkehrbringen von gefährlichen Stoffen, Zubereitungen und Erzeugnissen)
- Technische Regeln der Reihe 300–600 (Umgang mit Gefahrstoffen)
- Technische Regeln der Reihe 700 (gesundheitliche Überwachung)
- Technische Regeln der Reihe 900 (Richtlinien und sonstige Bekanntmachungen des Bundesministeriums für Arbeit und Sozialordnung)

2.2.9 Unfallverhütungsvorschriften (UVV)

Die Unfallversicherungen (Berufsgenossenschaften) setzen zur Steuerung der Präventionsarbeit mit Zustimmung des Bundesministeriums für Arbeit und Soziales in den Betrieben **Unfallverhütungsvorschriften** ein.

Die Unfallverhütungsvorschriften »Grundsätze der Prävention« (BGV A1), »Betriebsärzte und Fachkräfte für Arbeitssicherheit« (BGV A2) enthalten u. a. Vorgaben zum Einsatz der zu bestellenden Betriebsärzte und Fachkräfte für Arbeitssicherheit und eine Konkretisierung der im Arbeitssicherheitsgesetz geforderten Fachkunde. Die Anforderungen an den Betriebsarzt sind mit der Gebietsbezeichnung »Arbeitsmedizin« oder der Zusatzbezeichnung »Betriebsmedizin« erfüllt.

Weitere Unfallverhütungsvorschriften betreffen Einwirkungen (BGV B1 ff.), Betriebsarzt/Tätigkeiten (BGV C1 ff.), Arbeitsplatz/Arbeitsverfahren (BGV D1 ff.), ▶ http://www.dguv.de/inhalt/praevention/vorschr_regeln/index.jsp.

2.3 Die gesetzliche Unfallversicherung im Einzelnen

Die Deutsche Gesetzliche Unfallversicherung (DGUV e.V.) bildet den Spitzenverband aller gewerblichen, nach Branchen untergliederten Unfallversicherungen und der Unfallkassen der Öffentlichen Hand. Daneben gibt es regional gegliederte Landwirtschaftliche Berufsgenossenschaften.

Unfallversicherungen versichern entsprechend ihrer Zuständigkeit für den Unternehmer:

- alle Beschäftigten
- Studenten
- Schüler
- Kinder in Kindergärten

2.3.1 Aufgaben der gesetzlichen Unfallversicherung

Die Aufgaben der Gesetzlichen Unfallversicherung umfassen Prävention, Rehabilitation, Entschädigung (SGB VII, § 1), d. h.:

- Mit allen geeigneten Mitteln sind Arbeitsunfälle und Berufskrankheiten sowie arbeitsbedingte Gesundheitsgefahren zu verhüten.
- Nach Eintritt von Arbeitsunfällen oder Berufskrankheiten sind die Gesundheit und die Leistungsfähigkeit der Versicherten mit allen geeigneten Mitteln wiederherzustellen und sie oder

ihre Hinterbliebenen durch Geldleistungen zu entschädigen.

2.3.2 Konkrete Präventionsmaßnahmen

Die Unfallversicherungen veröffentlichen Regeln, Grundsätze und Handlungsanleitungen und führen Schulungen durch (▶ Kap. 2.2).

Sie haben außerdem die Durchführung der Maßnahmen zur Verhütung von Arbeitsunfällen, Berufskrankheiten, arbeitsbedingten Gesundheitsgefahren und eine wirksame Erste Hilfe in den Unternehmen **zu überwachen** sowie die Unternehmer und die Versicherten zu **beraten**.

Die Anforderungen, Pflichten und Einsatzzeiten der Betriebsärzte sind in Unfallverhütungsvorschriften branchenbezogen festgelegt; im Einzelnen ▶ http://publikationen.dguv.de/dguv/udt_dguv_main.aspx?QPX=TUIEPTEwMDImRENYUEFSVEIEPTEwMDAS.

2.3.3 Rehabilitation und finanzielle Entschädigung

Die Berufskranken oder durch einen Arbeitsunfall geschädigten Versicherten oder ihre Hinterbliebenen sind zu rehabilitieren und durch Geldleistungen zu entschädigen. Die Rehabilitationsleistungen untergliedern sich in:

- **Rehabilitationsleistungen i. e. S.**
  - Medizinische Maßnahmen (Heilbehandlung, § 27 SGB VII): Stationäre bzw. ambulante ärztliche und zahnärztliche Behandlung; Kuren, Reisekosten; Ausstattung mit orthopädischen und anderen Hilfsmitteln, Heilmittel etc.
  - Berufliche Wiedereingliederung (Berufshilfe, § 35 SGB VII): Umschulungs-, Aus- oder Fortbildungsmaßnahmen; Eingliederungsbeihilfen etc.
  - Soziale Wiedereingliederung (§ 39 SGB VII) z. B. ärztlich verordneter Behindertensport, Wohnungshilfe etc.
- **Geldleistungen an Erkrankte**
  - Verletztengeld (§ 4 ff SGB VII) während der medizinischen Rehabilitation
  - Übergangsgeld (§ 49ff SGB VII) während der medizinischen Rehabilitation
  - Verletztenrente (§ 56ff SGB VII: vorläufige Rente, Gesamtvergütung, Dauerrente, Abfindung)

- Pflegegeld (§ 44 SGB VII)
- Besondere Unterstützung (§ 39 (2) SGB VII)
- Übergangsleistungen (gemäß § 3 BeKV)

2.4 Grenz- und Richtwerte

Vorbemerkungen Zu unterscheiden sind gesundheitsbasierte, auf dem aktuellen medizinisch-wissenschaftlichen Kenntnisstand von unabhängigen Expertengremien erstellte Empfehlungen und von staatlichen Stellen unter Berücksichtigung weiterer Aspekte (auch wirtschaftlicher) getroffene, rechtlich verbindliche Festlegungen. Erstere werden erarbeitet u. a. von

- dem Scientific Committee on Occupational Exposure Limits (SCOEL), welches EU-Gremien berät: Occupational Exposure Limits (OEL), Biological Guidance Values (BGV) http://ec.europa.eu/social/main.jsp?catId=148&langId=en&intPageId=684
- der Senatskommission zur Prüfung gesundheitsschädlicher Arbeitsstoffe (MAK- und BAT-Werte-Kommission; Senatskommission der Deutschen Forschungsgemeinschaft (Deutsche Forschungsgemeinschaft (DFG) 2012) Maximale Arbeitsplatzkonzentration (MAK), Biologische Arbeitsstoff-Toleranzwerte (BAT), Expositionsäquivalente für krebserzeugende Arbeitsstoffe (EKA), Biologische Leitwerte (BLW), Biologische Arbeitsstoff-Referenzwerte (BAR) http://www.dfg.de/dfg_profil/gremien/senat/gesundheitsschaedliche_arbeitsstoffe/index.html
- der American Conference of Governmental Industrial Hygienists (ACGIH) http://www.acgih.org
- CDC/NIOSH (Centers of Disease Control and prevention, National Institute for Health and Safety), Registry of Toxic effects of chemical substances (RTECS) http://www.cdc.gov/niosh/rtecs/RTECSfeatures.html

Die drei Letzteren aktualisieren jährlich ihre Bewertungen gesundheitsgefährdender Arbeitsstoffe.

Spezielle Aspekte krebserzeugender Arbeitsstoffe
Auf europäischer Ebene erfolgt eine Politikberatung durch das o. g. Scientific Committee on Occupational Exposure Limits (SCOEL) bezüglich der Festlegung gesundheitsbasierter Arbeitsplatzgrenzwerte (OEL) und soweit möglich der biologischen Grenzwerte (BGV) für Karzinogene, für die ein Schwellenwert ableitbar ist.

Das neue Grenzwertkonzept (Risikoakzeptanzkonzept) für krebserzeugende Stoffe des Ausschusses für

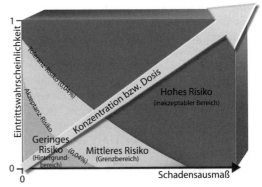

□ **Abb. 2.6** Das Ampelmodell des neuen Grenzwertkonzeptes für krebserzeugende Stoffe, s. Text. Grüner Bereich (links unten): geringes Risiko liegt im umweltbedingten allgemeinen Hintergrundrisikobereich; gelber Bereich (helles Feld in der Mitte): mittleres Risiko (Akzeptanz-Risiko-Wert = 4:10.000; soll in zehn Jahren auf 4:100.000 gesenkt werden); hierbei ist eine kontinuierliche arbeitshygienische Verbesserung angezeigt; roter Bereich (dunkles Feld rechts oben): hohes Risiko (Toleranz-Risiko-Wert 4:1.000 = 0,4%); die Exposition in diesem Bereich ist zu vermeiden. (Siehe auch Bekanntmachung zu Gefahrstoffen 910, GMBl. 2011 S. 194 [No.10]); Risikowerte und Exposition-Risiko-Beziehungen für Tätigkeiten mit krebserzeugenden Gefahrstoffen (Ausschuss für Gefahrstoffe (AGS) 2008) http://www.baua.de/de/Themen-von-A-Z/Gefahrstoffe/TRGS/pdf/Bekanntmachung-910.pdf?__blob=publicationFile&v=9

Gefahrstoffe (AGS) beim Bundesministerium für Arbeit und Soziales (BMAS) basiert auf Stoff-bezogenen Expositions-Risiko-Beziehungen, aus denen Risikobasierte Akzeptanz- und Toleranzkonzentrationen mit drei Bereichen entsprechend einem Ampelmodell definiert werden (□ Abb. 2.6, □ Abb. 2.8). Eine hohe Exposition im Bereich des Toleranz-Risiko-Wertes über ein Arbeitsleben von 40 Jahren führt in jedem 250sten Fall zu einer meist tödlich verlaufenden Krebserkrankung. Die bisher festgelegten Grenzkonzentrationen finden sich in der Bekanntmachung 910 zu Gefahrstoffen (Ausschuss für Gefahrstoffe (AGS) 2011).

Maximale Arbeitsplatzkonzentration (MAK) MAK-Werte sind wissenschaftlich begründete Höchstkonzentrationen von Gasen, Dämpfen oder Schwebstoffen in der Luft am Arbeitsplatz, die nach heutiger Kenntnis selbst bei wiederholter und langfristiger, in der Regel 8-stündiger Exposition, jedoch bei Einhaltung einer durchschnittlichen Wochenarbeitszeit von 40 Stunden im Allgemeinen keine gesundheitliche Beeinträchtigung und keine unangemessene Belästigung darstellen. Beispiele: Kohlenmonoxid 30 mL/m^3 (ppm); HDI (Isocyanat): 0,035 mg/m^3.

2

Arbeitsplatzgrenzwert (AGW) Der Arbeitsplatzgrenzwert ist der rechtlich verbindliche Grenzwert für die zeitlich gewichtige durchschnittliche Konzentration eines Stoffes in der Luft am Arbeitsplatz in Bezug auf einen gegebenen Referenzzeitraum. Er gibt an, bei welcher Konzentration eines Stoffes akute oder chronische schädliche Einwirkungen auf die Gesundheit im Allgemeinen nicht zu erwarten sind (§ 3 Abs. 6 GefStoffV; entsprechen großteils den MAK-Werten). Eine Auflistung enthält die TRGS 900 http://www.baua.de/de/Themen-von-A-Z/Gefahrstoffe/TRGS/pdf/TRGS-900.pdf?__blob=publicationFile&v=11

Biologischer Grenzwert (BGW) Der Biologische Grenzwert ist der rechtlich verbindliche Grenzwert für die toxikologisch-arbeitsmedizinisch abgeleitete Konzentration eines Stoffes, seines Metaboliten oder eines Beanspruchungsindikators im entsprechenden biologischen Material, bei dem im Allgemeinen die Gesundheit eines Beschäftigten nicht beeinträchtigt wird. Eine Auflistung der BGW-Werte enthält die TRGS 903 http://www.baua.de/de/Themen-von-A-Z/Gefahrstoffe/TRGS/pdf/TRGS-903.pdf?__blob=publicationFile&v=5

Biologischer Arbeitsstoff-Toleranzwert (BAT) Der BAT-Wert der Senatskommission der DFG beschreibt die arbeitsmedizinisch-toxikologisch abgeleitete Konzentration eines Arbeitsstoffes, seines Metaboliten oder eines Beanspruchungsindikators im entsprechenden biologischen Material (meist Urin oder Blut), bei dem im Allgemeinen die Gesundheit eines Beschäftigten auch bei wiederholter und langfristiger Exposition nicht beeinträchtigt wird. Die BAT-Werte beruhen auf einer Beziehung zwischen der äußeren und inneren Exposition oder zwischen der inneren Exposition und der dadurch verursachten Wirkung des Arbeitsstoffes (Deutsche Forschungsgemeinschaft (DFG) 2012).

Biologischer Leitwert (BLW) Der BLW ist die Quantität eines Arbeitsstoffes bzw. Arbeitsstoffmetaboliten oder die dadurch ausgelöste Abweichung eines biologischen Indikators von seiner Norm beim Menschen, die als Anhalt für die zu treffenden Schutzmaßnahmen heranzuziehen ist. Biologische Leitwerte werden nur für solche gefährlichen Arbeitsstoffe benannt, für die keine arbeitsmedizinisch-toxikologisch begründeten Biologischen Arbeitsstofftoleranzwerte (BAT-Werte) aufgestellt werden können. Der biologische Leitwert orientiert sich an den arbeitsmedizinischen und arbeitshygienischen Erfahrungen im Umgang mit dem gefährlichen Stoff unter Heranziehung toxikologischer Erkenntnisse. Da bei Einhaltung des biologi-

schen Leitwertes das Risiko einer Beeinträchtigung der Gesundheit nicht auszuschließen ist, ist anzustreben, die Kenntnisse der Grundlagen über die Zusammenhänge zwischen der äußeren Belastung, der inneren Belastung und den resultierenden Gesundheitsrisiken zu verbreitern, um auf diese Weise BAT-Werte herleiten zu können. Hierbei stellen Biologische Leitwerte (BLW) insofern eine Hilfe dar, als sie eine wichtige Grundlage dafür bieten, dass der Arzt ein Biomonitoring überhaupt einsetzen kann (Deutsche Forschungsgemeinschaft (DFG) 2012).

Derzeit gibt es biologische Leitwerte für Arsen/anorganische Arsenverbindungen (anorganisches Arsen und methylierte Metaboliten im Urin: 50 µg/L), Acrylamid, Bisphenol A, Blei, Brommethan (Bromid im Plasma oder Serum: 12 mg/L), Diphenylmethan-4,4'-diisocyanat, Kresole (Gesamtkresole 200 mg/L Urin) und Phenol (Gesamtphenol 200 mg/L im Urin).

Biologische Arbeitsstoff-Referenzwerte (BAR) BAR beschreiben die zu einem bestimmten Zeitpunkt in einer Referenzpopulation aus nicht beruflich gegenüber einem Arbeitsstoff exponierten Personen im erwerbsfähigen Alter bestehende Hintergrundbelastung mit in der Umwelt vorkommenden Arbeitsstoffen (z. B. polychlorierte Biphenyle) (Deutsche Forschungsgemeinschaft (DFG) 2012).

Technische Richtkonzentration (TRK) Die nicht gesundheitsbasierten TRK-Werte wurden durch das Grenzwertkonzept der Gefahrstoffverordnung 2005 abgelöst. Sie waren für krebserzeugende, -verdächtige und erbgutverändernde Gefahrstoffe aufgestellt worden. Die TRK-Werte gaben diejenige Konzentration als Gas, Dampf oder Schwebstoff in der Luft am Arbeitsplatz an, die nach dem Stand der Technik erreicht werden durfte und die als Anhaltswert für besondere Schutzmaßnahmen diente. Die Einhaltung des TRK-Wertes schloss eine Gesundheitsgefährdung nicht aus.

Die neue Gefahrstoffverordnung basiert definitionsgemäß auf gesundheitsbasierten Arbeitsplatzgrenzwerten.

Expositionsäquivalente für krebserzeugende Arbeitsstoffe (EKA) Es handelt sich um Konzentration eines kanzerogenen Stoffes der Kategorie 1 bis 3 oder seiner Metabolite im Organismus oder die dadurch verursachte Abweichung eines biologischen Indikators von der Norm, die von der Senatskommission der DFG ermittelt wird. Die EKA-Werte korrelieren mit bestimmten Luftkonzentrationen.

Die Senatskommission der DFG verwendet den Begriff EKA nicht als Grenzwert, sondern für die Dar-

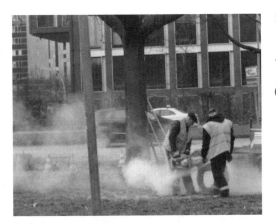

◘ Abb. 2.7 Arbeitsschutz-(Umweltschutz-)Regularien und Realität. Aufnahme vom März 2012 am Rand der City einer deutschen Großstadt. Die Beschäftigten tragen weder Gehör- noch Atemschutz und wenden keine staubreduzierenden Maßnahmen bei der Bearbeitung von Gestein- und Zement- haltigen Röhren mit der Flex an. Die Staubwolke umhüllte sie wenige Sekunden nach dieser Aufnahme

stellung der Beziehung zwischen der Luftkonzentra- tion und der Konzentration im biologischen Material.

Die früheren EKA-Werte des Ausschusses für Ge- fahrstoffe (AGS) beim BMAS wurden entsprechend dem Grenzwertkonzept der neuen Gefahrstoffverord- nung 2005 durch Biologische Grenzwerte (▶ Abschn. 2.4) abgelöst.

Derived No Effect Level (DNEL) Die REACH-Verord- nung legt fest, dass ein Hersteller oder Importeur für jeden Stoff, von dem mehr als 10 t/Jahr in Verkehr ge- bracht werden, eine Sicherheitsbeurteilung (Chemical Safety Assessment, CSA) erstellen und im Stoffsicher- heitsbericht (Chemical Safety Report, CSR) dokumen- tieren muss. Aus der Sicherheitsbeurteilung sind Grenzwerte abzuleiten, bei deren Einhaltung keine (schädliche) Wirkung auf Lebewesen (Mensch, Tiere) zu erwarten ist (sog. Derived No Effect Level, DNEL). Für human-toxische Stoffe, für die kein DNEL ableit- bar ist (gentoxische Karzinogene und Mutagene), ist eine qualitative Risikominderung und -bewertung vorzunehmen. Dabei wird das Ziel verfolgt, solche Stoffe durch weniger gesundheitsgefährdende mittel- fristig zu ersetzen.

❯ Bisher existieren keine verpflichtenden Regelungen für den Arbeitgeber, die DNEL einzuhalten (◘ Abb. 2.7).

2.5 Strukturierung und Organisation des Gesundheitsschutzes bei der Arbeit (Arbeitsschutz)

❯ Durch geeignete Regularien und technische Maßnahmen sollen arbeitsbedingte Unfälle und Berufskrankheiten vermieden sowie Wohlbefinden bei der Arbeit gefördert wer- den. Technische Maßnahmen zur Elimination oder Reduktion der Gesundheitsgefährdung haben Vorrang vor medizinischen.

Auf das mehrstufige Konzept effizienter Präventions- maßnahmen weist ◘ Abb. 2.8 hin (Bundesanstalt für Arbeitsschutz und Arbeitsmedizin 2012).

Organisation des Gesundheitsschutzes bei der Arbeit

▬ Auf betrieblicher Ebene:
  – Die Verantwortung trägt der Unternehmer. Er wird unterstützt von Fachkräften für Ar- beitssicherheit, Sicherheitsbeauftragten und Betriebsärzten (▶ u. a. ASiG ▶ Abschn. 2.2.2; BKV ▶ Abschn. 2.2.6; GefStoffV ▶ Abschn. 2.2.4; Grenzwerte ▶ Abschn. 2.4).
▬ Auf staatlicher Ebene:
  – Die Gewerbeaufsicht (technischer Arbeits- schutz der Landesämter für Arbeitsschutz) überprüft die Durchführung der staat- lichen Rechtsvorschriften, u. a. GefStoffV, Arbeitsstättenverordnung.
  – Gewerbearzt (medizinischer Arbeitsschutz der Landesämter für Arbeitsschutz; in den meisten Bundesländern nur noch rudimen- tär vorhanden); u. a. Beratung der Gewer- beaufsicht, Überwachung der Betriebe hin- sichtlich der Einhaltung der Arbeitsschutz- vorschriften, Ermächtigung der Ärzte zur Durchführung von Vorsorgeuntersuchun- gen, Stellungnahmen im Rahmen von Be- rufskrankheitenverfahren.
▬ Auf öffentlich-rechtlicher Ebene (Unfall- versicherungen):
  – Die Unfallversicherungen setzen Aufsichts- personen zur Überwachung der Unfallver- hütungsvorschriften und Grenzwerte ein (▶ VBG 122). Sie beraten die Unternehmer und schulen Fachkräfte für Arbeitssicher- heit und die Sicherheitsbeauftragten.

2

Mehrstufiges Konzept arbeitsplatzbezogener Präventionsmaßnahmen

Maßnahme	Niedriges Risiko	Mittleres Risiko	Hohes Risiko
Administrativ Behörde		Anzeige (wenn Voraussetzung gegeben) Maßnahmenplan	(Anzeige), Maßnahmenplan, Verbot, Genehmigung mit Auflage*
Technische Maßnahmen	Räumliche Abtrennung (Expositions-Minimierung)	Technische Maßnahmen Räumliche Abtrennung Expositionsminimierung	Technische Maßnahmen Räumliche Abtrennung Expositionsminimierung
Organisatorische Maßnahmen	Hygienemaßnahmen Betriebsanweisung, Unterweisung, Schulung Risikokommunikation		
	Optimierung bzw.	Minimierung der Expositionsdauer und Exponiertenzahl	
Arbeitsmedizin Untersuchung	Angebot	Pflicht*	Pflicht*
Substitution	Wenn verhältnismäßig	Im Rahmen der Verhältnismäßigkeit verpflichtend	Zwingend, wenn möglich

* Diese Empfehlung des AGS ist rechtlich nicht verankert und löst aus sich heraus keine rechtliche Verpflichtung aus.

Anwendung auf Arbeitsplätze: Gestufte Maßnahmen

☐ **Abb. 2.8** Mehrstufiges Konzept arbeitsplatzbezogener Präventionsmaßnahmen

2.5.1 Duales Arbeitsschutzsystem

Der Staat nimmt die Rechtsetzungen wahr. Die gesetzlichen Unfallversicherungen erlassen mit staatlicher Zustimmung Unfallverhütungsvorschriften und andere Regeln und Grundsätze zum Arbeitsschutz (▶ Abschn. 2.2). Die Präventionsabteilungen bzw. Technischen Aufsichtsdienste der Berufsgenossenschaften üben heute im Wesentlichen die Überwachungsfunktionen in den Betrieben aus.

2.5.2 Technischer Arbeitsschutz

Primärpräventiv lässt sich die Belastung technisch (z. B. Ersatz durch harmlose oder zumindest weniger giftige Substanzen, die Verwendung geschlossener Systeme und Absaugvorrichtungen, alternative Verfahrenstechniken, bei denen die Gefahrstoffe weder benötigt werden noch entstehen können) und organisatorisch (z. B. Vergrößerung der räumlichen Distanz, Verkürzung der Expositionszeit) senken, z. T. beseitigen. Zu beachten sind v. a. normative Vorgaben (z. B. Gefahrstoffverordnung, Grenzwerte). Ist dies aus technischen bzw. ökonomischen Gründen nicht möglich oder sind diese Maßnahmen unzureichend, so sind persönliche Schutzausrüstungen erforderlich (besondere Schutzkleidung, Handschuhe, Schutzbrillen, Atemschutzmasken).

2.5.3 Medizinischer und sozialer Arbeitsschutz

Bei der Gewährleistung des Gesundheitsschutzes auf der betrieblichen Ebene kommt dem Betriebsarzt eine wichtige Schlüsselrolle zu.

Grundlage seiner Tätigkeit sind gesetzliche Regelwerke, wie z. B. das Gesetz über Betriebsärzte und

Sicherheitsingenieure (ASIG), das Arbeitsschutzgesetz, die Arbeitsmedizinische Vorsorgeverordnung (ArbMedVV) (▶ http://www.gesetze-im-internet.de/arbmedvv/anhang_11.html), das Arbeitszeitgesetz, Jugendschutzgesetz, Infektionsschutzgesetz, Mutterschutzgesetz sowie einige Unfallverhütungsvorschriften (v. a. die BGI V2; ▶ http://publikationen.dguv.de/dguv/pdf/10002/leitfaden-ausstattung.pdf).

Vom **Betriebsarzt** werden in diesem Kontext folgende Aufgaben wahrgenommen:
— Unterstützung und Beratung des Arbeitgebers und der Führungskräfte in allen Belangen des Arbeits- und Gesundheitsschutzes
— Unterstützung und Beratung bei der Planung, Ausführung und Unterhaltung von Gebäuden und Anlagen sowie von sozialen und sanitären Einrichtungen
— Unterstützung und Beratung bei der Beschaffung von technischen Arbeitsschutzmitteln sowie der Gestaltung von Arbeitsplätzen, -verfahren und -abläufen
— Untersuchung, Beurteilung und Beratung der Beschäftigten
— Untersuchung von arbeitsbedingten Erkrankungen, Auswertung der Ergebnisse und Empfehlung von Maßnahmen zur Verhütung dieser Erkrankungen sowie Entwicklung und ggf. Durchführung von Gesundheitsprogrammen
— Mitwirkung bei der Einsatzorganisation und Ausbildung von Ersthelfern sowie deren Unterstützung
— Durchführung von regelmäßigen Begehungen der Arbeitsstätten zur Feststellung von Sicherheits- und Gesundheitsschutzmängeln sowie die Meldung und Vorschläge zu deren Beseitigung

Arbeitsmedizinische Vorsorgeuntersuchungen sind Pflicht für eine Reihe gefährdender Tätigkeiten (▶ Kap. 15.1 und ▶ Kap. 18), z. B. für Beschäftigte, die mit biologischen Arbeitsstoffen der Risikogruppe 4 sowie ausgewählten Mikroorganismen der Risikogruppen 2 und 3 arbeiten; bei allen anderen Tätigkeiten mit biologischen Arbeitsstoffen der Risikogruppen 2 und 3 hat der Arbeitgeber den Beschäftigten Vorsorgeuntersuchungen anzubieten. Diese sind für den Beschäftigten freiwillig.

Für die Durchführung von arbeitsmedizinischen Vorsorgeuntersuchungen und die diesbezügliche ärztliche Beurteilung werden als anerkannte Regeln der Arbeitsmedizin die Berufsgenossenschaftlichen Grundsätze für arbeitsmedizinische Vorsorgeuntersuchungen herangezogen, die auch auf den für die je-

weilige Tätigkeit bzw. die jeweilige Exposition erforderlichen Untersuchungsumfang und die Kriterien für die Bewertung der Befunde hinweisen. Einzelheiten ◩ Tab. 15.1 in ▶ Kap. 15.1) (Deutsche Gesetzliche Unfallversicherung (DGUV) 2010). Eine Übersicht dieser Grundsätze findet man unter http://www.ifam.med.uni-rostock.de/bggr.htm.

Beispiele:
— G 20: Lärm
— G 23: Obstruktive Atemwegserkrankungen (durch Inhalation von Allergenen und chemisch irritativen Stoffen)
— G 24: Hauterkrankungen (mit Ausnahme von Hautkrebs; ▶ G 40)
— G 25: Fahr-, Steuer- und Überwachungstätigkeit
— G 37: Bildschirmarbeitsplätze
— G 40: Krebserzeugende Gefahrstoffe – Allgemein

Die Handlungsanleitungen BGI/GUV-I 504- (Deutsche Gesetzliche Unfallversicherung (DGUV) 2009) geben Hinweise zu stoffspezifischen Kriterien für die Risikobewertung und die Auswahl der arbeitsmedizinischen Vorsorgeuntersuchungen zu unterziehenden Personen. Im Einzelnen ▶ Kap. 15 bis 17, Berufskrankheiten- und Unfall-Anzeigepflicht und Berufskrankheitenverfahren.

2.5.4 Anzeigepflicht des Unternehmers (Berufskrankheitenverordnung (BKV; SGB VII)

Der Unternehmer hat Berufskrankheiten anzuzeigen, ebenso Arbeitsunfälle, wenn eine Arbeitsunfähigkeit von mehr als zwei Tagen vorliegt. Todesfälle, besonders schwere Berufskrankheiten und Massenerkrankungen sind außerdem sofort fernmündlich der Unfallversicherung und bei gewerblichen Betrieben dem Gewerbeaufsichtsamt zu melden.

2.5.5 Ärztliche Anzeige bei Verdacht auf eine Berufskrankheit

Laut § 202 des SGB VII ist jeder Arzt und Zahnarzt verpflichtet, schon den begründeten Verdacht auf eine Berufskrankheit dem zuständigen Träger der Unfallversicherung und/oder der für den medizinischen Arbeitsschutz zuständigen Stelle (staatlicher Gewerbearzt/Landesgewerbearzt) unverzüglich mitzuteilen (Anzeigeformular ◩ Abb. 2.9).

2

ÄRZTLICHE ANZEIGE BEI VERDACHT AUF EINE BERUFSKRANKHEIT

1 Name und Anschrift des Arztes

2 Empfänger

3 Name, Vorname des Versicherten				**4** Geburtsdatum	Tag	Monat	Jahr
5 Straße, Hausnummer		Postleitzahl		Ort			
6 Geschlecht ☐ männlich ☐ weiblich	**7** Staatsangehörigkeit	**8** Ist der Versicherte verstorben? ☐ nein ☐ ja, am			Tag	Monat	Jahr

9 Fand eine Leichenöffnung statt? Wenn ja, wann und durch wen?

10 Welche Berufskrankheit, Berufskrankheiten kommen in Betracht? (ggf. BK-Nummer)

11 Krankheitserscheinungen, Beschwerden des Versicherten, Ergebnis der Untersuchung mit Diagnose (Befundunterlagen bitte beifügen), Angaben zur Behandlungsbedürftigkeit

12 Wann traten die Beschwerden erstmals auf?

13 Erkrankungen oder Bereiche von Erkrankungen, die mit dem Untersuchungsergebnis in einem ursächlichen Zusammenhang stehen können

14 Welche gefährdenden Einwirkungen und Stoffe am Arbeitsplatz bzw. welche Tätigkeiten werden für die Entstehung der Erkrankung als ursächlich angesehen? Welche Tätigkeit übt/übte der Versicherte wie lange aus?

15 Besteht Arbeitsunfähigkeit? Wenn ja, voraussichtlich wie lange?

16 In welchem Unternehmen ist der Versicherte oder war er zuletzt tätig? In welchem Unternehmen war er den unter Nummer 14 genannten Einwirkungen und Stoffen zuletzt ausgesetzt?

17 Krankenkasse des Versicherten (Name, PLZ, Ort)

18 Name und Anschrift des behandelnden Arztes/Krankenhauses (soweit bekannt auch Telefon- und Faxnummer)

19 Der Unterzeichner bestätigt, den Versicherten über den Inhalt der Anzeige und den Empfänger (Unfallversicherungsträger oder für den medizinischen Arbeitsschutz zuständige Landesbehörde) informiert zu haben.

20 Datum	Arzt	Telefon-Nr. für Rückfragen (Ansprechpartner)
Bank/Postbank	Kontonummer	Bankleitzahl

F 6000/DO 0802 Anzeige Verdacht BK, Arzt · Neufassung ab 01.08.2002 ·

◻ **Abb. 2.9** Ärztliche Anzeige bei Verdacht auf eine Berufskrankheit (http://www.dguv.de/formtexte/aerzte/F_6000/F6000.pdf)

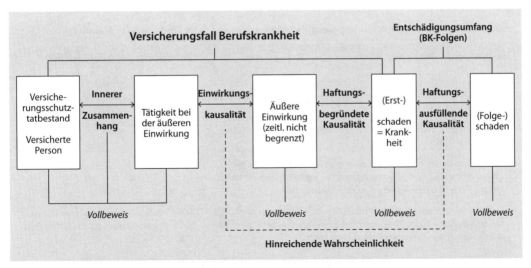

○ **Abb. 2.10** Erforderliche Vollbeweise und Wahrscheinlichkeiten in der Kausalitätsbeurteilung des Berufskrankheitenverfahrens

---

○ **Tab. 2.2** Beispiel: BK-Fall eines 60-jährigen Schweißers mit Belastungsdyspnoe (entsprechend NYHA II), restriktiver Ventilations- und Gasaustauschstörung

1. Vollbeweis	Unfallversichert als Schweißer seit dem 20. Lebensjahr (s. Berufsanamnese, Unterlagen des Arbeitgebers und der Unfallversicherung)
2. Vollbeweis	Belegte langjährige Exposition gegenüber hoher Schweißrauchkonzentration im Schiffbau (s. Arbeitsanamnese, Messprotokolle und Ermittlungen des Arbeitgebers und der Unfallversicherung, Bericht der Präventionsabteilung)
3. Vollbeweis	Klinische Diagnose einer Lungenfibrose vor 5 Jahren mit langsamer Progredienz (s. Arztberichte mit sämtlichen relevanten Befunden, v. a. Röntgenthorax, Lungenfunktion)
4. Vollbeweis	Restriktive Ventilationsstörung und Gasaustauschstörung, Belastungsdyspnoe (s. klinische Anamnese, körperlicher Status, Lungenfunktionsbefunde im Verlauf)

Der Zusammenhang zwischen der im Rahmen der beruflichen Tätigkeit stattgefundenen potenziell schädigenden Schweißraucheinwirkung und dem Auftreten einer Lungenfibrose (= Schweißerfibrose) ist wahrscheinlich (s. epidemiologische Daten, wissenschaftliche Begründung der BK Nr. 4115: die differenzialdiagnostisch relevante idiopathische Lungenfibrose ist weniger wahrscheinlich (10–20/100.000). Ebenfalls wahrscheinlich ist, dass die vorliegende restriktive Ventilationsstörung Folge dieser Schweißerlunge ist. Die hinreichenden Wahrscheinlichkeiten des Zusammenhangs bei gegebenen Vollbeweisen (○ Abb. 2.10) reichen für die Anerkennung der Berufskrankheit aus.

2.5.6 Versicherungsfall und Zusammenhangsgutachten

Es werden vier Vollbeweise und vier Kausalzusammenhänge vorausgesetzt (○ Abb. 2.10).
- **Innerer Zusammenhang**, d. h. die versicherte Person führte eine Tätigkeit zum Zeitpunkt der äußeren Einwirkung aus
- **Einwirkungs(Expositions)-Kausalität**, d. h. es lag eine mindestens eintägige, potenziell eine

Berufskrankheit auslösbare äußere Einwirkung bei der Arbeit vor
- **haftungsbegründender Kausalitätszusammenhang** zwischen dieser Einwirkung und der Krankheit
- **haftungsausfüllender Kausalitätszusammenhang** zwischen der Krankheit und dem objektivierten Schaden, z. B. einer funktionellen Einschränkung. Zwischen der äußeren Einwirkung bei der Tätigkeit und der Krankheit mit ihrem

2

◧ **Tab. 2.3** Mängel und Fehler in arbeitsmedizinischen Kausalitätsbegutachtungen und deren Auswirkungen

Handwerkliche Mängel und Fehler	Auswirkungen, ethische Dimension
Keine qualifizierte ausreichende Entscheidungsbasis in Folge unzureichender Fachkompetenz oder inadäquater Diagnostik (z. B. bezüglich der Arbeitsanamnese)	Mangelnde Objektivität: Fehlentscheidungen, Ungerechtigkeit, Schaden bzw. Nachteil einer Seite und Übervorteilung der anderen Seite (Kläger, Kostenträger)
Nicht-Berücksichtigung des aktuellen medizinisch-wissenschaftlichen Kenntnisstandes	
Unvollständige, verzerrte/tendenziöse oder fehlerhafte Wiedergabe und Interpretation der Expositionsdaten, der klinischen Befunde und des medizinisch-wissenschaftlichen Kenntnisstandes*	
Durchführung invasiver gefährdender Diagnostik zur Zusammenhangssicherung ohne kurative Konsequenzen (vom Verordnungsgeber wird diesbezüglich nur Wahrscheinlichkeit gefordert)	Nicht vertretbares Gesundheitsrisiko (rein pekuniäre Konsequenzen bei Gutachten)
Qualität des medizinisch-wissenschaftlichen Diskurses (fehlende Wertschätzung oder Disqualifikation anderer Kompetenzen und Positionen)	Nicht-Beachtung der Würde Anderer (Schuldungspflicht)

* u. a. in Folge mangelnder Sorgfalt, unzureichendem Engagement, Befangenheit, Absicht z. B. bei wirtschaftlicher Abhängigkeit, »ideologischer« Fixierung

Schaden muss eine hinreichende Wahrscheinlichkeit (>50%) bestehen. Vergleiche Beispiel in ◧ Tab. 2.2.

2.5.7 Feststellungsbeurteilung

Hier ist das Ausmaß des Gesundheitsschadens sowie dessen Auswirkung auf die Funktionstüchtigkeit und die voraussichtliche Dauer der Beeinträchtigung einzuschätzen.

2.5.8 Kausalitätsbeurteilung

Es ist die Ursache des Gesundheitsschadens zu ermitteln. Im Sozialrecht gelten als Ursache diejenigen Bedingungen, die

- einen Gesundheitsschaden verursachen oder zumindest wesentlich teilursächlich zu seiner Entwicklung beitragen
- zur wesentlichen Verschlimmerung einer bereits manifesten Krankheit führen
- eine latente Krankheit zur Manifestation bringen oder
- den vorzeitigen Tod herbeiführen

Auf mögliche Mängel und Fehler im Rahmen von Berufskrankheitenverfahren mit ihren Folgen weist ◧ Tab. 2.3 hin.

Vorgehensweisen zur Erzielung einer qualifizierten, objektiven und medizinisch-ethischen Prinzipien folgenden arbeitsmedizinischen Kausalitätsbegutachtung

- Gutachtensauftraggeber (Unfallversicherungsträger):
  - Keine nicht fachlich begründete Selektion des Gutachters durch den Gutachtensauftraggeber (Kostenträger, z. B. Unfallversicherung)
  - Ausschluss einer Steuerung der Anerkennungsquoten über die Gutachterauswahl; s. Beispiele der Bevorzugung von Gutachtern mit niedriger Anerkennungsquote
  - Berücksichtigung der Problematik der nicht gegebenen Unabhängigkeit der beratenden Ärzte und anderer in wirtschaftlicher Abhängigkeit vom Unfallversicherungsträger befindlichen Ärzte
  - Keine Institutionalisierung von Monopolgutachtern (z. B. Mesotheliomregister der Berufsgenossenschaften)
  - Vollständige und adäquate Ermittlung der Belastung (Expositionskausalität)
- Gutachter:
  - Berücksichtigung des aktuellen medizinisch-wissenschaftlichen Kenntnisstandes

▼

> – Vollständige, keine verzerrte/tendenziöse oder fehlerhafte Wiedergabe und Interpretation der Expositionsdaten, der klinischen Befunde und des medizinisch-wissenschaftlichen Kenntnisstandes

2.5.9 Leistungsfall

Im Versicherungsfall hat der Versicherte einen Rechtsanspruch auf Leistungen der Unfallversicherung, wenn eine MdE von mindestens 20% bzw. 30% (Landwirtschaftliche Berufsgenossenschaften) vorliegt. (Ausnahmen: im Falle einer sog. Stütz-MdE durch eine andere BK von mindestens 10%, so dass sich in der Summe eine entschädigungspflichtige Berufskrankheiten-MdE von ≥20% ergibt.)

Leistungen der Unfallversicherung
- Leistungen, wie sie auch von der gesetzlichen Krankenversicherung erbracht werden
- Im Todesfall Sterbegeld und Hinterbliebenenrente
- Bei bleibenden Gesundheitsschaden Rehabilitationsmaßnahmen einschließlich Übergangsgeld
- Renten, die sich an der Höhe der MdE orientieren

Arbeitsphysiologie

R. Wegner

Die Arbeitsphysiologie befasst sich mit den körperlichen Funktionen unter den Bedingungen der Arbeit, also mit dem Zusammenhang zwischen Belastung (äußere Bedingung wie u. a. zu hebendes Gewicht, Lufttemperatur oder Nachtarbeit) und Beanspruchung (individuelle Reaktion auf die Belastung). Die Messung der Belastung ist in der Regel einfach (Bestimmung physikalischer Größen, Dauer der Arbeit etc.), zur Beanspruchungserhebung dienen u. a. Herzkreislaufparameter wie Puls, Herzfrequenzvariabilität, Blutdruckverhalten oder Hormonbestimmungen und Prüfung der Reaktionsgeschwindigkeit. Die Reaktion des Beschäftigten auf eine arbeitsbedingte Belastung ist abhängig von seiner Leistungsfähigkeit.

3.1   Leistungsfähigkeit

Der Arbeitsphysiologe Otto Graf entwickelte 1954 ein immer noch überzeugendes allgemeinverständliches, wenngleich nicht zwangsläufig naturwissenschaftlichen Kriterien genügendes Konzept der individuellen Leistungsfähigkeit.

Individuelle Leistungsfähigkeit nach Graf (1954)

- **Automatisierte Leistungen:** Ohne Ermüdung durchführbar
- **Physiologische Leistungsbereitschaft:** Ohne wesentliche Willensanspannung durchführbar, Ermüdung durch den Schlaf einer Nacht voll ausgleichbar, Bereich der beruflichen Leistung
- **Gewöhnliche Einsatzreserven:** Mobilisierung weiterer Aktivitäten durch besondere Willensanspannung
- **Autonom geschützte Reserven:** Nicht dem Willen zugänglich, durch Pharmaka oder die enthemmende Wirkung bestimmter Effekte (Flucht) zugänglich. Es folgt totale Erschöpfung

---

Die körperliche Leistungsfähigkeit hängt wesentlich von der Muskelkraft, der motorischen Leistungsfähigkeit und dem Leistungsvermögen des kardiopulmonalen Systems ab.

3.1.1   Muskelkraft

 — Die Muskelkraft ist geschlechts- und altersabhängig.
— Statische Muskelarbeit ist arbeitsphysiologisch ungünstig.
— Inaktivität reduziert Muskelkraft.

Die Muskelkraft erreicht bei der Frau um das 16., beim Mann ab dem 20. Lebensjahr ihr Maximum. Ab etwa dem 30. Lebensjahr fällt die Muskelkraft kontinuierlich ab, durch Training ist dieser Abfall aufhaltbar (Inaktivität reduziert Muskelkraft). Die Muskelkraft eines 65-jährigen Mannes liegt etwa bei 70% der eines 25-Jährigen. Die Muskelkraft der Frau beträgt ca. 70% der des Mannes (Unterarmbeuger gut 50%, Unterschenkelbeuger etwa 75%).

Für die Beurteilung der Beanspruchung durch Muskelarbeit ist es wichtig, zwischen dynamischer (Bewegung) und statischer Muskelarbeit (Halten) zu unterscheiden. Während der **dynamischen Muskelarbeit** spannen und entspannen sich die Muskeln in rhythmischer Reihenfolge. Die Kontraktion des Muskels bewirkt ein Austreiben des Blutes und der Stoffwechselprodukte (Kohlendioxid, Laktat), die Entspannung führt zu erneuter Blutfüllung und Versorgung mit Sauerstoff und Glukose. Dynamische Muskelarbeit ist arbeitsphysiologisch günstig. Sie kann über einen längeren Zeitraum ausgeführt werden. Während **statischer Muskelarbeit** verharrt die Muskulatur über einen längeren Zeitraum in einem Kontraktionszustand. Die Muskelzelle muss von den Reserven zehren. Stoffwechselprodukte werden nicht abtransportiert, Sauerstoff und Glukose nicht herangeführt. Arbeit mit statischer Belastung kann daher nicht lange durchgeführt werden, sie ist arbeitsphysiologisch ungünstig. Die maximal mögliche Haltedauer nimmt bei statischer Arbeit mit zunehmender Haltekraft ab. Die Dauerleistungsgrenze für statische Arbeit liegt bei 15 % der Maximalkraft. Oberhalb von 50% der Maximalkraft wird die Durchblutung durch den Binnendruck der Muskulatur völlig blockiert. Sauerstoffaufnahme und Herzschlagfrequenz steigen bei statischer Arbeit geringer an als bei dynamischer Arbeit, im Gegensatz zum arteriellen Blutdruck, der sich stark erhöht (bis 250/120 mmHg, nach Küchler 1990). Ursache hierfür ist, dass das vom Herzen ausgeworfene Blutvolumen auf ein geringeres durch Muskelarbeit erweitertes Gefäßbett trifft. Selbst bei dynamischer Arbeit im Bereich der maximalen Sauerstoffaufnahme liegt die Nutzung der Muskelkraft nur bei 30%. Der Trainingseffekt für die Muskelkraft beginnt aber erst ab Einsatz von 30% der Maximalkraft. Zum (medizinischen) Muskelaufbautraining sind daher statische Belastungen von mehr

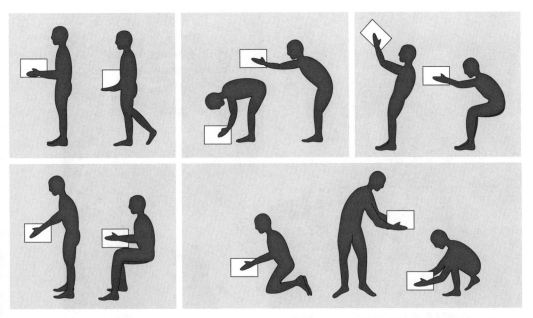

◘ Abb. 3.1 Einfluss von Körperhaltung und Position der Last (Entfernung von der Wirbelsäule) v. a. auf die Bandscheiben-belastung

als 30% der Maximalkraft erforderlich. Bei der Arbeit sollten statische Belastungen möglichst reduziert werden (◘ Abb. 3.1 und ◘ Abb. 3.2).

3.1.2 Motorische Leistungsfähigkeit

> **Motorische Leistungsfähigkeit**
> - Wesentliche Komponenten sind Koordinations-fähigkeit, Handgeschicklichkeit, Bewegungs-geschwindigkeit und Körperbeherrschung
> - Abnahme ab dem 4. Lebensjahrzehnt
> - Kompensierung durch Erfahrung und Training

Die motorische Leistungsfähigkeit nimmt ab dem vierten Lebensjahrzehnt kontinuierlich ab. Sie hängt ab von der Koordinationsfähigkeit, der Handgeschicklichkeit (bei erwachsenen Frauen etwa 5–10% größer als bei Männern), der Bewegungsgeschwindigkeit und der Körperbeherrschung. Die motorische Leistungsfähigkeit kann mit Geräten wie dem **Wiener Determinationsgerät** (DTG, ◘ Abb. 3.3) oder der sog. **motorischen Leistungsserie** (◘ Abb. 3.4) gemessen werden. Der Abfall der motorischen Leistungsfähigkeit kann durch Erfahrung und auch Training ausge-

glichen werden, im Einzelfall noch nach längerer Zeit, wie ◘ Abb. 3.5 zeigt.

3.1.3 Leistungsfähigkeit des kardiopulmonalen Systems

> **Leistungsfähigkeit des kardiopulmonalen Systems**
> - Abhängig von Herzminutenvolumen und Einsekundenkapazität der Lunge
> - Dauerleistungsgrenze im Beruf entspricht der bei 30% der maximalen Sauerstoffaufnahme erreichten Leistung

Die Leistungsfähigkeit des kardiopulmonalen Systems ist abhängig von dem **Herzminutenvolumen** und der **Einsekundenkapazität** der Lunge und damit der maximalen Sauerstoffaufnahme. Die Dauerbelastung im Beruf sollte eine Leistung entsprechend 30% der maximalen Sauerstoffaufnahme nicht überschreiten. Die berufliche Dauerleistungsgrenze einer Person mit einer maximalen Sauerstoffaufnahme von 4 L/min entspräche der Belastung in Watt, bei der die Sauerstoffaufnahme 1,2 L/min beträgt (lässt sich über ein spiroergometrisch gewonnenes Leistungsprotokoll integrieren).

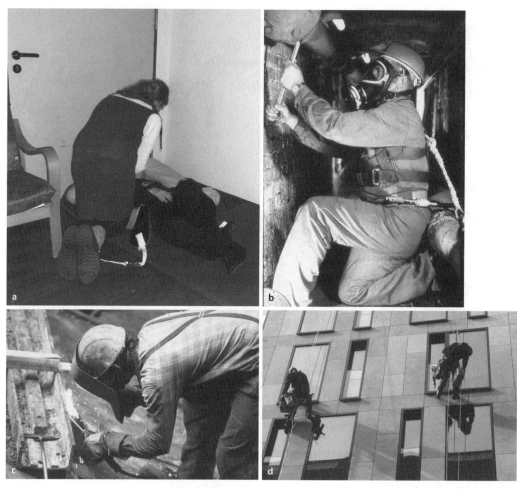

Abb. 3.2a–d Arbeitshaltungen mit statischer Belastung bei einer Krankenpflegerin (**a**), einem Klempner (**b**), einem Schweißer (**c**) und bei Fassadenreinigungen (**d**)

3.2 Ermüdung und Erholung, Training, Arbeitspausen

Ermüdung und Erholung, Training, Arbeitspausen
- Es werden periphere (muskuläre) und zentrale (psychische) Ermüdung unterschieden.
- Erholung und Training folgen einer Exponentialfunktion.
- Mehrere kurze Pausen sind arbeitsphysiologisch besser als eine lange Pause.

Bei der **peripheren Ermüdung** handelt es sich um eine physische Ermüdung durch Veränderungen in der Skelettmuskulatur mit Verbrauch der Energiespeicher und Anhäufung von Laktat etc. Die **zentrale Ermüdung** entspricht der psychischen Ermüdung, es handelt sich um eine Leistungseinschränkung infolge einer eingeschränkten zentralnervösen Steuerung. Im Gegensatz zur peripheren Ermüdung ist die zentrale Ermüdung durch Änderung der Tätigkeit und/oder bedrohliche Ereignisse schlagartig aufhebbar. Als **Erholung** wird der Rückgang der durch Arbeit veränderten Funktionen in die Ausgangslage bezeichnet. Die Erholung folgt einer Exponentialfunktion, d. h. die Erholung nimmt nicht geradlinig zu, sondern ist anfangs am stärksten und nimmt, bevor sie in ein Plateau übergeht, mit der Zeit immer weniger zu (◘ Abb. 3.6).

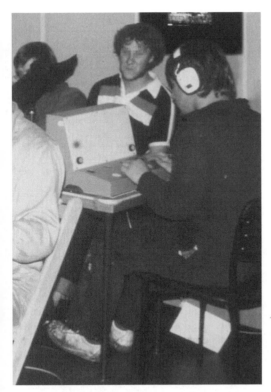

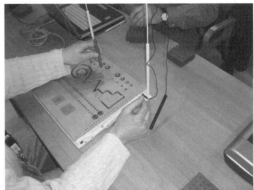

◘ **Abb. 3.4** Motorische Leistungsserie

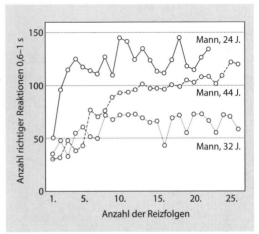

◘ **Abb. 3.3** Untersuchungen der motorischen Leistungsfähigkeit mit dem Wiener Determinationsgerät

◘ **Abb. 3.5** Übung und Ergebnisse an einem Gerät, mit dem
die motorische Leistungsfähigkeit gemessen wird (Ergebnisse einer Feldstudie bei Seeleuten, die über mehrere Tage
am Wiener Derterminationsgerät insgesamt 26 gleichen
Tests von jeweils 150 visuellen und akustischen Reizen ausgesetzt wurden). ▶ auch ◘ Abb 3.3

Auch die durch Training erreichbare Leistungs-
steigerung folgt einem exponentiellen Verlauf. Als Ursachen wird neben einem Muskelaufbau eine Verbesserung der motorischen Leistungsfähigkeit, aber auch
eine bessere Anpassung von Stoffwechselvorgängen an
die körperlichen Erfordernisse angesehen.

Arbeitspausen dienen der Erholung der Körperfunktionen. Da die Erholung einen exponentiellen
Verlauf zeigt, sind mehrere Kurzpausen als arbeitsphysiologisch günstiger anzusehen als eine Langpause.
Durch mehrfache Pausen verursachte Zeitverluste
können durch Mehrleistung ohne Gesundheitsbeein-
trächtigung kompensiert werden. Die Mittagspause
sollte allerdings der Nahrungsaufnahme und auch der
sozialen Kommunikation im Betrieb dienen (gemein-
samer Kantinenbesuch). Neben den vom Betrieb vorgeschriebenen Pausen werden in der Arbeitsphysiologie willkürliche Pausen (vom Arbeitnehmer zum
Ausruhen eingeschaltet, häufig bei anstrengender
Arbeit), arbeitsablaufbedingte Pausen (Wartezeiten,
die durch die Maschinenfunktion bedingt sind, z. B.
Warten auf Kunden, auf den Fahrstuhl, auf das Ab-
kühlen eines Arbeitsgerätes) und maskierte Pausen

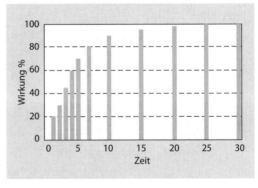

◘ **Abb. 3.6** Wirkungsgrad von Erholung/Training in Abhängigkeit von der Zeit (Minuten bis Tage, je nach Tätigkeit)

3

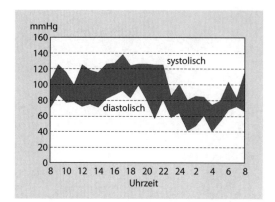

◘ **Abb. 3.7** Blutdruckverhalten bei einem 45-jährigen Telearbeitnehmer

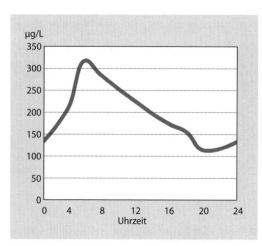

◘ **Abb. 3.8** Mittlerer Cortisolgehalt im Blutplasma bei 87 Seeleuten mit Mehrfachuntersuchungen

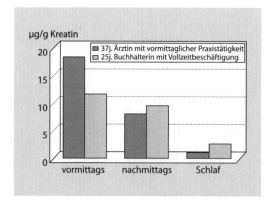

◘ **Abb. 3.9** Adrenalinausscheidung im Harn bei unterschiedlicher beruflicher Tätigkeit

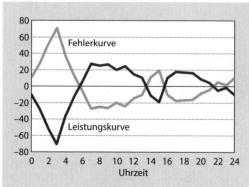

◘ **Abb. 3.10** Änderung der Fehlerquote (%) bezogen auf den Mittelwert der Fehlablesungen bei Gasanstaltsarbeitern (nach Bjerner et al. 1948) und daraus gespiegelte Kurve der Leistungsbereitschaft nach Graf (1954) in Abhängigkeit von der Tageszeit

(Ausweichen auf Nebenarbeiten, die zum betreffenden Zeitpunkt für die Erledigung des Arbeitsauftrags nicht notwendig sind, z. B. Zwischenreinigung der Maschine, Ordnen des Arbeitsplatzes, Beratschlagen mit Kollegen/innen) unterschieden.

3.3   Zirkadiane Rhythmik

> **Zirkadiane Rhythmik**
> ▬ Die innere Uhr hat eine um etwa 1 Stunde längere Laufzeit als der Zeitgeber Sonnenstand.
> ▬ Die Kurve der Leistungsbereitschaft ist biphasisch, sie hat ihre Tiefpunkte um 3 Uhr und um 15 Uhr.
> ▬ Sämtliche Körperfunktionen wie u. a. arterieller Blutdruck und Cortisolgehalt im Blut folgen einer zirkadianen Rhythmik.

Die Regulierung der »Inneren Uhr« erfolgt im Nucleus suprachiasmaticus. Sie weicht von dem Zeitgeber »Sonnenstand« um etwa 1 Stunde ab (25 Stunden), wie in sog. Bunkerversuchen herausgefunden wurde. Deshalb werden bei Transatlantikflügen Ost-West-Verschiebungen (von Europa nach Amerika) besser vertragen als West-Ost-Verschiebungen mit Verkürzung der Tageszeit. Sämtliche Körperfunktionen folgen mehr oder weniger einer zirkadianen Rhythmik, so der arterielle Blutdruck und der Cortisolgehalt im Blut (◘ Abb. 3.7 und ◘ Abb. 3.8), auch die Katecholaminausscheidung

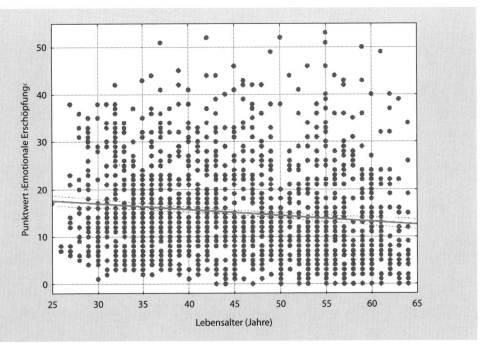

◘ Abb. 3.11 Einfluss des Lebensalters auf die Erschöpfung bei Beschäftigten akademischer Berufe (Faktor Emotionale Erschöpfung des Maslach-Burnout-Inventars)

im Harn. Die Art der beruflichen Belastung modifiziert diese Rhythmik (◘ Abb. 3.9).

Grundlegende Erkenntnisse zur Abhängigkeit des Leistungsvermögens von der zirkadianen Rhythmik lieferten die schwedischen Autoren Bjerner, Holm und Swensson (1948), welche die Fehlablesungen von Gasanstaltsarbeitern in Abhängigkeit von der Tageszeit über den Zeitraum von 20 Jahren nachverfolgten (◘ Abb. 3.10). Fehler traten besonders während der Nacht zwischen 1 und 5 Uhr, aber auch, weniger ausgeprägt, am Nachmittag zwischen 14 und 15 Uhr auf. Der Arbeitsphysiologe Otto Graf spiegelte diese Fehlleistungskurve und sprach von der Kurve der Leistungsbereitschaft während des Tages und der Nacht.

3.4 Altersabhängigkeit des beruflichen Leistungsvermögens

Altersabhängigkeit des beruflichen Leistungsvermögens

— Mit zunehmendem Lebensalter nimmt die fluide, aber kaum die kristallierte Intelligenz ab.

▼

— Mit der Berufserfahrung können altersbedingte Leistungseinbußen lange ausgeglichen werden.
— Ein Einfluss des Lebensalters auf die emotionalen Erschöpfung besteht nicht.

Die physische, muskuläre Leistungsfähigkeit nimmt mit dem Lebensalter ab, desgleichen findet sich mit zunehmendem Alter eine langsame Reduzierung der fluiden (flüssigen) Intelligenz (Kurzzeitgedächtnis). Die kristalline bzw. kristallisierte Intelligenz (erlerntes Wissen) nimmt dagegen über die Dauer des Berufslebens kaum ab. Mit einer hohen kristallisierten Intelligenz, auch mit der im Berufsleben gewonnenen Erfahrung (Erfahrung basiert auf Wissen), können altersbedingte Leistungseinbußen in vielen Arbeitsbereichen lange ausgeglichen werden. So hat sich auch in Studien gezeigt, dass die emotionale Erschöpfung, anders als häufig gedacht, nicht mit dem Lebensalter zunimmt, zumindest nicht in Berufen mit eher mentalen als physischen Anforderungen (◘ Abb. 3.11).

Arbeitshygiene und Arbeitsgestaltung

X. Baur, R. Wegner, M. Oldenburg

Die Arbeitsgestaltung hat vielfältige und gravierende Auswirkungen auf die Gesundheit, das Wohlbefinden und auch auf die Arbeitsleistung. Dies betrifft allgemeine arbeitshygienische und ergonomische Aspekte, aber auch die speziellen Anforderungen durch neue Technologien und Arbeitsformen im jeweiligen Betrieb. Ein Beispiel für die rasanten Änderungen der Arbeit sind im Rahmen der Automatisierung von Produktionsprozessen eingesetzte sog. CAD (Computed-Aided-Designs) zur Überwachung und Interaktionen durch den Menschen an Schaltstellen. Dabei kommen auch verschiedene Assistenz-Systeme zum Einsatz, u. a. kopfgetragene Augmented Reality« (AR)-Systeme, die dem Anwender wichtige visuelle Zusatzinformationen zu der »realen« Welt im Blickfeld präsentieren.

4.1   Arbeitshygiene

R. Wegner, X. Baur

Grundlage für arbeitshygienische Maßnahmen ist die Arbeitsstättenverordnung. Daneben sind für Einzelaspekte wie u. a. Beleuchtung, Klimatisierung wissenschaftliche Erkenntnisse etabliert, die als Hilfe für die Einrichtung von Arbeitsplätzen herangezogen werden können. Von Bedeutung für die Arbeitsplatz- bzw. Arbeitsgerätegestaltung sind zudem Fragen zur Farbgebung und zur Händigkeit.

4.1.1   Arbeitsstättenverordnung

Arbeitsstättenverordnung
- Verbesserung des Nichtraucherschutzes
- Maßzahlen für Arbeitsräume und Arbeitsbedingungen allgemeiner gefasst

Raummaße

Der Arbeitgeber hat solche Arbeitsräume zur Verfügung zu stellen, in denen die Beschäftigten ohne Beeinträchtigung ihrer Sicherheit, ihrer Gesundheit oder ihres Wohlbefindens ihre Arbeit verrichten können. Die Größe (Grundfläche und Höhe) des notwendigen Luftraums ist in Abhängigkeit von der Art der körperlichen Beanspruchung und der Anzahl der Beschäftigten sowie der sonstigen anwesenden Personen zu bemessen, besondere Quadratmeterzahlen werden nicht mehr genannt. Wichtig ist, dass die freie unverstellte Fläche am Arbeitsplatz so bemessen ist, dass sich die

Beschäftigten bei ihrer Tätigkeit ungehindert bewegen können. Ist dies nicht möglich, muss den Beschäftigten in der Nähe des Arbeitsplatzes eine andere ausreichend große Bewegungsfläche zur Verfügung stehen. Jedem Beschäftigten muss außerdem eine Kleiderablage zur Verfügung stehen, sofern Umkleideräume nicht vorhanden sind.

Tageslicht

Die Arbeitsstätten müssen **möglichst ausreichend Tageslicht** erhalten und mit Einrichtungen für eine der Sicherheit und dem Gesundheitsschutz der Beschäftigten angemessenen künstlichen Beleuchtung ausgestattet sein (▶ Abschn. 4.1.3).

Klimatisierung

In Arbeitsräumen muss während der Arbeitszeit unter Berücksichtigung der Arbeitsverfahren, der körperlichen Beanspruchung der Beschäftigten und des spezifischen Nutzungszweckes des Raumes eine gesundheitlich zuträgliche Temperatur bestehen. Werden Klimaanlagen oder mechanische Belüftungseinrichtungen verwendet, ist sicherzustellen, dass die Beschäftigten keinem störenden Luftzug ausgesetzt sind (▶ Abschn. 4.1.4).

Schallpegel

In Arbeitsstätten ist der Schalldruckpegel außerdem so niedrig zu halten, wie es nach der Art des Betriebes möglich ist. Der Beurteilungspegel am Arbeitsplatz in Arbeitsräumen darf unter Berücksichtigung der von außen einwirkenden Geräusche höchstens sein:
- bei überwiegend geistiger Tätigkeit 55 dB(A)
- bei einfachen oder überwiegend mechanischen Tätigkeiten 70 dB(A)
- bei allen sonstigen Tätigkeiten 85 dB(A)

Soweit das Einhalten dieser Beurteilungspegel nicht zugemutet werden kann, darf er bis 5 dB(A) überschritten werden (§ 15 Arbeitsstättenverordnung).
    Der Schalldruckpegel ist in Abhängigkeit von der Nutzung und den zu verrichtenden Tätigkeiten soweit zu reduzieren, dass keine Beeinträchtigungen der Gesundheit der Beschäftigten entstehen.

Pausenraum, Schwangere, Fluchtwege

Bei mehr als 10 Beschäftigten, oder wenn Sicherheits- oder Gesundheitsgründe dies erfordern, ist den Beschäftigten ein Pausenraum oder ein entsprechender Pausenbereich zur Verfügung zu stellen. Dies gilt nicht, wenn die Beschäftigten in Büroräumen oder vergleichbaren Arbeitsräumen beschäftigt sind und dort gleichwertige Voraussetzungen für eine Er-

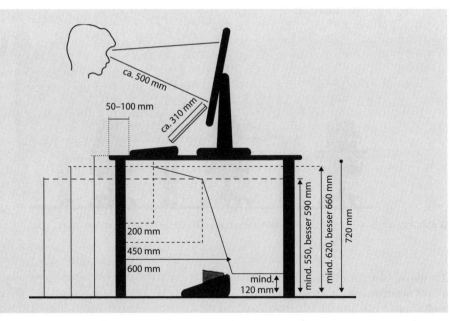

Abb. 4.1 Abmessungen eines Büroarbeitsplatzes. Einzelheiten ► Text

holung während der Pause gegeben sind. Schwangere Frauen und stillende Mütter müssen sich während der Pausen und, soweit es erforderlich ist, auch während der Arbeitszeit unter geeigneten Bedingungen hinlegen und ausruhen können. Weiterhin bestehen Regeln für Verkehrswege, Fluchtwege und Notausgänge. Ein Flucht- und Rettungsplan ist am Arbeitsplatz auszulegen.

4.1.2 Allgemeine ergonomische und arbeitshygienische Aspekte

Unter **Ergonomie** (= Wissenschaft von der menschengerechten Gestaltung der körperlichen Arbeit) versteht man die optimale Anpassung des Arbeitsgerätes und des Arbeitsumfeldes an Maße, Funktionsabläufe, physikalische, sensorische und mentale Gegebenheiten des Menschen. Man spricht von Mensch-Maschine-Systemen; z. B. sollen Gegenstände im normalen Greifraum ohne Anheben des Oberkörpers erreichbar sein.

☐ Abb. 8.1 und Abb. 3.1 zeigen am Beispiel von Heben und Tragen von Lasten den Einfluss von Lastgewicht, Körperhaltung, Ausführungsbedingungen und Belastungsdauer. Entsprechendes gilt für einseitig belastende körperliche Arbeit wie wiederkehrende Bewegungen der Finger und Arme mit hoher Bewegungsfrequenz.

Beispiele für die Reduktion von Gefährdungs- und Belastungsfaktoren bei schwerer bzw. einseitig belastender körperlicher Arbeit

– Richtwerte für das Heben und Tragen möglichst unterschreiten
– Einsatz technischer Maßnahmen zur Vermeidung von Heben und Tragen
– Lastgewichte verringern
– Last in ergonomischer Höhe bereitstellen bzw. ablegen
– Transport- und Tragehilfen verwenden
– Richtige Körperhaltung einnehmen (möglichst gerade Wirbelsäule, Last nahe am Rumpf halten, nicht mit verdrehtem Oberkörper heben und tragen)
– Vermeiden häufiger und länger andauernder Tätigkeiten mit hoher Bewegungsfrequenz
– Zwangshaltungen und ungünstige Körperhaltung vermeiden
– Körperhaltung wechseln
– Geeignete Stühle und Stehhilfen verwenden, Haltearbeit ohne Belastungswechsel über einen längeren Zeitraum vermeiden
– Mitarbeiter unterweisen

☐ Abb. 4.1 fasst Abmessungen eines Büroarbeitsplatzes entsprechend den DIN-Normen zusammen (s. Leitfa-

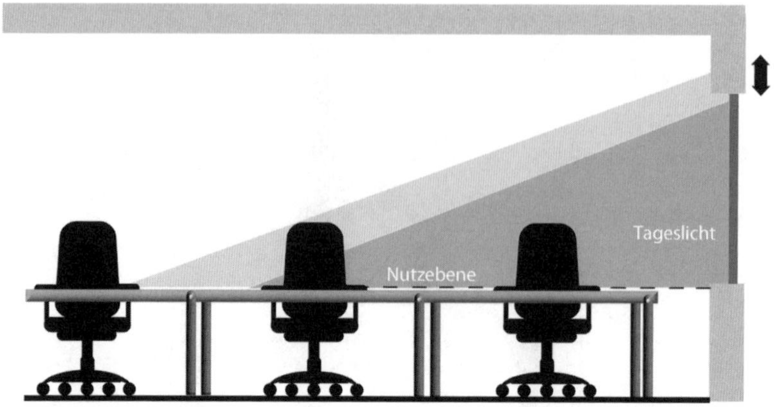

4

Abb. 4.2 Nutzbarkeit des Tageslichtes an Arbeitsplätzen (Ausschuss für Arbeitsstätten 2011)

den für die Gestaltung Bildschirm- und Büroarbeits- plätze (Bundesanstalt für Arbeitsschutz und Arbeits- medizin and VBG). Der Bildschirmtisch soll etwa 90° zum Fenster stehen. Die Stuhlhöhe ist richtig, wenn sich Füße, Knie und Hüfte in 90° Stellung befinden, die Tischhöhe, wenn der locker hängende Oberarm und der gebeugte, auf der Tischplatte aufgelegte Unter- arm einen Winkel von 90° bilden (90er Regel). Der Bürostuhl muss 5 gleichartige Abstützpunkte oder ge- bremste Rollen haben, seine Sitzhöhe und Rückenleh- ne sollen verstellbar sein. Gesundheitsgefährdungen resultieren auch durch die oft die gesamte Arbeitszeit ausfüllende sitzende Körperhaltung, die muskuloske- lettale Symptome begünstigt, u. a. die sog. »repetitive strain injury« (Schmerzen, Parästhesien in Hand- und Ellbogengelenken, Armen, Schultern, Nacken, Kopf infolge Überlastung; nicht zu verwechseln mit Erkran- kungen der Sehnenscheiden und des Sehnengleitge- webes im Sinne der BK Nr. 2101, die früher durch Ver- wendung mechanischer Schreibmaschinen verursacht wurden). Einzelheiten der gesundheitlichen Aspekte von Büroarbeitsplätzen und der Arbeitsmedizinischen Vorsorgeuntersuchungen »Bildschirmarbeitsplätze« finden sich in ► Kap. 17.

4.1.3 Beleuchtung

Beleuchtung

- Bis etwa 1000 Lux wirkt sich ein Ansteigen der Beleuchtungspegel positiv auf die Leistung aus (weniger Ermüdung, Fehler und Unfälle).
▼

- Tageslicht ist ausreichend, wenn die Arbeits- plätze weniger als doppelt so weit vom Fenster entfernt sind, wie die Fenster hoch sind.
- Verstaubung kann mehr als die Hälfte des Lichts zurückhalten.
- Bei künstlicher Beleuchtung sollten sich im Blickfeld keine Leuchtkörper befinden.
- Am Bildschirmarbeitsplatz sind Reflexion/ Blendung zu vermeiden, eine gute Kontrast- empfindlichkeit ist erforderlich.
- Bessere Beleuchtung führt zu besserer Arbeitsleistung.
- Im Alter bestehen ein höherer Lichtbedarf und eine größere Blendempfindlichkeit.

Tageslicht

Tageslicht weist Gütemerkmale wie z. B. Dynamik, Farbe, Richtung und Menge des Lichts auf, die in ihrer Gesamtheit von künstlicher Beleuchtung nicht zu er- reichen sind (◻ Abb. 4.2). Tageslicht hat im Allgemei- nen eine positive Wirkung auf die Gesundheit und das Wohlbefinden des Menschen.

Beleuchtungsstärke, Leuchtdichte und Reflexionsfaktoren

Die **Beleuchtungsstärke**, gemessen in Lux (lx) quan- tifiziert das auf eine Fläche fallende Licht, hängt von der Lichtstärke der Lichtquelle und der Entfernung der Lichtquelle von der beleuchteten Fläche ab. Das auf das Auge treffende Licht (**Leuchtdichte**, Candela/m^2) er-

◻ Tab. 4.1 Beispiele für Beleuchtungsstärken und Reflexionsfaktoren (verschiedene Autoren)

Beleuchtungsstärke (Lux)		Reflexionsfaktoren			
		Farben		Materialien	
Sternenklare Nacht	0,01	Weiß	0,8	Geweißte Wand	0,8
Vollmond	0,25	Gelb	0,7	Schreibpapier	0,7
Bewölkter Wintertag	3.000	Hellgrün	0,5	Aluminium	0,7
Hohe Sommerbewölkung	15.000	Hellblau	0,4	Helle Kacheln	0,7
Volles Sonnenlicht	100.000	Hellrot	0,3	Messing	0,5
		Dunkelgrün	0,2	Mattes Holz	0,3
		Dunkelblau	0,1	Ziegelwand	0,3
		Dunkelrot	0,1		

gibt sich aus der Beleuchtungsstärke und dem **Reflexionsfaktor** der beleuchteten Fläche (◻ Tab. 4.1). An keiner Stelle im Bereich des Arbeitsplatzes darf das 0,6-fache der mittleren Beleuchtungsstärke unterschritten werden. Der niedrigste Wert darf nicht im Bereich der Hauptsehaufgabe liegen. Die mittlere Beleuchtungsstärke im Umgebungsbereich eines Arbeitsplatzes mit 300 lx (500 lx) Beleuchtungsstärke muss mindestens 200 lx (300 lx) betragen. Je höher die Sehanforderung ist, desto höher sollte die Beleuchtungsstärke sein (z. B. Verpackungsbereiche 300 lx, Kfz-Farbspritzen 750 lx, Umgang mit spitzen Instrumenten im Krankenhaus 1.000 lx; entsprechend Technischer Regel für Arbeitsstätten (Ausschuss für Arbeitsstätten 2011). Verstaubung am Arbeitsplatz mindert die Leuchtdichte.

Blendung, Hell-Dunkeladaptation

Blendung entsteht durch zu hohe Leuchtdichten, zu große Leuchtdichteunterschiede oder durch Spiegelung glatter Oberflächen. Die Fähigkeit des Auges, sich unterschiedlichen Leuchtdichten anzupassen, erfolgt durch Pupillenreaktion, retinale und photochemische Prozesse; Dunkeladaptation in 20 min auf das Tausendfache, in 40 min auf das Zehntausendfache. Leuchtdichteunterschiede sollten nicht zu groß sein.

4.1.4 Klimatisierung

Klimatisierung
- Am besten ist thermische Neutralität.
- Die Mindesttemperatur bei leichter Arbeit im Sitzen sollte +20°C betragen.
- Ab +30°C am Arbeitsplatz ist die Durchführung besonderer Maßnahmen Pflicht.
- Stoßlüftung ist besser als Dauerlüftung.

Temperatur

Es gibt nicht die ideale Temperatur (◻ Abb. 4.3). Das Klima am Arbeitsplatz sollte im Idealfall so beschaffen sein, dass sich der größtmögliche Teil der arbeitenden Personen thermisch neutral fühlt. Mit wenig Bekleidung in Ruhe (Badehose) fühlt sich die Mehrheit bei +29°C wohl, beim Tragen eines 10 kg schweren Koffers bei +13°C. Das thermische Empfinden hängt noch von anderen Faktoren wie u. a. der Strahlungstemperatur oder der Luftbewegung ab (◻ Tab. 4.2). Bei sitzender Tätigkeit sollte die Raumtemperatur +20°C nicht unterschreiten, bei mittlerer oder hoher körperlicher Belastung kann die Raumtemperatur auch niedriger liegen (+17°C bzw. +12°C, nach (Ausschuss für Arbeitsstätten/ASTA) 2010). Oberhalb von +27°C sollten, ab +30°C müssen besondere Maßnahmen wie u. a. Zuziehen von Jalousien (aus wärmetechnischen Gründen möglichst außen angebracht), Nachtauskühlung durch Steuerung der Lüftungseinrichtungen, Gleitzeitrege-

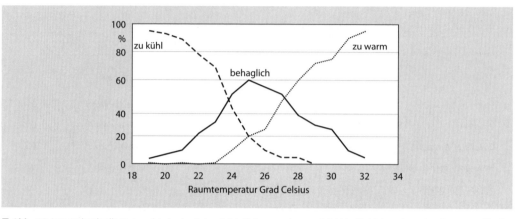

■ **Abb. 4.3** Interindividuelle Unterschiede der Behaglichkeitstemperatur von leicht bekleideten sitzenden Personen. (Nach Fanger 1973, n=1296, 0,6 clo, relative Feuchte 50%, v=0,1 m/s)

■ **Tab. 4.2** Abhängigkeit des thermischen Empfindens

Parameter	Messverfahren	Bedeutung
Raumtemperatur	Thermometer	Die Raumtemperatur sollte bei sitzender Tätigkeit in normaler Bekleidung (1 clo) im Winter 20°C nicht unterschreiten (ideal 21°C), im Sommer nicht über 24°C liegen
Strahlungstemperatur	Globethermometer	Temperatur der raumbegrenzenden Flächen sollte von der Lufttemperatur möglichst nicht um mehr als 3°C abweichen (deshalb Heizkörper unter Fenster)
Luftbewegung	Anemometer	Sollte <0,2 m/s liegen, sonst Zuglufterscheinung
Relative Luftfeuchtigkeit	Hygrometer	Sollte zwischen 35% und 65% liegen, bei zu trockener Luft Reizerscheinungen an den Schleimhäuten, zu feuchte Luft kann zur Schimmelbildung führen
Art der Tätigkeit		Sitzend oder bei körperlicher Arbeit
Persönliches Befinden		Ernährung, Schilddrüsenfunktionsstörung, Fieber

lung oder Bereitstellen geeigneter Getränke durchgeführt werden. Bei Temperaturen von mehr als +35°C ist der Raum nicht mehr als Arbeitsplatz geeignet (Ausnahme: sog. Hitzearbeitsplätze mit besonderen Auflagen).

Belüftung

Die Belüftung von Arbeitsräumen ist notwendig bei potenzieller Schadstoffbelastung der Atemluft, wegen der biologischen Kohlendioxidproduktion und der Wasserdampfabgabe; in der Regel nicht wegen Sauerstoffmangels (Gefährdung gesunder Personen erst unterhalb ca. 140 mbar Sauerstoff, z. B. in Bunkern, Tanks, Silos, begehbaren Kesseln etc.). Die natürliche Lüftung durch (in modernen Gebäuden häufig nicht mehr vorhandene) Fugen liegt bei 0,3–0,7-mal/h. Stoßlüftung ist besser als Dauerlüftung (Büroraum nach 60 Minuten für 10 Minuten im Sommer und 3 Minuten im Winter). Sollte die Kohlendioxidkonzentration in der Raumluft 1000 ppm überschreiten, sind Lüftungsmaßnahmen durchzuführen, oberhalb von 2000 ppm ist die Personenzahl im Raum zu reduzieren (nach Ausschuss für Arbeitsstätten 2012). ■ Abb. 4.4 zeigt die Abhängigkeit der Kohlendioxid-Konzentration in der Atemluft in Abhängigkeit von der Zeit und dem für jede Person zur Verfügung stehenden Raumvolumen.

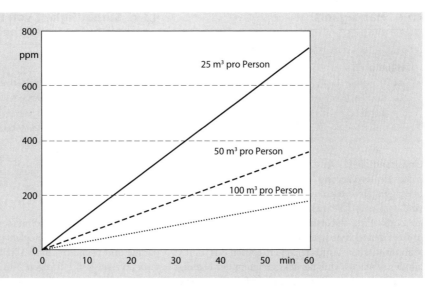

◘ Abb. 4.4 Kohlendioxidkonzentration in Abhängigkeit von der Zeit und dem Raumvolumen je Person (Volumen des Arbeitsraumes geteilt durch die Anzahl der dort beschäftigten Personen). (Nach Finke und Fitzner 2011)

4.1.5 Farbsehen und Farbgebung

> **Farbsehen und Farbgebung**
> - Farbfehlsichtigkeit gibt es nahezu nur bei Männern.
> - Farbe ist am Arbeitsplatz Informationsträger.

Farbempfindung

Farbe ist eine Empfindung und keine physikalische Größe. Farbempfindungen werden von elektromagnetischen Wellen zwischen 380 und 780 nm ausgelöst (violett – blau – grün – gelb – rotorange – rot). Farbtüchtige können aus den Farbmischungen von drei verschiedenen Grundfarben mit Hilfe der drei farbenempfindlichen Sehsubstanzen in den Zapfen (rot, grün, blauviolett) ein breites Spektrum von Farben unterscheiden (normale Trichromasie).

Farbsehstörungen

Bei der Farbenblindheit ist nur eine Unterscheidung von Helligkeitswerten möglich (Ursache Zapfenaplasie). Die angeborene Farbenfehlsichtigkeit wird rezessiv geschlechtsgebunden vererbt. Betroffen sind vor allem Männer (8%, Frauen <1%). Am häufigsten ist die **Deuteranomalie** (Grünschwäche). Bereiche, in denen eine Farbanomalie zur Gefährdung der Sicherheit

führen kann: Elektriker, Straßenverkehr; Beeinträchtigung der Arbeitsleistung u. a.: CAD (Computer-Aided-Design)-Arbeit, Modebranche. Bei der **Protanomalie** (Rotschwäche) wird dunkelrot mit schwarz, grün mit weiß oder grau, violett mit blau verwechselt (Rotblindheit: Protanopie), bei der Deuteranomalie grün mit gelb und braun mit grau (Deuteranopie: Grünblindheit) sowie bei der **Tritanomalie** (Blauschwäche) grün mit blau, zartrosa mit zartgelb und hellblau mit grau (Tritanopie: Blaublindheit).

Anomaloskop Mit dem Anomaloskop kann eine Farbsehstörung im Rot-Grünbereich diagnostiziert und in ihrem Ausmaß quantifiziert werden. **Anomalquotient:** Normal sind Werte um 1, minimal 0,7 und maximal 1,4. Werte <<1 deuten eine Rotschwäche, Werte >>1 eine Grünschwäche an.

Farbe als Informationsträger

Gelb ist Warnfarbe und fordert die Aufmerksamkeit heraus. Grün steht für Sicherheit und Gefahrlosigkeit, blau wird für Gebote und Hinweise eingesetzt und rot symbolisiert Gefahr. Der Informationsgehalt von Farbe sollte nicht durch Wohlfühlaspekte bei der Farbgestaltung von Arbeitsräumen überdeckt werden.

4

4.1.6 Händigkeit

> **Händigkeit**
> - Ursachen der Händigkeit sind unklar.
> - Rechtshändigkeit sollte nicht erzwungen werden.

Linkshändigkeit Der Linkshänderanteil in der europäischen Bevölkerung beträgt 10–15%. Die Arbeitsbedingungen einschließlich Gerätekonstruktionen sind fast ausschließlich auf Rechtshändigkeit ausgerichtet. Eine Rechtshändigkeit sollte im Arbeitsprozess dennoch nicht erzwungen werden. Bei hohen feinmotorischen Anforderungen sollten für Linkshänder möglichst eine Berücksichtigung der Händigkeit bei der Arbeitsplatzzuweisung erfolgen, ggf. spezielle arbeitsgestalterische Maßnahmen durchgeführt werden und, soweit möglich und erforderlich (viele Linkshänder können auch mit rechts arbeiten), der Arbeitsplatz mit Linkshänder-Arbeitsmitteln ausgestattet werden.

Die Ursachen der Linkshändigkeit sind nach wie vor nicht eindeutig geklärt. Diskutiert werden u. a. genetische Unterschiede (anatomische Strukturen beider Großhirnhemisphären), perinatale Sauerstoffmangelzustände oder auch eine religiös und kulturell negative Bewertung der linken Seite.

Unterschiede zwischen Links- und Rechtshändigkeit Für einzelne Leistungskomponenten kann die Seitendominanz verschieden ausgeprägt sein (z. B. Schreiben mit rechts, Zeichnen mit links). Die Kraft der linken Hand ist bei Rechtshändern um 5% (Frauen) bzw. 9% (Männer) geringer, bei Linkshändern ergibt sich zumeist kein Unterschied. Die subdominante Hand (linke Hand bei Rechtshändern oder rechte Hand bei Linkshändern) hat eine längere Reaktionszeit; eine höhere Geschicklichkeit der dominanten Hand findet sich nur bei ausgeprägter Lateralisation.

Tests zur Prüfung der Händigkeit Fragebogenverfahren, direkte Beobachtung (Aufziehen einer Uhr, Zähne putzen, Schneiden, Schreiben, Malen, Rasieren, auf einen Nagel hämmern, Türklinke bedienen, Kämmen u. a.).

4.1.7 Sinnfälligkeit von Bewegungsabläufen und Arbeitsgeräten

> **Bewegungsabläufe und Arbeitsgeräten**
> - Nach rechts oder oben: Zunahme, mehr, anschalten
> - Nach links oder unten: Abnahme, weniger, ausschalten
> - Häufige Arbeitsvorgänge sollten im Bereich des normalen Greifraums liegen

Bewegungsabläufe Diese müssen sinnfällig sein. So sollte beim Drehen eines Reglers nach rechts eine Zunahme und nach links eine Abnahme der Regelsubstanz (Wasser z. B.) erfolgen. Ein Schieber, der nach oben gedrückt wird, sollte zu einer Zunahme und umgekehrt nach unten zu einer Abnahme des Vorgangs führen. Sinnfällig ist es, einen Kippschalter nach oben an und nach unten auszuschalten.

Ablesegeräte Bei der Gestaltung von Ableseskalen sind digitale Anzeigen gut zum Ablesen, bewegliche Zeiger aber besser zum Einregulieren eines Vorgangs. Anzeigevorrichtungen sollten einheitlich und übersichtlich gestaltet sein. Das sog. »offene Fenster« (◧ Abb. 4.5) weist für quantitative Angaben eine niedrige Fehlerquote auf.

Greifraum Zu beachten ist auch der Greifraum einer Person. Häufige Arbeitsvorgänge sollten im normalen, seltenere Arbeiten können auch im maximalen Greifraum durchgeführt werden. Der maximale Greifraum ist durch die mit dem ausgestreckten Armen überdeckbare Fläche gekennzeichnet, der normale Greifraum durch den Bewegungsraum der angewinkelten Oberarme.

4.1.8 Bildschirmarbeit

> **Bildschirmarbeit**
> - Schwarze Schrift auf weißem Grund ist einzustellen.
> - Bildschirm muss flimmerfrei und genügend groß sein.
> - Arbeitsfläche sollte ausreichend groß sein.
> - Ggf. sind Sehhilfen entsprechend dem Bildschirmabstand einzusetzen.

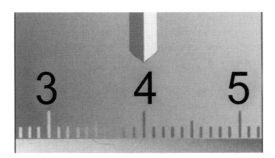

◧ Abb. 4.5 Anzeigevorrichtung und Skalenanordnungen: Das »offene Fenster« hat eine geringe Häufigkeit von Fehlablesungen

Definition Arbeit an einem Bildschirmgerät während eines »nicht unwesentlichen« Teils der Arbeitszeit (z. B. durchschnittlich ununterbrochen mehr als 2 Stunden oder durchschnittlich mehr als 3 Stunden arbeitstäglich).

Gesundheitsbeschwerden Bei unzureichendem Sehvermögen oder ungenügend gestaltetem Arbeitsplatz: Kopfschmerzen, brennende und tränende Augen, Flimmern vor den Augen, Symptome von Seiten des Stütz- und Bewegungsapparates. Es bestehen keine Gefährdung durch Strahlen, keine Folgen für eine Schwangerschaft, keine bleibenden Augenveränderungen.

Vorbeugung Verringerung der Belastung durch Pausen oder Tätigkeitswechsel (z. B. mindestens 10 Minuten nach 50 Minuten ununterbrochener Bildschirmtätigkeit). Ärztliche Angebotsuntersuchung zu Lasten des Arbeitgebers. Notwendige Sehhilfen, die ausschließlich für den Schutz bei Bildschirmarbeit erforderlich wird, sollten vom Arbeitgeber zur Verfügung gestellt werden.

Bildschirm und Tastatur Scharfe, deutliche Zeichenwiedergabe, Positivdarstellung (z. B. schwarze Schrift auf weißem Grund), stabiles und flimmerfreies Bild, Helligkeit und Kontrast anpassbar, Bildschirm muss leicht dreh- sowie neigbar sein, reflexionsfreie Oberfläche, genügend großer Bildschirm, neigbare und vom Bildschirm getrennte Tastatur.

Arbeitstisch und Arbeitsfläche Ausreichend große Arbeitstische mit reflexionsarmer Oberfläche, verstellbarer Vorlagenhalter, ausreichende Beinfreiheit unter dem Tisch.

Arbeitsstuhl Ergonomisch und standsicher; erforderlichenfalls Fußstütze.

Belichtung und Beleuchtung Blickrichtung möglichst parallel zur Fensterfläche, Vermeidung von Blendung und Reflexion, verstellbare Lichtschutzvorrichtungen, ausreichende Lichtverhältnisse, angemessener Kontrast zwischen Bildschirm und Arbeitsumgebung.

Sonstiges Lärmreduzierung, um eine Beeinträchtigung der Konzentration und der Sprachverständlichkeit zu vermeiden, Verwendung von an die Aufgabe angepasster Software, ohne Wissen des Benutzers keine Vorrichtung zur qualitativen oder quantitativen Kontrolle (der Arbeitsleistung).

4.1.9 Telearbeit

> **Telearbeit**
> ▬ Gefahr der individuellen Überforderung (nur Leistungs-, keine Zeitkontrolle) in Folge Entgrenzung der Arbeit (abhängig vom Persönlichkeitstyp)
> ▬ Freiwillige Wahl dieser Arbeitsform
> ▬ Fachkundige Beratung bei der Einrichtung des häuslichen Arbeitsplatzes

Formen der Telearbeit

Folgende Formen der Telearbeit können unterschieden werden:
– Teleheimarbeit: ausschließliche Tätigkeit im sog. Heimbüro
– Alternierende Telearbeit: neben dem Home-Office besteht ein Arbeitsplatz im Unternehmen
– Supplementäre Telearbeit: die überwiegend im Unternehmen zugebrachte Arbeitszeit wird ergänzt durch stundenweise Tätigkeit im Home-Office
– Satellitenbüros: ausgelagerte, wohnortnahe Büroräume des Unternehmens
– Nachbarschaftsbüros: von mehreren Unternehmen gleichzeitig genutzte Büroräume
– Tele-Service-Center: Zentraler Arbeitsplatz mit Tätigkeit für unterschiedliche Auftraggeber
– Mobile Telearbeit: örtlich ungebunden, zumeist am Standort des »Wertschöpfungspartners«

Gesundheitsgefährdung Eine erhöhte Gesundheitsgefährdung durch Telearbeit lässt sich bisher nicht belegen. Zurzeit wird Telearbeit noch überwiegend freiwillig ausgeübt, so dass die persönlichen Vorteile (Arbeitsweg, Kinderversorgung u. a.) mögliche Nachteile (über die normale Arbeitszeit hinausgehende Mehrleistung, um ein fiktives Soll zu erfüllen) überwiegen. Denn die Arbeitsleistung bzw. Arbeitsbereitschaft kann vom Arbeitgeber nicht mehr anhand der Anwesenheit am Arbeitsplatz, sondern nur noch über das Arbeitsergebnis (Abschlüsse, Gewinne etc.) kontrolliert werden. Wegen der arbeitgeberseitigen Vorteile von Telearbeit (Einsparung von Arbeitsplätzen) ist es aber nicht auszuschließen, dass zukünftig vermehrt auch solche Personen zur Telearbeit verpflichtet werden, die dieser Arbeitsform aus verschiedenen Gründen ablehnend gegenüber stehen.

Einrichtung des Arbeitsplatzes Wichtig ist es, dass der häusliche Arbeitsplatz den Gesichtspunkten der Arbeitsstättenverordnung entspricht (Bildschirmarbeitsplatz, ◘ Abb. 4.1). Eine Beratung durch qualifizierte Fachkräfte findet immer noch zu wenig statt. Nach einer Untersuchung von Schröder (2011) gaben 44% der Befragten an, den häuslichen Arbeitsplatz nur allein eingerichtet zu haben. Die Besichtigung der häuslichen Arbeitsplätze führt daher in nahezu jedem 2. Fall zu Beanstandungen.

4.1.10 Nacht- und Schichtarbeit

Nacht- und Schichtarbeit
- Nachtarbeit sollte vermieden werden.
- Nachtarbeit führt zur Störung der zirkadianen Rhythmik.
- Die Anzahl aufeinander folgender Nachtschichten sollte drei nicht überschreiten.
- Schichtarbeit sollte vorwärtsrotierend sein (Früh-, Spät-, Nachtschicht).
- Schichtarbeit führt zur Störung des Soziallebens.

Definition Schichtarbeit ist Arbeit zu wechselnden Tageszeiten oder zu konstanter, aber ungewöhnlicher Tageszeit. Während Schichtarbeit wird ein Arbeitsplatz im Laufe des Tages von mehreren Beschäftigten besetzt. Im 2-Schicht-Betrieb ist in der Regel nachts und sonntags arbeitsfrei, bei kontinuierlicher Schichtarbeit wird durchlaufend von verschiedenen Personen gearbeitet, z. B. von 6–14 Uhr, von 14–22 Uhr und von 22–6 Uhr, mit oder ohne Überlappung. Die Normalarbeitszeit ist die Basis für die Schichtplangestaltung, Überstunden sind möglich. Ruhezeiten müssen berücksichtigt werden. Nachtar-

beit ist jede Arbeitszeit zwischen 23 und 6 Uhr, die länger als 2 Stunden dauert. Sofern vom Arbeitsablauf her möglich, sollte Nachtarbeit grundsätzlich vermieden werden.

Wirkungen von Nacht- und Schichtarbeit Allgemeine Wirkungen sind:
- Nachtarbeit ist mit einer erheblichen Störung der zirkadianen Rhythmik verbunden.
- Mit dem Lebensalter nimmt die Anpassungsfähigkeit an Nachtarbeit ab.
- Morgentypen haben mit der Nachtschicht und Abendtypen mit der Frühschicht besondere Probleme.
- Störung des Soziallebens.
- Einmalig eingestreute nächtliche Bereitschaften führen zu einer geringeren Störung der zirkadianen Rhythmik als regulärer Schichtdienst (z. B. im Krankenhaus; ◘ Abb. 4.6).

Gesundheitliche Gefährdungen durch Nacht- und Schichtarbeit Gesundheitliche Gefährdungen sind insbesondere:
- Erkrankungen im Bereich des Magen-Darm-Traktes
- Nächtliche Schlafstörungen bei Tagschichten
- Risiko für depressive Erkrankungen erhöht
- Leistungsminderungen und Fehlleistungen
- Wirkungen auf die Herz-Kreislauffunktion, auf die Krebshäufigkeit werden diskutiert

Schichtplangestaltung Die Gestaltung der Schichtpläne sollte folgenden Ansprüchen genügen:
- Die Anzahl hintereinander liegender Nachtschichten sollte möglichst klein sein (maximal 3).
- Wochenendfreizeit sollte gewährleistet sein.
- Möglichst Vorwärtswechsel der Schicht (Frühschicht – Spätschicht – Nachtschicht), ungünstige Schichtfolgen (Nachtschicht – Spätschicht – Frühschicht) vermeiden.
- Längere Ruhephase nach Nachtschicht.
- Soziale Bedeutung der Wochentage für die Freischichten beachten (◘ Abb. 4.7).
- Kein zu früher Beginn der Frühschicht, kein zu spätes Ende der Nachtschicht.
- Langfristige Schichtplanung (mindestens 4 Wochen im voraus).
- Übersichtlichkeit des Schichtplans mit Planbarkeit des Soziallebens.
- Gute Beleuchtung während der Nachtschicht, eher kühle Raumtemperatur, weniger essen, viel trinken.

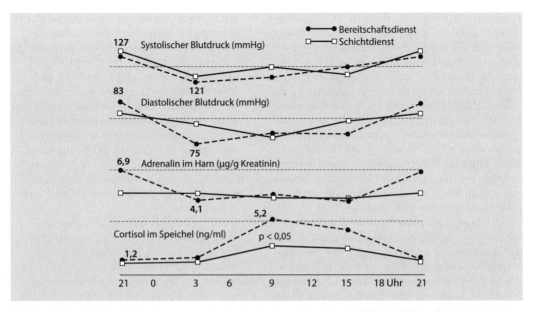

◘ Abb. 4.6 Biometrische Untersuchungsergebnisse bei Krankenhausärzten/-innen, die im nächtlichen Bereitschaftsdienst und später im Schichtdienst eingesetzt wurden

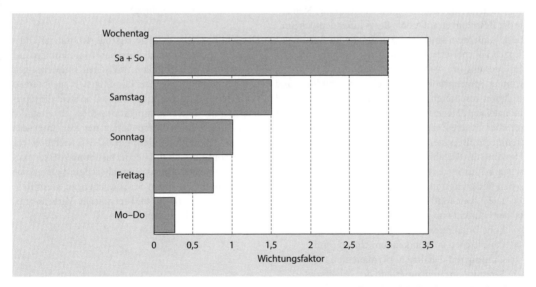

◘ Abb. 4.7 Vergleichsindex für die soziale (positive) Wichtung der Tage mit Freischichten bei Schichtarbeitern. (Nach Baker et al. 2004 und Kundi 2012 [mündliche Mitteilung])

4.2 **Arbeitswelt Schiff**

M. Oldenburg

Die Schifffahrtsmedizin ist ein Teil der Arbeitsmedizin und befasst sich mit der besonderen Arbeits- und Lebenssituation von Seeleuten. In Deutschland ist sie ein Spezifikum der Arbeitsmedizin in Hamburg mit seinem neuntgrößten Containerhafen weltweit.

Auf den Weltmeeren verkehren gegenwärtig mehr als 50.000 Kauffahrteischiffe, die etwa 90% des internationalen Güterhandels transportieren. Im Vordergrund stehen dabei die Containerschiffe. Mehr als 7.000 Containerschiffe laufen derzeit pro Jahr den

Hamburger Hafen an; 9 Millionen TEU (20-Fuß-Standardcontainer) gingen 2011 über die Hamburger Kaikanten, das entspricht einer Zunahme um 450% in den letzten 20 Jahren. Dieses ist nicht nur durch die stetig wachsende Anzahl von Containerschiffen, sondern auch durch den Anstieg der Ladekapazität auf diesem Schiffstyp von derzeit bis zu 18.000 Standardcontainer-Stellplätzen (TEU) bedingt. Da diese Schiffe spezielle Anforderung an Tiefgang, Kaianlagen und Infrastruktur stellen, können sie oftmals nur ausgewählte Häfen anlaufen. Diese Häfen liegen in der Regel weit von den ursprünglichen Hafenstädten entfernt und ermöglichen als soziale Konsequenz für die Besatzungsmitglieder kaum noch einen Landgang.

Der Seefahrer arbeitet heute in einem sehr anspruchsvollen, heterogenen Arbeitsfeld. Die Zunahme der ökonomischen Erwartungen und der Automatisierung des Schiffsbetriebs hat das Berufsfeld des Seefahrers in den letzten Jahrzehnten erheblich gewandelt. Heutzutage werden die kostenintensiven Hafenliegezeiten der Kauffahrteischiffe aus ökonomischen Gründen auf ein Maximum von einem Tag reduziert (vor 30 Jahren waren es noch zwei bis drei Tage). Konsekutiv sind auch hierdurch die Möglichkeiten sozialer Kontakte der Besatzungen außerhalb des Schiffes deutlich limitiert. Außerdem sind die Besatzungen an Bord heutzutage üblicherweise multikulturell zusammengesetzt (mindestens drei verschiedene Nationen pro Schiff), woraus Sprachprobleme, Einzelgruppenbildung und Isolation resultieren können. Aufgrund in der Regel monatelanger Heuerverträge sind Besatzungsmitglieder oft über längere Zeiten von Familie und Freunden getrennt; die Einsatzzeit an Bord hängt wesentlich von der Herkunft des Seefahrers ab (4–5 Monate unter europäischen Schiffsoffizieren und 9–12 Monate unter asiatischen Besatzungsmitgliedern).

Die Arbeitswelt Schiff unterscheidet sich in mehrfacher Hinsicht von jener an Land; so auch durch
- hohe Unfallraten (bedingt durch rutschige Oberflächen auf wankendem Untergrund, Umgang mit Gefahrgut, permanenten Lärm und Vibration in- und außerhalb der Arbeitszeit, häufiges Nicht-Beachten essenzieller Sicherheitsregeln)
- vermehrtes Auftreten von Fatigue (im Schiffsalltag u. a. ausgelöst durch Irritation des physiologischen zirkadianen Rhythmus, z. B. durch Wachgänge, hohe Tätigkeitsanforderungen, lange Arbeitszeiten, hohe psychosoziale Belastung, geringe Schlafqualität und durch permanente (also auch zu Ruhezeiten bestehende) Umwelteinwirkungen durch Schiffsbewegungen, Lärm und Vibration)
- Wachsysteme (wechselnde Wachsysteme führen zu extrem unregelmäßigen Arbeitszeiten, die besonders während einer schnellen Hafenabfolge (z. B. in der Küstenfahrt) kumulieren)
- fehlende Abgrenzung zwischen Arbeits- und Freizeitbereich (bedingt durch die Besonderheit in der Schifffahrt, dass der Seefahrer über Monate ununterbrochen (mit Ausnahme kurzer Landgänge) in ein gleichbleibendes Sozialsystem eingebunden ist. Durch seinen Dienstgrad und seine Ressortzugehörigkeit – Deck, Maschine, Catering – ist ihm eine feste Rolle an Bord zugeteilt, die er auch in der Freizeit praktisch nicht wechseln kann
- Schiffsunglücke (es wird davon ausgegangen, dass über 80% der Havarien auf menschliches Versagen, oftmals in Verbindung mit Fatigue, zurückzuführen ist)
- extreme psychische Belastungssituationen an Bord (das Erleben schwerer Unfälle mit Personenschäden, Todesfällen, Suiziden an Bord, vergeblicher Rettungsversuche von Besatzungsmitgliedern, von Seenot sowie von Piratenüberfällen mit Geiselnahme)

Die Schifffahrtsmedizin beschäftigt sich mit der Optimierung präventivmedizinischer Maßnahmen zur Vermeidung von Unfällen, toxischen Einwirkungen und psychophysischer Erschöpfung, z. B. im Rahmen von Feld- und Interventionsstudien. So stellt die Optimierung der Telekommunikations-Möglichkeiten der Besatzungen einen bedeutsamen neueren Interventionsansatz dar. Außerdem gilt es, den Seefahrer vor und während seiner Berufsausübung besser auf seine Arbeitsbelastungen vorzubereiten, persönliche Copingstrategien gegen Stresserleben zu vermitteln sowie organisatorische und technische Verbesserungen an Bord zu erreichen.

Gefährdungsanalyse und -beurteilung, arbeitsmedizinische Diagnostik und Prävention

X. Baur

Um Sicherheit und Gesundheit der Beschäftigten bei der Arbeit zu erhalten und zu verbessern sowie Arbeit menschengerecht zu gestalten, ist eine Analyse und Bewertung der Chancen und Risiken, die in den betrieblichen Arbeitsbedingungen enthalten sein können, eine wichtige Voraussetzung.

5.1 Ermittlung und Bewertung von Belastung und Beanspruchung am einzelnen Arbeitsplatz

Die Analyse von gesundheitsrelevanten Belastungsfaktoren und Beanspruchungsfolgen des Arbeitsprozesses (Gefährdungsanalyse) ist Aufgabe des Arbeitgebers (▶ Arbeitsschutzgesetz, ▶ Kap. 2.2.1). Die Analyse umfasst vor allem:

- Anforderungsanalyse in physischer und psychischer Hinsicht
- Belastungsanalyse bezüglich physischer, physikalischer, chemischer, biologischer, allergisierender und psychomentaler/psychonervaler Faktoren
- Arbeitsablaufanalyse (Dauer, Zusammensetzung und Reihenfolge der Teilbelastungen und -anforderungen)
- Handlungsablauf-/Leistungsanalyse (Handlungs- und Leistungsvariationen aufgrund verschiedener Antriebe und Dispositionen sowie aktueller Zustände)
- Beanspruchungsanalyse (Veränderungen von Kennwerten von Organsystemen, z. B. von BAT-Werten mit der subjektiven Widerspiegelung von Belastung und der eigenen Beanspruchung)
- Schädigungs- und Ressourcenanalyse (Bewertung von Beanspruchungen auf der Grundlage von sogenannten Dauerleistungsgrenzen bzw. von Belastungen aufgrund von arbeitsmedizinisch definierten Schädigungsgrenzen sowie der Möglichkeit der Arbeit zur Gesundheitsförderung und Persönlichkeitsentfaltung)

5.2 Betriebliche Epidemiologie

5.2.1 Epidemiologische Begriffe

- **Inzidenz:** Häufigkeit neu aufgetretener Ereignisse (z. B. Krankheitsfälle) pro Zeiteinheit in einer definierten Population
- **Prävalenz:** Anteil der Erkrankten in einer Population
- **Bias:** systematische Verzerrung durch Selektion (v. a. healthy worker und healthy hire effect)

Tab. 5.1 Die Vierfelder-Tafel zur Ermittlung des relativen Risikos (RR)

	Krank	Gesund	Gesamt
Exponiert	a	b	a + b
Nicht exponiert	c	d	c + d
Gesamt	a + c	b + d	a + b + c + d

- **Confounder:** Fehlklassifikation der Exposition oder der Zielgröße durch einen Störfaktor
- **Konfidenzintervall:** Vertrauensintervall, z. B. von 95% (= Bereich um den geschätzten Wert, der mit 95% Wahrscheinlichkeit den wahren Wert trifft)
- **Signifikanztest:** Verfahren zur Überprüfung einer bestimmten Wahrscheinlichkeit (z. B. von 95%) eines gemessenen Wertes
- **Standardisierte Mortalitätsrate** (SMR): Relation zwischen der beobachteten Mortalität der untersuchten Personengruppe und erwarteten Todesfällen
- **Relatives Risiko** (RR): Das RR gibt das Risiko der Exponierten im Vergleich zum Risiko der Nichtexponierten wieder. Das relative Risiko ist ein multiplikativer Faktor, um den sich die Erkrankungswahrscheinlichkeit erhöht (**Tab. 5.1**: RR = [a ÷ (a + b)] ÷ [c ÷ (c + d)]
- **Odds Ratio** (OR): Die OR wird zur Abschätzung des relativen Risikos von seltenen Erkrankungen herangezogen. Die Chance (Odds) der Kranken, exponiert zu sein, wird dividiert durch die Chance von Kontrollen, exponiert zu sein (**Tab. 5.1**: OR = [a × d] ÷ [b × c]
- **Attributables Risiko** (Risikounterschied): Dieses gibt die Differenz der Häufigkeitsraten (Inzidenzen) der exponierten und der nichtexponierten Gruppe wieder
- **Kausalität:** Die Zeitabfolge von Exposition und dem Auftreten der Erkrankung, die Stärke der Assoziation (▶ »Relatives Risiko« und »Odds Ratio«), die Dosis-Wirkungs-Beziehung, die biologische Plausibilität und die Konsistenz der Befunde in den Studien sind wesentliche Aspekte der Prüfung eines kausalen Zusammenhangs zwischen einer Einwirkung und einer Gesundheitsstörung. Selektionseffekte (Bias) und Verzerrungen (Confounder) müssen berücksichtigt werden

Häufig verwendete statistische Begriffe für die Beurteilung von Testmethoden (**Abb. 5.1**):

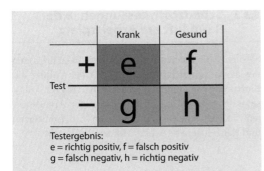

Testergebnis:
e = richtig positiv, f = falsch positiv
g = falsch negativ, h = richtig negativ

◘ Abb. 5.1 Kontingenztafel mit den zwei nominalen Variablen Urteil des Klassifikators (Test) und tatsächliche Klasse (gesund bzw. krank)

— **Sensitivität:** Wahrscheinlichkeit, mit einer Testmethode eine »positive Wahrheit« (z. B. erkrankte Person) auch als positiv zu erkennen (Empfindlichkeit der Testmethode)

$$Sensitivität = \frac{e}{e+g}$$

— **Spezifität:** Wahrscheinlichkeit, mit einer Testmethode eine »negative Wahrheit« (z. B. kranke Person) auch als negativ zu erkennen (Treffsicherheit)

$$Spezifität = \frac{h}{f+h}$$

— **Positiver prädiktiver Wert:** Wahrscheinlichkeit der Erkennung eines richtig positiven Ergebnisses bei positivem Testbefund

$$Positiver\ prädiktiver\ Wert = \frac{e}{e+f}$$

— **Negativer prädiktiver Wert:** Wahrscheinlichkeit eines richtig negativen Ergebnisses bei negativem Testbefund

$$Negativer\ prädiktiver\ Wert = \frac{h}{g+h}$$

5.2.2 Epidemiologische Studientypen

Epidemiologische Studien dienen in der Arbeitsmedizin der Erfassung der Assoziation zwischen umwelt- oder arbeitsbedingten Belastungen (Gesundheitsgefahren) einerseits und Symptomen, krankhaften Befunden und Diagnosen andererseits (Risikoabschätzung).

Dabei lassen sich traditionelle epidemiologische Ansätze mit den Ergebnissen neuer molekularbiologischer Verfahren zur Erfassung der qualitativen und quantitativen äußeren (Arbeitsplatz) und inneren (Körperflüssigkeiten) Belastung und daraus folgender Beanspruchungsreaktionen verbinden (z. B. Enzym-Polymorphismen, Adduktom, Metabolom, Proteom, Transkriptom, Epigenom). ◘ Tab. 5.2 gibt eine Übersicht über die wichtigsten epidemiologischen Studientypen.

5.3 Spezielle betriebsärztliche und sicherheitstechnische Aufgaben

Die Erfüllung der sich aus dem Gesetz über Betriebsärzte, Arbeitssicherheitsingenieure und andere Fachkräfte für Arbeitssicherheit (ASiG) ableitenden Aufgaben des Betriebsarztes erfordert spezielle Untersuchungen zum Gesundheitsschutz bei der Arbeit, so die Erhebung der Arbeitsanamnese und der klinischen

◘ Tab. 5.2 Häufige, in der Arbeitsmedizin angewandte epidemiologische Studientypen

Studientyp	Studienpopulation/Auswahlkriterien	Datenerhebung	Effektmaße
Kohortenstudie (Belastungs-Wirkungs-Beziehung im Verlauf)	Stichproben aus Exponierten und Nicht-Exponierten	Prospektiv oder retrospektiv (im Längsschnitt)	Inzidenz, RR, SMR, SIR
Fall-Kontroll-Studie (Vergleich von Fällen und Gesunden bezüglich der früheren Belastung)	Inzidente Fälle (Kranke) und definierte Kontrollen (Gesunde)	retrospektiv	OR
Querschnittstudie (gleichzeitige Erfassung von Belastung und Wirkung)	Repräsentative Stichprobe aus der Zielpopulation	Stichtermin, retrospektiv	Prävalenz

Anamnese, des allgemeinen körperlichen Status bei speziellen Einwirkungen, Analysen im biologischen Material (Biomonitorung, s. unten), ggf. Lungenfunktionsprüfung, Spiroergometrie, Allergieteste, Sehtest, Hörtest, radiologische Untersuchungen (v. a. bei Pneumokoniose-Verdacht (▶ Kap. 10.1 und 10.3) sowie die Veranlassung von Schadstoffmessungen in der Arbeitsplatzatmosphäre. Im Falle eines unsicheren Zusammenhangs zwischen Krankheitserscheinungen und beruflicher Tätigkeit sind Verlaufskontrollen während Arbeitsphasen, Arbeitspausen (Wochenende, Urlaub), ggf. auch ein Therapieversuch oder die Änderung betrieblicher oder anderer potenziell ursächlicher Faktoren erforderlich.

Eine besondere Bedeutung kommt der Betriebsbegehung (am besten zusammen mit der Sicherheitsfachkraft) und der Analyse von Belastungsfaktoren und Beanspruchungsfolgen zu (Gefährdungsanalyse ▶ Kap. 5.1; bezüglich der allgemeinen und speziellen arbeitsmedizinischen Vorsorgeuntersuchungen ▶ Kap. 2.2.7 und ▶ Kap. 17 bis 20).

5.3.1 Berufsanamnese und klinische Anamnese

Die früheren und aktuellen Tätigkeiten und die damit verbundenen physikalischen, muskuloskelettalen, chemischen und psychomentalen Belastungen werden am besten mittels eines **evaluierten Fragebogens** erfasst (▶ Kap. 28). Dies gilt auch für Vorsorgeuntersuchungen des Betriebsarztes.

Bestehen Krankheitssymptome und/oder -befunde, die einen möglichen Bezug zu diesen Belastungen aufweisen, ist eine gezielte Ursachenermittlung erforderlich. Wichtige Hinweise ergeben sich oft aus dem Verlauf während arbeitsfreier Tage und Phasen. Hierzu gehört die Erfassung des zeitlichen Zusammenhangs zwischen stattgefundener Belastung und Beschwerden (z. B. Asthmaanfall während Exposition gegenüber Mehlstaub), aber auch der kumulativen Einwirkung, z. B. von fibrogenen Stäuben, kanzerogenen Arbeitsstoffen, schweren muskuloskelettalen Arbeiten. Erfasst werden sollten auch psychomentale und -emotionale Belastungen wie Zeitdruck, Stress, Variabilität, Komplexität und Kontrolle der Tätigkeit, betriebliche Unterstützung, mangelnde Arbeitsplatzsicherheit. Information über die Gesundheitsgefährdung durch Arbeitsstoffe finden sich in den Sicherheitsdatenblättern der verwendeten Produkte.

5.3.2 Schadstoffmessungen in der Raumluft am Arbeitsplatz

Sie dienen der qualitativen und quantitativen Erfassung der aerogenen Belastung und der Überprüfung der Einhaltung von Luftgrenzwerten (MAK, AGW). Anlässe sind vor allem Umgang mit staubenden Arbeitsstoffen wie Mehl sowie irritativen Gasen (z. B. Isocyanate) und Kanzerogenen (Asbest, Holzstaub, Quarz).

5.3.3 Biomonitoring

Biomonitoring ist die Untersuchung biologischen Materials der Beschäftigten zur Bestimmung von Gefahrstoffen, deren Metaboliten oder deren biochemischen bzw. biologischen Effektparametern. Dabei ist es das Ziel, die Belastung und die Gesundheitsgefährdung von Beschäftigten zu erfassen, die erhaltenen Analysenwerte mit entsprechenden Werten zu vergleichen und geeignete Maßnahmen vorzuschlagen, um die Belastung und die Gesundheitsgefährdung zu reduzieren (TRGS 710: Biomonitoring wird demnächst überarbeitet, ebenso eine neue arbeitsmedizinische Leitlinie »Human Biomonitoring« erstellt.).

Es handelt sich also um den quantitativen Nachweis von Arbeitsstoffen oder deren Folgeprodukte in biologischen Materialien wie Blut, Blutkompartimenten oder Harn. Die Messwerte spiegeln die innere Belastung vor allem nach inhalativer Aufnahme wider, aber auch nach Hautresorption und ggf. Schleimhautresorption und gastrointestinaler Aufnahme (▶ Kap. 7.1, ◘ Abb. 7.1). Dabei kommen Effekte wie das erhöhte Atemminutenvolumen unter körperlich schwerer Arbeit, die Kumulation im Organismus, die Kinetik der Metabolisierung mit oft erheblichen interindividueller Variabilität zum Tragen. Geeignet sind vor allem Überwachungen der Exposition gegenüber Lösungsmitteln, Metallen, Insektiziden, Tabakrauch. Zu beachten sind Referenzwerte (Normbereiche in der Allgemeinbevölkerung) und Grenzwerte; (▶ Kap. 2.4 und 7.1).

Als analytische Verfahren werden verwendet: Gaschromatographie, Massenspektrometrie, Atomabsorptionsspektrometrie, Hochdruckflüssigkeitschromatographie (HPLC). Die Probenaufbereitung erfolgt in Form von Hydrolyse, Extraktion, Derivation, Anreicherung.

Biomonitoring ist Bestandteil der betriebsärztlichen Aufgaben nach § 3 ASiG. Es kann darüber hinaus mit Zustimmung des Arbeitnehmers zur Beurteilung der Gefährdung am Arbeitsplatz herangezogen werden.

❯ **Biomonitoring dient dem Ziel, die innere Belastung durch Gefahrstoffe bzw. die daraus resultierende Beanspruchung exponierter Beschäftigter zu messen und hinsichtlich der gesundheitlichen Relevanz zu bewerten.**

Anlass für das Biomonitoring ist der gesundheitsgefährdende Umgang mit inhalativ und/oder kutan aufgenommenen Arbeitsstoffen wie Blei, Toluol, Styrol, Isocyanaten.

Das Biomonitoring gestattet Rückschlüsse auf
- die Gefahrstoffmengen. die vom Beschäftigten durch Einatmung (inhalativ), über die Haut (dermal)
- oder durch Verschlucken (oral) aufgenommen werden
- spezifische biochemische und biologische Effekte einer Gefahrstoffbelastung
- individuelle Unterschiede bei der Verstoffwechselung von Gefahrstoffen
- die Wirksamkeit technischer und persönlicher Schutzmaßnahmen
- die individuelle Hygiene beim Umgang mit Gefahrstoffen

5.3.4 Lungenfunktionsprüfung

Die einfache Lungenfunktionsprüfung (Spirometrie) involviert die qualitätsgesicherte und reproduziert erfasste Vitalkapazität (VC) und absolute Einsekundenkapazität (FEV_1). Daraus leitet sich die relative Einsekundenkapazität ab (FEV_1/VC). Unter Berücksichtigung der Anamnese und des Verlaufs der Lungenfunktionsdaten lassen sich wesentliche Aussagen über den Gesundheitszustand der Lunge und der Atemwege machen und ggf. eine obstruktive Ventilationsstörung (verminderte FEV_1/VC) und eine Restriktion (verminderte VC) erkennen und quantifizieren.

Anlass für die Lungenfunktionsprüfung ist der arbeitsbedingte Umgang mit lungen- bzw. atemwegsschädigenden Arbeitsstoffen. Anerkannte Standards sind die berufsgenossenschaftlichen Grundsätze.

> **Lungen- bzw. atemwegsschädigende Arbeitsstoffe**
> - Silikogener Staub (G1.1)
> - Asbesthaltiger Staub (G1.2)
> - Chrom (VI)-Verbindungen (G15)
> - Bestimmte sensibilisierende Arbeitsstoffe (G23)
> ▼

> - Belastungen, die Atemschutzgeräte erfordern (G26)
> - Isocyanate (G27)
> - Schweißrauche (G39)
> - Überhöhte Staubkonzentrationen

Die große Lungenfunktionsprüfung (Spirometrie, Ganzkörperplethysmographie, ☐ Abb. 5.2, ☐ Abb. 5.3 und Beispiel in ☐ Abb. 5.4), Erfassung der unspezifischen bronchialen Hyperreagibilität, Diffusionskapazitätsbestimmungen), ggf. auch spezifische arbeitsplatzbezogene Expositionstestungen sind für die weitergehende Diagnostik und die arbeitsmedizinische Begutachtung von besonderer Bedeutung. Dabei handelt es sich v. a. um die Berufskrankheiten isocyanatbedingte Erkrankung (BK Nr. 1315), Silikose (BK Nr. 4101), Asbestose (BK Nr. 4103), chronische obstruktive Bronchitis oder Emphysem der Steinkohlenbergleute (BK Nr. 4111), exogen allergische Alveolitis (BK Nr. 4201), obstruktive Atemwegserkrankungen durch allergisierende bzw. chemisch-irritative oder toxisch wirkende Stoffe (BK Nr. 4301 bzw. BK Nr. 4302).

Verlaufsuntersuchungen der Lungenfunktion, z. B. während einer Arbeitsschicht oder einer Arbeitsplatzsimulation im Labor, eignen sich zur Objektivierung akuter bronchialobstruktiver Reaktionen oder einer exogen-allergischen Alveolitis (▸ Kap. 10.15 und Fall 1 in ▸ Kap. 24).

☐ Abb. 5.5 weist auf die zentrale Rolle der Lungenfunktionsprüfung im diagnostischen Stufenschema bei arbeitsbezogenen Atemnotzuständen hin.

5.3.5 Spiroergometrie

Dieses Verfahren eignet sich zur Erfassung und differenzialdiagnostischen Abgrenzung von respiratorischen, zirkulatorischen und metabolischen Störungen unter körperlicher Belastung (Baur, in Druck). Dabei werden die funktionalen Reserven unter definierter Belastung objektiviert. Wesentliche erfasste Parameter sind (☐ Abb. 5.6 und Fall 4, ▸ Kap. 24): erreichte Maximalbelastung, Veränderungen im EKG, Blutdruck, Herzfrequenz (HR), Atemfrequenz (BF), Sauerstoff- und Kohlensäurepartialdruck sowie pH im arteralisierten Ohrläppchenblut, Atemminutenvolumen ($\dot{V}_E$), ventilatorische Reserve (VR; BR) ($[1-\dot{V}_{Emax}/MVV]$ 100%; MVV, maximale willkürliche Ventilation $= 41 \times FEV_1$), maximale Sauerstoffaufnahme ($\dot{V}_{O2max}$), maximale Atemäquivalente für Sauerstoffaufnahme

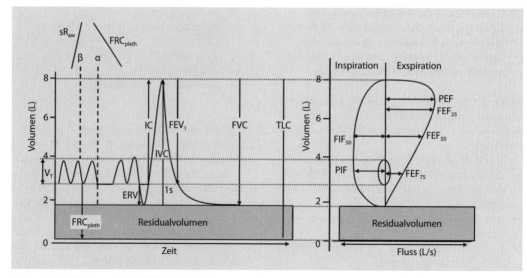

◘ Abb. 5.2 Große Lungenfunktionsprüfung: Spirometrie und Bodyplethysmographie. Darstellung der statischen und dynamischen Lungenvolumina und -kapazitäten eines gesunden Probanden. V_T Atemzugvolumen in Ruhe, *ERV* exspiratorisches Reservevolumen, *IC* inspiratorische Kapazität, *IVC* inspiratorische Vitalkapazität, *TLC* totale Lungenkapazität, *PEF* exspiratorischer Spitzenfluss, FEF_{25} maximaler exspiratorischer Spitzenfluss bei 25% ausgeatmeter Vitalkapazität, FEF_{50} maximaler exspiratorischer Spitzenfluss bei 50% ausgeatmeter Vitalkapazität, FEF_{75} maximaler exspiratorischer Spitzenfluss bei 75% ausgeatmeter Vitalkapazität, *PIF* inspiratorischer Spitzenfluss, FIF_{50} maximaler inspiratorischer Fluss bei 50% eingeatmeter Vitalkapazität

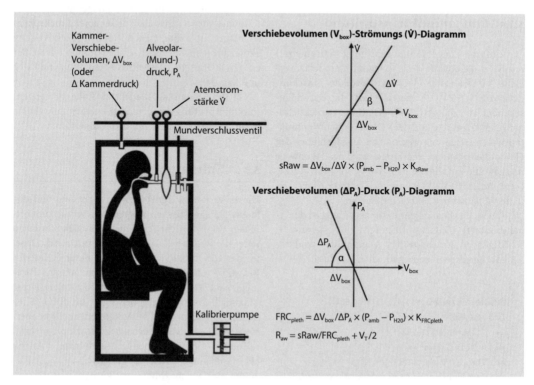

◘ Abb. 5.3 Bodyplethysmographie zur Bestimmung der Atemwegswiderstände (sR_{aw}, R_{aw}) und der funktionellen Residualkapazität (FRC_{pleth})

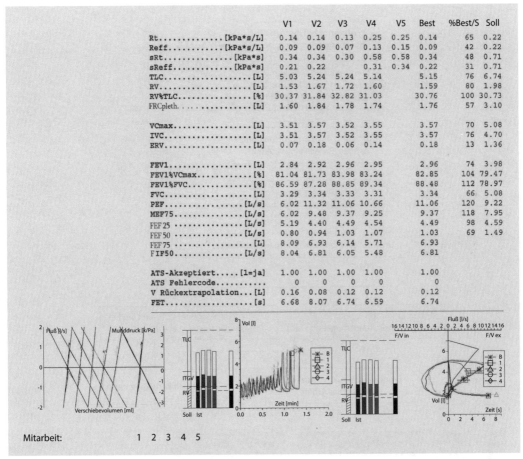

	V1	V2	V3	V4	V5	Best	%Best/S	Soll
Rt............[kPa*s/L]	0.14	0.14	0.13	0.25	0.25	0.14	65	0.22
Reff...........[kPa*s/L]	0.09	0.09	0.07	0.13	0.15	0.09	42	0.22
sRt.............[kPa*s]	0.34	0.34	0.30	0.58	0.58	0.34	48	0.71
sReff............[kPa*s]	0.21	0.22		0.31	0.34	0.22	31	0.71
TLC.................[L]	5.03	5.24	5.24	5.14		5.15	76	6.74
RV..................[L]	1.53	1.67	1.72	1.60		1.59	80	1.98
RV%TLC..............[%]	30.37	31.84	32.82	31.03		30.76	100	30.73
FRCpleth. ....[L]	1.60	1.84	1.78	1.74		1.76	57	3.10
VCmax...............[L]	3.51	3.57	3.52	3.55		3.57	70	5.08
IVC.................[L]	3.51	3.57	3.52	3.55		3.57	76	4.70
ERV.................[L]	0.07	0.18	0.06	0.14		0.18	13	1.36
FEV1................[L]	2.84	2.92	2.96	2.95		2.96	74	3.98
FEV1%VCmax..........[%]	81.04	81.73	83.98	83.24		82.85	104	79.47
FEV1%FVC............[%]	86.59	87.28	88.85	89.34		88.48	112	78.97
FVC.................[L]	3.29	3.34	3.33	3.31		3.34	66	5.08
PEF...............[L/s]	6.02	11.32	11.06	10.66		11.06	120	9.22
MEF75.............[L/s]	6.02	9.48	9.37	9.25		9.37	118	7.95
FEF25.............[L/s]	5.19	4.40	4.49	4.54		4.49	98	4.59
FEF50.............[L/s]	0.80	0.94	1.03	1.07		1.03	69	1.49
FEF75..............[L]	8.09	6.93	6.14	5.71		6.93		
FIF50.............[L/s]	8.04	6.81	6.05	5.48		6.81		
ATS-Akzeptiert.....[1=ja]	1.00	1.00	1.00	1.00		1.00		
ATS Fehlercode..........	0	0	0	0		0		
V Rückextrapolation...[L]	0.16	0.08	0.12	0.12		0.12		
FET.................[s]	6.68	8.07	6.74	6.59		6.74		

Mitarbeit: 1 2 3 4 5

Abb. 5.4 Lungenfunktionsprüfung (Ganzkörperplethysmographie und Spirometrie) eines 51-jährigen Patienten mit exogen-allergischer Alveolitis. Beachte die Reduktion aller Volumina im Sinne einer restriktiven Ventilationsstörung. Es wurden 4 bzw. 5 Atemmanöver registriert und der jeweils beste Messwert (*Best*) für die Beurteilung verwendet, wobei aktuelle Sollmittelwerte (*Soll*) zugrunde gelegt wurden. *Rt* Resistance totalis; *Reff* effektive Resistance; *sRt* spezifische Resistance totalis, *sReff* spezifische effektive Resistance; *TLC* totale Lungenkapazität; *RV* Residualvolumen; *FRC*$_{pleth}$ bodyplethysmographisch bestimmte funktionelle Residualkapazität; *VC*$_{max}$ maximale Vitalkapazität; *IVC* inspiratorische Vitalkapazität; *ERV* exspiratorisches Reservevolumen; *FEV1* 1-Sekunden-Kapazität; *FVC* forcierte Vitalkapazität; *PEF* exspiratorischer Spitzenfluss; *FEF*$_{75}$ maximaler exspiratorischer Fluss bei 75% ausgeatmeter Vitalkapazität; *PIF* inspiratorischer Spitzenfluss; *FIF*$_{50}$ maximaler inspiratorischer Fluss bei 50% inspirierter Vitalkapazität. Es wurden die Qualitätssicherungskriterien der American Thoracic Society (ATS) zugrunde gelegt; alle spirometrischen Versuche (V1–V4) erfüllen alle geforderten Kriterien (Fehlercode 0)

($\dot{V}_E/_{O2}$) und Kohlendioxidabgabe ($\dot{V}_E/\dot{V}_{CO2}$), Sauerstoffpuls ($\dot{V}_{O2}$/HR), ventilatorische Schwelle (VT2 (=AT), ventilatorische Antwort auf überproportionalen Anstieg des Laktats mit Anstiegen von $\dot{V}_E/\dot{V}_{O2}$ und $\dot{V}_E/\dot{V}_{CO2}$; s. graphische Registrierung), respiratorischer Quotient (RQ; RER; $\dot{V}_{CO2}/\dot{V}_{O2}$), endexspiratorischer Sauerstoff- und Kohlendioxidpartialdruck ($P_{ET,O2}$, $P_{ET,CO2}$), alveoloarterielle Sauerstoffdruckdifferenz ($P_{(A-a),O2}$), Verhältnis des physiologischen Totraums zum Atemzugvolumen ($\dot{V}_D/\dot{V}_T$).

Anlässe sind arbeitsmedizinische Vorsorgeuntersuchungen gemäß berufsgenossenschaftlichen Grundsätzen: Atemschutzgeräte (G26), Hitzearbeiten (G30), Überdruck (G31), Arbeiten mit Absturzgefahr (G41). Weitere Indikationen ergeben sich bei Verdacht auf das Vorliegen eines Exercise-induced Asthmas und bei gutachterlichen Fragestellungen (differenzialdiagnostische Aspekte, MdE-Festlegung).

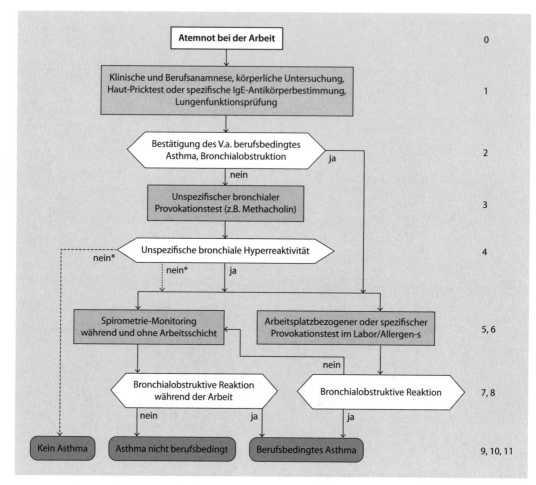

□ Abb. 5.5 Diagnostisches Procedere, wenn Atemnot bei der Arbeit auftritt.
* Beachte: Das Fehlen einer bronchialen Hyperreaktivität schließt ein Asthma zwangsläufig aus

5.3.6 Allergiehauttests

Diese umfassen die **Prick-Testung** bei Verdacht auf Typ-I-Sensibilisierung gegen Inhalations- und Kontaktallergene (z. B. Latex, Mehl, Labortiere) und die **Epikutantestung** bei Hinweisen auf ein allergisches Kontaktekzem (z. B. durch Chromat, Nickel, Kunststoffkomponenten).

Mittels **Hautfunktionstest** lässt sich die individuelle Empfindlichkeit der Haut objektivieren. Im Einzelnen werden durchgeführt: Säure-/Alkaliresistenztest, Irritanzien-Toleranztest, pH-Metrie, Korneometrie, Sebumetrie.

Anlässe für Hauttests sind: der Verdacht auf das Vorliegen einer arbeitsbedingten respiratorischen (Typ I) oder kutanen Allergie (Typ I, Typ IV), insbesondere im Zusammenhang mit der Begutachtung von

Berufskrankheiten der Nummern 4301 und 5101. Einzelheiten ► Kap. 14.

5.3.7 Bestimmung antigenspezifischer IgE-Antikörper und IgG-Antikörper im Serum

Mittels kommerzieller Testsysteme (z. B. Immuno CAP FEIA (fluoreszenz enzyme immuno assay)), können quantitativ spezifische Antikörper gegen eine Reihe von Berufsantigenen bestimmt werden, z. B. IgE-Antikörper von Mehl, Latex, Amylase bei Soforttypallergien oder spezifische IgG-Antikörper gegen Schimmelpilzantigene bei exogen-allergischer Alveolitis. Für zahlreiche Arbeitsstoffe ist jedoch nach wie vor die eigene und spezielle Herstellung z. B. von Fest-

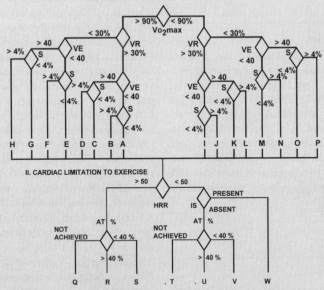

AT = Anaerobe Schwelle (Belastung, bei der $\dot{V}_E/\dot{V}_{O2}$ ansteigt; s. grafische Registrierung)

AT% = bei der AT : Verhältnis von $\dot{V}_{O2}$ zu maximaler Sauerstoffaufnahme $\dot{V}_{O2max}$ oder zu Soll $\dot{V}_{O2max}$ (normal 55–60%)

HRR = Herzfrequenz-Antwort ($HR_{max} - HR_{Ruhe}/\dot{V}_{O2max} - \dot{V}_{O2\,Ruhe}$)

IS = Ischämiezeichen (Brustschmerzen, ST-Streckensenkung etc.)

S = Änderung der Sauerstoffsättigung

$\dot{V}_{O2max}$ = maximale Sauerstoffaufnahme (%Soll)

$\dot{V}E$ = Atemminutenvolumen (l/min)

VR = Ventilatorische Reserve [1 – $\dot{V}E_{max}$/MVV] × 100%; MVV (maximale willkürliche Ventilation) = 41 × FEV_1

A : Unauffälliger Befund

B : Leichte Diffusionsbehinderung

C : Leichte Gasaustauschstörung

D : Leichte Diffusionsbehinderung mit Gasaustauschstörung

E : Leichte Ventilationsstörung

F : Leichte Ventilationsstörung und Diffusionsbehinderung

G : Leichte Ventilationsstörung und Gasaustauschstörung

H : Leichte Ventilationsstörung, Diffusionsbehinderung und Gasaustauschstörung

I : Verminderte Mitarbeit oder kardiale Limitierung

J : Mäßige oder schwere Diffusionsbehinderung

K : Mäßige oder schwere Gasaustauschstörung

L : Mäßige oder schwere Gasaustauschstörung und Diffusionsbehinderung

M : Mäßige oder schwere Ventilationsstörung

N : Mäßige oder schwere Ventilationsstörung und Diffusionsbehinderung

O : Mäßige oder schwere Ventilationsstörung und Gasaustauschstörung

P : Mäßige oder schwere Ventilationsstörung, Diffusionsbehinderung und Gasaustauschstörung

Q : Mittelgradige bis starke kardiale Leistungseinschränkung (Kardiomyopathie; Trainingsmangel)

R : Kardiale Leistungseinschränkung (Kardiomyopathie; Trainingsmangel)

S : Kardiale Leistungseinschränkung und zirkulatorische Insuffizienz (pulmonal-vaskuläre oder eripher-vaskuläre Erkrankungen)

T : Mittelgradige oder schwere pulmonale Insuffizienz (s. J–P) oder schlechte Mitarbeit

U : Keine kardiale oder zirkulatorische Leistungseinschränkung erkennbar

V : Zirkulatorische Leistungseinschränkung/pulmonal-vaskulär oder peripher-vaskulär oder kardiale Leistungseinschränkung

W : Ischämische Herzerkrankung

◘ **Abb. 5.6** Diagnostisches Flussdiagramm

phasenallergenen für diese Diagnostik erforderlich (u. a. für Hölzer, mehrere Isocyanate und Enzyme).

5.3.8 Sehtest

(Einzelheiten ► Kap. 17)
Anlässe für den Sehtest (■ Abb. 17.1) sind vor allem bestimmte arbeitsmedizinische Vorsorgeuntersuchungen: Fahr-, Steuer- und Überwachungstätigkeiten (G25), Bildschirmarbeitsplätze (G37), Arbeiten mit Absturzgefahr (G41), aber auch die allgemeine arbeitsmedizinische Beratung (z. B. hinsichtlich der Notwendigkeit einer Bildschirmbrille) und gutachterliche Fragestellungen wie die Beurteilung der Sehkraft nach einer Hornhautschädigung durch Benzochinon (BK Nr. 1313) oder ein Grauer Star durch Wärmestrahlung (BK Nr. 2401).

5.3.9 Hörtest

(Einzelheiten ► Kap. 8.3)
Anlässe für den Hörtest sind arbeitsbedingte Belastungen durch gesundheitsgefährdenden Lärm (Lärmbereich), wobei die arbeitsmedizinische Vorsorgeuntersuchung »Lärm« (G20) rechtsverbindlich vorgeschrieben ist. Eine besondere Rolle kommt den Hörtesten 1 und 2 im Rahmen der Begutachtung der arbeitsbedingten Innenohrschwerhörigkeit zu (»Lärmschwerhörigkeit«, BK Nr. 2301).

5.4 Unfall- und Krankheitsvermeidung sowie Gesundheitsförderung als primärpräventive Maßnahmen

Im Zentrum des primärpräventiven Gesundheitsschutzes bei der Arbeit steht die Analyse der zur Erkrankung führenden Faktoren der Arbeit und die Realisierung diesbezüglich geeigneter primärer Präventionsstrategien, also die Elimination oder zumindest wesentliche Reduktion physischer und psychosozialer Belastungen (► Kap. 2.2, Gefahrstoffverordnung, Biostoffverordnung, Arbeitsschutzgesetz, Aufgaben der Unfallversicherungen). Eine wesentliche Ergänzung hierzu ist das Leitkonzept der betrieblichen Gesundheitsförderung, die Salutogenese, d. h. die Frage, unter welchen Bedingungen Menschen bei der Arbeit gesund bleiben.

Hintergrund dabei ist die arbeitswissenschaftliche Erkenntnis, dass Krankheiten und insbesondere die in Industrieländern dominanten chronisch-degenerativen Erkrankungen, nicht nur die Folge hoher Belastungsexposition sind, sondern auch aus einer missglückten Balance zwischen potenziell pathogenetischen Belastungen und potenziell gesundheitsstärkenden, d. h. salutogenetischen Ressourcen, resultieren.

Arbeitsbedingungen sollen demnach gesundheitsförderliche Aspekte beinhalten, die zu einer Stärkung und Mehrung von materiellen und immateriellen Ressourcen bei der Arbeit führen, individuell und gruppen- bzw. populationsbezogen. Diese Ressourcen puffern ungünstige Merkmalsausprägungen von Arbeitsbedingungen oder Arbeitsinhalten ab und beugen Sicherheits- und Gesundheitsrisiken vor, denn sie versetzen die Beschäftigten in die Lage, ihre Arbeitsaufgaben besser zu bewältigen. Konkrete Beispiele sind betriebliche Rückenschulen, Gymnastik- und Sportangebote, aber auch die soziale Unterstützung durch Arbeitskollegen und Vorgesetzte, die u. a. eine gesunde Tätigkeitsausführung unter Stress erlaubt, ferner gezielte Strategien einschließlich Coaching und Training zur Verbesserung des Betriebsklimas und zur Konfliktvermeidung (Förderung von psychosozialer und -mentaler Gesundheit und Wohlbefinden; ► Vorgaben von WHO und EU). Gesundheit wird hier auch als eine Fähigkeit zur Problemlösung und Gefühlsregulierung begriffen, durch die ein positives körperliches und seelisches Befinden und ein unterstützendes Netzwerk sozialer Beziehungen erhalten und wiederhergestellt wird.

Die Konzepte, die eine persönlichkeitsförderliche Arbeitsgestaltung beinhalten, sind zugleich entscheidende Elemente betrieblicher Gesundheitsförderung. Sie involvieren große Tätigkeitsspielräume, vollständige Aufgaben, hohe Anforderungen an eigenständiges Denken, Planen und Entscheiden, verbunden mit Möglichkeiten der Kommunikation und Kooperation als wesentliche Merkmale gesundheitsgerechter Arbeitsgestaltung. Während also hohe Anforderungen als bedeutsame Quelle von Gesundheit beschrieben werden, werden hohe Belastungen, insbesondere auch Regulationshindernisse, als schädlich für die Gesundheit angesehen (► Kap. 4).

Die Beschäftigten werden in diesem Zusammenhang nicht primär als Objekte der arbeitsmedizinischen Untersuchung oder der sicherheitstechnischen Unterweisung gesehen, sondern wirken selbst an der Gestaltung der Arbeitsbedingungen mit; die subjektiven Erfahrungen werden zu einem konstitutionellen Element der Verbesserungen der Arbeitsbedingungen. Anstelle der tayloristischen Form der Arbeitsorganisation (die Beschäftigten funktionieren dabei wie Rädchen im Getriebe der Fabrik nach genauen Vorgaben, ohne sich um mehr zu kümmern als um ihren unmittelbaren Arbeitsauftrag) treten transparente, ihren Nutzen für den betrieblichen Leistungsprozess erkennbar machende Arbeitsanforderungen, die Handlungsspielräume beinhalten (s. oben). In Verbindung mit der Beteiligung der Beschäftigten an der Gestaltung ihrer Arbeitssituation vermag die differenzielle Arbeitsgestaltung (interindividuelle Unterschiede) die salutogenetischen Potenziale der Arbeitstätigkeit für jeden einzelnen Beschäftigten erschließen.

Dies ist auch eine der Schnittstellen zwischen bedingungs- und personenbezogenen **gesundheitsförderlichen Interventionen**. Damit wird noch einmal deutlich, dass es sinnvoll und notwendig ist, die jeweiligen konkreten Bedingungen zwischen erforderlicher Verhaltens- und Verhältnisänderung sorgfältig zu analysieren, so dass daraus entsprechende Maßnahmen abgeleitet werden können. Derartige gesundheitsfördernde Bedingungen fördern Innovationskraft, Flexibilität und Kreativität der Beschäftigten und haben somit einen volkswirtschaftlichen Nutzen. Demgegenüber geht eine ungenügende Ausprägung motivations- und persönlichkeitsförderlicher Aufgabengestaltung (u. a. Unvollständigkeit der Aufgaben, mangelnde Vielfalt der Anforderungen, geringe Autonomie, fehlende Möglichkeiten der unterstützenden Kooperation, widersprüchliche Aufträge ohne individuelle Lösungsmöglichkeiten, Zeitdruck, qualitative Überforderung) mit einer erhöhten Gesundheitsgefährdung einher. Nach zahlreichen Statistiken zählen depressive Störungen, die in ungünstigen Arbeitsbedingungen z. T. begründet sind, zu den häufigsten Verursachern von Arbeitsunfähigkeit und geringer Produktivität.

Zu unterscheiden sind **bedingungsbezogene Interventionen**, also Veränderungen der Verhältnisse am Arbeitsplatz, und **personenbezogene Interventionen**, d. h. Veränderungen des Verhaltens. Die beiden Ansätze bedingen sich zumindest teilweise wechselseitig. So zeigt z. B. betriebliches Stressmanagementtraining oft nur geringfügige und kurzzeitige Effekte, wenn nicht durch Stressmanagementintervention und soziale Unterstützung die spezifischen Stressoren des Arbeitsplatzes oder der Arbeitsorganisation minimiert werden. Zu diesen Maßnahmen zählen materielle Unterstützung, Unterstützung durch helfendes Verhalten (z. B. Pflege im Krankheitsfall), emotionale Unterstützung (durch Zuneigung, Vertrauen, Anteilnahme), Feedback (z. B. soziale Bestätigung), informative Unterstützung und Organisierungshilfe (durch Rat), positive gesellige Aktivitäten (die dem Spaß und der Erholung dienen), Zugehörigkeit zu einem Netzwerk.

Ähnlich verhält es sich mit den sog. Rückenschulen hinsichtlich muskuloskelettaler Erkrankungen; auch diese führen nicht zu längerfristiger Beschwerdeminderung, wenn nicht durch struktur- oder verhältnisbezogene betriebliche Interventionen belastungsreduzierende Veränderungen am Arbeitsplatz (einschließlich Stressreduktion und Autonomieförderung) vorgenommen werden.

Psychische Belastung und Beanspruchung

K. Groth

Im Zuge der technologischen und ökonomischen Veränderungen in der Arbeitswelt haben die arbeitsbedingten psychischen Belastungen einen größeren Stellenwert erhalten. Ob diese zu einer Zunahme psychischer Folgeerkrankungen führen, ist umstritten. Forschungsergebnisse weisen allerdings auf zunehmende Belastungen in der Arbeitswelt hin, die unmittelbar und ursächlich mit psychischen und psychosomatischen Erkrankungen in Verbindung gebracht werden. Dabei handelt es sich in der Regel um komplexe Geschehen, in denen sowohl arbeitsbezogene, kulturelle, ökonomische und private Hintergründe sowie persönlichkeitsbezogene Aspekte eine Rolle spielen. Sie müssen sowohl bei der Diagnostik und Therapie als auch bei der Prävention berücksichtigt werden. Auch wenn keine psychischen Erkrankungen in der Berufskrankheitenliste aufgeführt sind, können sie im Einzelfall, z. B. im Falle posttraumatischer Belastungsstörungen (ICD-10 F43.1) infolge schwerer Unfälle, Leistungen der gesetzlichen Unfallversicherung nach sich ziehen.

> **Psychische Belastung und Beanspruchung**
> - Arbeitsbedingten psychischen Belastungen und Beanspruchungen kommt eine zunehmende Bedeutung zu.
> - Ätiologisch lassen sich psychische Erkrankungen in der Regel nicht allein auf arbeitsbedingte Belastungen zurückführen.
> - Es sind keine psychischen Erkrankungen in der Liste der Berufskrankheiten aufgeführt.
> - Arbeitsmedizinisch ist zwischen zeitlich unmittelbaren und reversiblen psychischen Beanspruchungen einerseits und psychischen Folgeerkrankungen aufgrund langandauernder Fehlbelastungen andererseits zu unterscheiden.

6.1   Definition

Aufbauend auf dem arbeitsmedizinischen Belastungs-/Beanspruchungskonzept nach Rohmert und Rutenfranz (1975) sind psychische Belastungen in der DIN EN ISO 10075 wertneutral als die Gesamtheit aller erfassbaren Einflüsse definiert, die von außen auf den Menschen zukommen und psychisch auf ihn einwirken. Die psychischen Beanspruchungen sind als die zeitlich unmittelbaren Auswirkungen der Belastungen im Individuum definiert. Sie sind abhängig von den jeweiligen überdauernden und aktuellen individuellen Voraussetzungen und Bewältigungsmöglichkeiten (Coping-Strategien).

6.2   Psychische Beanspruchungen

> **Psychische Beanspruchungen**
> - Psychische Beanspruchungen manifestieren sich in sowohl positiv als auch negativ empfundenen psychophysiologischen Reaktionen
> - Negative Beanspruchung: Stress, Ermüdung, Monotonie, herabgesetzte Vigilanz, psychische Sättigung
> - Positive Beanspruchung: Wohlbefinden, gesunder Körper- und Geisteszustand, Aktivierung und Motivation

Arbeitsbedingte psychische Belastungen lösen im menschlichen Organismus unterschiedliche psychophysiologische Prozesse aus, die in arbeitsmedizinischen Konzepten als psychische Beanspruchungen bezeichnet werden. Dieses Belastungs-Beanspruchungs-Geschehen beruht nicht auf linearen Ursache-Wirkung-Beziehungen. Es wird vielmehr von zahlreichen Variablen moderiert. Je nach Ausmaß der Belastungen, der individuellen konstitutionellen Voraussetzungen und der persönlichen Bewertung der Belastung können sich Beanspruchungen in Form unterschiedlich stark ausgeprägter, sowohl als positiv als auch als negativ empfundener Reaktionen manifestieren. Weitere Variablen sind individuelle Leistungsbereitschaft und Motivation.

Ausdruck **positiver psychischer Beanspruchung** können Wohlbefinden, gesunder Körper- und Geisteszustand, Aktivierung und Motivation sein. **Negative psychische Beanspruchung** drückt sich aus in Stress, Ermüdung, Monotonie, herabgesetzter Vigilanz und psychischer Sättigung. Psychische Beanspruchungen (psychophysiologische Reaktionen) stehen in unmittelbarem zeitlichem und ursächlichem Zusammenhang mit den Belastungen. Sie sind bei Einhaltung angemessener Pausen und Erholungsphasen oder z. B. bei einem Wechsel der Tätigkeit reversibel.

Zu unterscheiden und von den psychischen Beanspruchungen abzugrenzen sind psychosomatische Folgeerkrankungen aufgrund andauernder Fehl- und Überbelastungen (▶ Abschn. 6.4). Bewegen sich die Ersteren auf einem physiologischen Beanspruchungskontinuum, handelt es sich bei den Letzteren um langfristige gesundheitsgefährdende Fehlentwicklungen, die in der Regel zumindest einer wesentlichen Verhaltensänderung, wenn nicht gar einer professionellen medizinischen und/oder psychotherapeutischen Behandlung bedürfen.

6.2.1 Arbeitsbedingte Ermüdung

Unter arbeitsbedingter Ermüdung wird eine belastungsbedingte Verminderung der Leistungsfähigkeit in Abhängigkeit von Art, Dauer und Intensität sowie individueller Voraussetzungen des arbeitenden Menschen verstanden. Sie ist bei Einhaltung angemessener Erholungsphasen reversibel. Andernfalls kann es zu einem Zustand der Übermüdung kommen, der u. a. durch das Auftreten von allgemeiner Mattigkeit, Unzufriedenheit, leichter Erregbarkeit und Überempfindlichkeit sowie durch Konzentrationsstörungen und motorische Unsicherheit gekennzeichnet ist. Übermüdung wirkt sich negativ auf das Leistungsvermögen aus und erhöht die Unfallhäufigkeit.

6.2.2 Monotonie, herabgesetzte Vigilanz und psychische Sättigung

Die herabgesetzte psychische Aktivität der **Monotonie** ähnelt der arbeitsbedingten Ermüdung, wird aber nicht durch Dauer und Intensität der Arbeit, sondern durch die Art der Tätigkeit bzw. durch die Tätigkeitsanforderungen hervorgerufen. Sie äußert sich bei Leistungsminderung und Leistungsschwankungen durch ein erhöhtes Müdigkeitsgefühl und ein Gefühl der Schläfrigkeit. Die zur Monotonie führenden spezifischen Arbeitsanforderungen sind Einförmigkeit, Reizarmut, ständige Wiederholungen der Aufgaben bei niedrigem Schwierigkeitsgrad und eine einförmige Arbeitsumgebung. Im Unterschied zur psychischen Ermüdung schwindet das Empfinden der Monotonie unmittelbar mit einem Wechsel der Tätigkeit bzw. der Anforderungen.

Bei der **herabgesetzten Vigilanz** (Wachsamkeit und Reaktionsbereitschaft) handelt es sich um einen spezifischen Zustand der Monotonie mit sich langsam reduzierender Signalentdeckungsleistung, der auf abwechslungsarme Tätigkeiten, z. B. bei der Instrumentenbeobachtung zurückzuführen ist.

Die **psychische Sättigung** bezeichnet einen Zustand, der oft durch Verärgerung, Gereiztheit, Widerwillen, Abneigung und Frustration charakterisiert wird. Zugrunde liegt eine affektbetonte Ablehnung von Tätigkeiten, die ein Erleben von Stillstand und Mangel an Entwicklungschancen beinhalten. Die Gefühle von Redundanz, Langeweile und das Erleben, auf der Stelle zu treten, begünstigen diesen Zustand.

6.2.3 Stress

Anders als in der Alltagssprache, in der der Begriff Stress für die Beschreibung eines umfassenden alltäglichen Belastungsgeschehens verwendet wird, steht Stress im deutschsprachigen arbeitsmedizinischen Sprachgebrauch für eine **Beanspruchungsreaktion**, die auf der individuellen Bewertung einer arbeitsbedingten Belastung beruht. In der Regel liegt dem Stressempfinden ein Konflikt zwischen den (auch selbst) gesetzten Zielen und Arbeitsanforderungen einerseits sowie dem Leistungsvermögen und den zur Verfügung gestellten Erfüllungsbedingungen andererseits zu Grunde (▶ Abschn. 6.4).

6.3 Burnout

> **Burnout**
> - Risikozustand bei längerfristiger Arbeitsüberforderung
> - Zustand von emotionaler Erschöpfung begleitet von Zynismus, Distanzierung und reduzierter Leistungszufriedenheit
> - Keine Krankheit, aber bei fehlender Regeneration erhöhtes Risiko psychischer und psychosomatischer Folgeerkrankungen

Weder die Arbeitsmedizin noch andere Fachgebiete verfügen über eine verbindliche Definition des Burnouts. Burnout ist keine Krankheit und ist im ICD-10 als Erschöpfungssyndrom lediglich als ein mit Schwierigkeiten bei der Lebensbewältigung verbundenes Problem kodiert (ICD-10 Z73.0). Praktikabel ist, sich an dem **Maslach-Burnout-Inventar** (MBI) zu orientieren. Dabei handelt es sich um das international verbreitetste Inventar zur Testung einer Burnout-Gefährdung. Die einzelnen Items des MBI lassen sich zu folgenden 3 Symptomclustern zusammenfassen:
- **Emotionale Erschöpfung:** Gefühl der Überforderung und des Ausgelaugtseins verbunden mit Energiemangel, Müdigkeit, Niedergeschlagenheit und Anspannungszuständen
- **Zynismus und Distanzierung:** Emotionaler Zustand, in dem aus dem idealisierten mit positiven Erwartungen verbundenen Verhältnis zur Arbeit Frustration und eine Distanzierung von der Arbeit geworden sind. Die Betroffenen erleben Schuldzuweisungen und Verbitterung gegenüber den Arbeitsbedingungen, eine Abwertung der

Arbeit und einen Zynismus, der sich u. a. gegen Kollegen und auch ihre Klientel richtet. Dieser Zustand ist häufig mit Schuldgefühlen oder auch einem vollständigen Gefühlverlust (Depersonalisation) verbunden

— **Verringerte Leistungszufriedenheit:** Empfundene nachhaltige Minderung der Arbeitsleistung, Kompetenz und Kreativität verbunden mit Konzentrationsstörungen und Arbeitsunzufriedenheit

Notwendige Voraussetzung für die Diagnose eines Burnout-Syndroms ist, dass die Betroffenen ihr Beschwerdebild als Folge ihrer Arbeitsbelastung erleben. Sie gehen davon aus, dass die Beschwerden bei fortbestehenden negativen Arbeitsbedingungen anhalten, sich aber nach dem Schaffen einer neuen, als förderlicher erlebten Arbeitssituation zurückentwickeln werden. Ein Burnout-Syndrom kann zu einer Depression oder einer anderen psychischen/psychosomatischen Erkrankung führen und ist wegen der symptomatischen Überschneidungen diagnostisch von diesen nur schwer abzugrenzen. Es kann sich aber auch um eine Phase handeln, die mit eigenen Ressourcen und eigenen Selbstheilungskräften überwunden werden kann.

6.4   Chronifizierter Stress und Stressfolgeerkrankungen

> **Chronifizierter Stress und Stressfolge-erkrankungen**
> — Andauernder Stress ist gesundheitsgefährdend und kann zu unterschiedlichen somatischen und psychischen Erkrankungen führen.
> — Das Verhältnis von arbeitsbedingten Belastungen (Risikofaktoren) und arbeitsbedingten Ressourcen entscheidet unter der Moderation personenbezogener Variablen wie Motivation, Leistungsbereitschaft und Bewältigungsstrategien über das Risiko für chronifizierten Stress bzw. eine Stressfolgeerkrankung.

Stress (engl.: strain) in der Folge von Anforderungen aus der Arbeit und anderen Lebensbereichen gehört zum Leben der Menschen. Wird er erkannt und bestehen für den einzelnen die Möglichkeit und die Freiheit, darauf zu reagieren und seine Anforderungen an die individuelle Leistungsfähigkeit anzupassen, ist

Stress z. B. wie körperlicher Schmerz physiologisch und kann richtungsweisend für eine gesunde Lebensführung sein. Problematisch und gesundheitsgefährdend wird Stress dann, wenn die Stresssymptomatik anhält und es zu einer **Chronifizierung** auf eskalierenden Anforderungs- und Aktivierungsniveaus kommt. Dann folgen dauerhafte Erschöpfung sowie körperliche und seelische Erkrankungen. Diverse Syndrome und Krankheiten werden ursächlich mit einem dauerhaft überhöhten Stressniveau in Verbindung gebracht: Ängste und Depressionen, Herz-Kreislauf-Erkrankungen und Infektanfälligkeit, Autoimmunkrankheiten, muskuloskelettale Erkrankungen sowie Gedächtnis- und Konzentrationsstörungen.

> ❯ Chronifizierter Stress wird in der Arbeits-
> medizin heute als wesentlich verantwortlich
> für die Zunahme von Arbeitsunfähigkeits-
> zeiten (AU) mit psychischen Diagnosen
> angesehen.

Als gesicherte arbeitsbedingte Risikofaktoren für stressbedingte Erkrankungen gelten prekäre Arbeitsverhältnisse (Zeitarbeit), Schichtarbeit, zu viele Überstunden, Unterbrechungen und Störungen während der Arbeit, Zeitdruck und hohe Arbeitsdichte, hohe Anforderungen bei einem geringen Handlungsspielraum, prekäres Einkommen und ein Missverhältnis zwischen Verausgabung bei der Arbeit und Belohnung. Hinzu kommen interaktionell und durch die Organisation bedingte Risikofaktoren wie interpersonelle Konflikte und Mobbing, geringe soziale Unterstützung durch Vorgesetzte, eine geringe Arbeitszufriedenheit sowie mangelnde organisationale Gerechtigkeit.

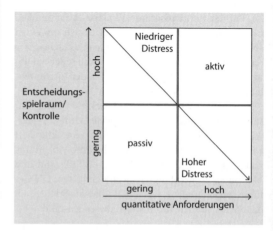

◻ **Abb. 6.1** Das Anforderungs-Kontroll-Modell (Karasek 1979; Karasek u. Theorell 1990)

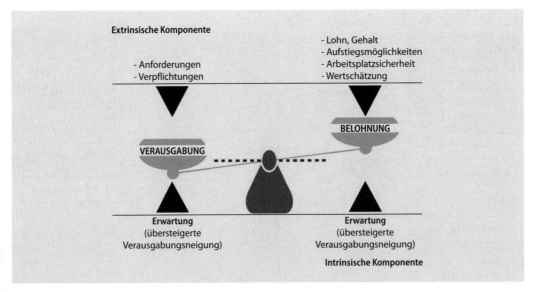

□ Abb. 6.2 Das Modell beruflicher Gratifikationskrisen (Siegrist 1996)

6.4.1 Modelle

Zwei in den Arbeitswissenschaften dominierende Modelle konnten belegen, wie das Fehlen einzelner Ressourcen im Arbeitsprozess die Entwicklung von arbeitsbedingtem Stress begünstigt. Das **Anforderungs-Kontroll-Modell** (DCM) (Karasek 1979; Karasek und Theorell 1990) stellt den Anforderungen in der Arbeit die Handlungskontrolle über den Arbeitsprozess sowie soziale Unterstützung gegenüber (□ Abb. 6.1). Je größer die Leistungsanforderungen und je geringer die Kontrolle über die Gestaltung der Arbeit und die soziale Unterstützung, desto höher das Stressrisiko.

Im **Modell des Ungleichgewichtes von Anforderungen und Gratifikationen in der Arbeit** (ERI) (Siegrist 1996) stehen den arbeitsbezogenen Leistungsanforderungen die Gratifikationen Entlohnung, Wertschätzung, Arbeitsplatzsicherheit und Aufstiegschancen gegenüber (□ Abb. 6.2). Das Verhältnis von Anforderungen und Gratifikationen wird zusätzlich von der individuellen Leistungsbereitschaft moderiert. Kommt es zu einem Ungleichgewicht zwischen Anforderungen und Gratifikationen, spricht das Modell von einer durch Stress gekennzeichneten Gratifikationskrise.

Das **Job-Demand-Ressources-Modell** (JD-R) (Demerouti et al. 2001; Bakker und Demerouti 2007) erweitert die o. g. Modelle (□ Abb. 6.3). Ihm liegt die Annahme zugrunde, dass jede Arbeit über ihre spezifischen Belastungen verfügt. Können sich die Beschäftigten von diesen Belastungen nicht erholen, kommt es

zur Stressentwicklung. Gleichzeitig verfügt jeder Arbeitsplatz aber auch über Ressourcen, die relevant für Aufbau und Erhalt der Arbeitsmotivation sind. Gemeinsam ist den Modellen, dass Arbeitsressourcen die Bedeutung der Arbeitsanforderungen für die arbeitsbedingte Stressentwicklung abmildern können. Unter Arbeitsressourcen sind physikalische, psychologische, soziale und organisationale Aspekte zu verstehen, die funktional für die Erfüllung der Arbeitsaufgabe sind, die die Arbeitsanforderungen und den physischen/psychologischen Aufwand reduzieren und/oder das Individuum zu persönlichem Wachstum, Lernen und Entwicklung anregen.

6.5 Prävention

 In der betrieblichen Praxis sind psychische Belastungen nicht generell und grundsätzlich zu reduzieren, sondern individuell und möglichst optimal auf den arbeitenden Menschen abzustimmen.

Verhältnisprävention Gesundheitsorientierte Gestaltung des Arbeitsbereichs, dabei Einbeziehen der psychischen Belastungen in die Gefährdungsbeurteilung nach dem Arbeitsschutzgesetz und den berufsgenossenschaftlichen Vorschriften; Einführung eines Gesundheitszirkels; Führungskräfteschulung; Förderung unterstützender Arbeitsbeziehungen.

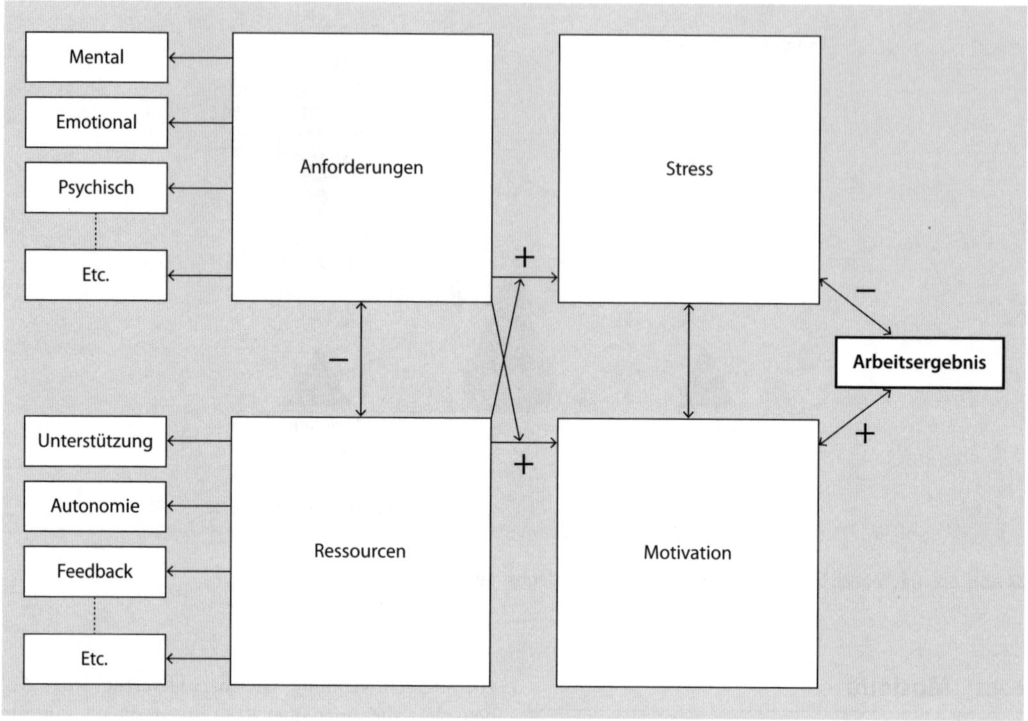

□ **Abb. 6.3** Das Anforderungs-Ressourcen-Modell (Bakker u. Demerouti 2007)

Verhaltensprävention Gesundheitsorientierte individuelle Vorbereitung, Gestaltung und Nachbereitung der Arbeit; Optimierung des Betrieblichen Gesundheitsmanagement; Work-Life-Balance; ausreichende Bewegung und Sport; salutogenetische Aktivitäten.

Sekundärprävention Beratung und frühe Intervention bei Verdacht auf arbeitsbedingte Überforderungen und Fehlbelastungen.

Berufskrankheiten entsprechend der BKV-Anlage

Das Berufskrankheitengeschehen ist durch Veränderungen der Arbeitswelt, aber auch durch Aktualisierungen von Seiten des Verordnungsgebers geprägt. Zur Vertiefung der einzelnen Berufskrankheiten (einschließlich ihres genauen Wortlauts) wird verwiesen auf die Merkblätter und wissenschaftlichen Begründungen, die vom Bundesministerium für Arbeit und Soziales herausgegeben werden; sie sind zugänglich unter http://www.baua.de/de/Themen-von-A-Z/Berufskrankheiten/Dokumente zu den einzelnen Berufskrankheiten/Merkblaetter www.baua.de ▶ themen-von-A-Z ▶ Berufskrankheiten/Dokumente zu den einzelnen Berufskrankheiten ▶ Merkblaetter und wissenschaftliche Begründungen ferner unter http://arbmed.med.uni-rostock.de/bkvo/bekvo.htm

Einige, der in der Anlage der Berufskrankheitenverordnung gelisteten Berufskrankheiten treten heute nur noch selten oder gar nicht mehr in Erscheinung. Diese werden im Folgenden nicht im Einzelnen dargestellt.

Links zu einzelnen Berufskrankheiten ◘ Tab. 2.1.

Die Anerkennung der Berufskrankheiten der Nrn. 1315, 2101, 2104, 2108–2110, 4301, 4302 und 5101 setzt voraus, dass sie »zur Unterlassung aller Tätigkeiten gezwungen haben, die für die Entstehung, die Verschlimmerung oder das Wiederaufleben der Krankheit ursächlich waren oder sein können«. Damit will der Verordnungsgeber die ansonsten drohende Verschlimmerung und Chronifizierung verhindern. Ein Nebenaspekt ist, dass damit leichtere Erkrankungsfälle häufig nicht gemeldet werden, betroffene Patienten in ihrem erlernten Beruf weiter arbeiten und keine Entschädigung erhalten. Auch hier sind im Sinne der vorgenannten BK-Festlegung eingehende sekundärpräventive Maßnahmen erforderlich, um einer Verschlimmerung vorzubeugen.

Berufskrankheiten durch Metalle und der 1er-Gruppe (chemische Einwirkungen) der BKV-Anlage

L.T. Budnik, X. Baur, R. Wegner

Durch chemische Stoffe hervorgerufene Intoxikationen und chronische Erkrankungen betreffen meist ein oder mehrere Organsysteme. Aufgrund verbesserter arbeitshygienischer Bedingungen und auch der großteils in Billiglohnländer verlagerten Produktion sind die Erkrankungszahlen in Industrieländern in den letzten Jahrzehnten zurückgegangen.

7.1 Expositionserfassung und Beurteilungswerte

Neben der qualifizierten Arbeitsanamnese und z. T. speziellen stoffbezogenen klinischen Befunden und Laborparametern (klinische Chemie) ermöglicht das **Ambientmonitoring** (Messung von Expositionsstoffen in der Luft, in Staub- oder Wischproben) die Identifizierung und Quantifizierung der Exposition (◘ Abb. 7.1). Das Ambientmonitoring kann aber keine konkrete Aussage über die Aufnahme der Stoffe in den Körper, seine Toxikokinetik und die gesundheitlich relevante Beanspruchung liefern. **Biomonitoring**, die systematische Messung von Expositionsstoffen oder deren Metaboliten in Körperflüssigkeiten exponierter Personen (Expositionsmonitoring), erlaubt hingegen toxikologisch begründete Aussagen.

Wann wird Biomonitoring eingesetzt?
- Bei Verdacht auf arbeitsbedingte Intoxikation
- Bei chronischer arbeitsbedingter Exposition gegenüber Schadstoffen (z. B. Begasungsmitteln)
- Zur Erfassung der Hintergrund-Exposition in der Bevölkerung (z. B. Humanbiomonitoring-Studien des Umweltbundesamtes oder des amerikanischen Centers for Disease Control, CDC)

Um geeignete spezifische Biomarker für das Biomonitoring zu finden, ist es wichtig, die Wege der Aufnahme, Verteilung, Ausscheidung und der Biotransformation der Stoffe sowie deren Zielorgane zu kennen (◘ Abb. 7.2). Die Beurteilung der gesundheitlichen

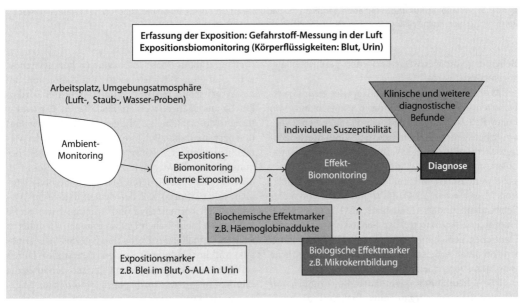

◘ **Abb. 7.1** Erfassung der Exposition (Ambientmonitoring, Biomonitoring) und Diagnosestellung. Die Inhalation ist der Hauptaufnahmepfad vieler Gefahrstoffe am Arbeitsplatz. Daneben kann die dermale Resorption einen wichtigen Part einnehmen. Über ein Drittel der mit einem Luftgrenzwert versehenen Gefahrstoffe wird als »hautresorbierbar« (H) markiert. Neben der unmittelbaren perkutanen Resorption von Gefahrstoffen am Arbeitsplatz besteht die zusätzliche Möglichkeit der zeitlich verzögerten Schadstoffaufnahme über die Haut (auch noch nach Beendigung der äußeren Exposition). Dieses geschieht durch kontaminierte Hautflächen (Depotwirkung der Haut) und/oder durch kontaminierte Kleidungsstücke und führt zur zeitlichen Verzögerung der toxischen Wirkung. Bei vielen hautgängigen Stoffen mit niedrigem Dampfdruck stellt dieser Eintrittsweg eine weitaus größere Gefahr dar als die Einatmung. Dazu gehören z. B. Organophosphate, aromatische Amine und Nitroverbindungen. Nur das Biomonitoring bietet für derartige Stoffe mit einer H-Kennzeichnung ein adäquates Überwachungsinstrument; die Einhaltung der jeweiligen Luftgrenzwerte kann hier keinen ausreichenden Gesundheitsschutz garantieren. Solche, durch die Haut resorbierte Stoffe, sollten auch toxikokinetisch besonders beachtet werden. (Nach Budnik und Baur 2012, 2009)

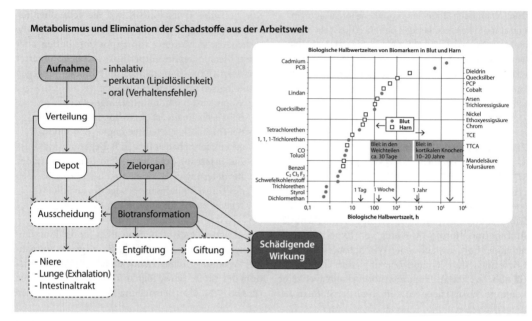

◘ Abb. 7.2 Metabolismus und Elimination beruflicher Schadstoffe als Grundlage für labordiagnostische Verfahren (Insert: Beispiele für biologische Halbwertszeiten. (Nach Health and Safety Executive [HSE] 2005)

Bedeutung von Messwerten erfordert gesundheitsbezogene **Grenzwerte**.

◘ Abb. 7.3 beschreibt das Konzept der gesundheitsbasierten Grenzwertaufstellung in Deutschland. Von hoher Relevanz für die Beurteilung einer Exposition am Arbeitsplatz sind Biomonitoring-Grenzwerte (Biologischer Grenzwert, BGW; Biologischer Arbeitsplatz-Toleranzwert, BAT) und Luftgrenzwerte (Arbeitsplatzgrenzwert, AGW; Maximale Arbeitsplatzkonzentration, MAK) (▶ Kap. 2.2.4). BGW und AGW sind rechtlich bindend für den Arbeitsplatz, MAK und BAT sind empfohlene Grenzwerte der Senatskommission der Deutschen Forschungsgemeinschaft (DFG) (entworfen von deren Arbeitsgruppen für die gesundheitliche Bewertung von Arbeitsstoffen).

Die **Toxikokinetik** quantifiziert Bewegungen von Fremdstoffen im Organismus (bekannt auch als ADME = absorption – distribution – metabolism – excretion). Die Gesamtbelastung wird in einzelne Kompartimente (z. B. Lungenkompartiment) zerlegt, die über unterschiedlich schnelle Prozesse miteinander verbunden sind (wobei die Durchblutung eine wichtige Rolle spielt). Teile der Fremdstoffe können direkt ausgeschieden (Niere, Galle, Fäzes) oder in andere Kompartimente (v. a. Depotorgane wie Fettgewebe, kortikaler Knochen) verteilt werden.

Der Metabolismus (meist in der Leber) verläuft zuerst über Phase-I-Enzyme (z. B. Cytochrom P-450,

CYP) und dann Phase-II-Enzyme (= konjugierende; z. B. Glutation-S-Transferasen). Bei Exposition um den Arbeitsplatzgrenzwert kann von linearer Toxikokinetik ausgegangen werden. Bei höheren Konzentrationen (dosisabhängige sättigende Metabolisierung) und bei genetischen Polymorphismen verläuft der Metabolismus anders. Schwere körperliche Arbeit begünstigt schnelle Metabolisierungsraten. Dieses ist zu beachten bei Stoffen, deren Metabolite besonders toxisch sind (Giftung), z. B. bei Methanol (toxische Wirkung durch Formaldehyd und Ameisensäure). Stoffe mit langen biologischen Halbwertszeiten kumulieren während anhaltender Exposition (speziell Schwermetalle und hochchlorierte Kohlenwasserstoffe). Durch Auffüllen verschiedener Kompartimente verlaufen die Eliminationsprozesse mehrphasig, wodurch die Angabe von Halbwertszeiten erschwert ist.

Maßgebend für die Erstellung von AGW, MAK, BAT und BGW sind wissenschaftlich fundierte Kriterien des Gesundheitsschutzes, nicht die Möglichkeiten ihrer Einhaltung in der Praxis. Die früheren TRK-Werte, die für krebserzeugende Stoffe aufgestellt wurden, sollen nicht mehr angewandt werden, da für deren Höhe lediglich die technische Machbarkeit sowie die Möglichkeit der messtechnischen Überwachung entscheidend war, nicht aber die toxikologische Relevanz.

Von Bedeutung sind auch die BLW (Biologische Leitwerte der Senatskommission der DFG), erstellt für

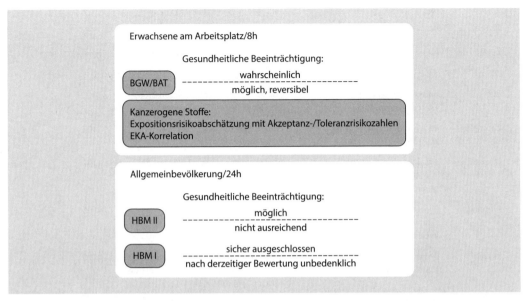

Abb. 7.3 Gesundheitsbasiertes Grenzwertkonzept der Senatskommission der DFG. *BGW* Biologischer Grenzwert; *BAT* Biologische Arbeitsplatztoleranzwert, *EKA* Expositionsäquivalente für krebserzeugende Stoffe; *HBM* Humanbiomonitoring-Werte (Einzelheiten ▶ Text)

kanzerogene Stoffe (http://onlinelibrary.wiley.com/doi/10.1002/3527600418) sowie die EKA-Werte für Einzelstoffe (▶ Kap. 2.4). Diese können aber nicht auf Mischexpositionen angewendet werden.

Unter »**Referenzwert**« versteht man das 95er-Perzentil eines genau definierten Referenzkollektivs (früher: Normgrenze). Die Senatskommission der DFG bemüht sich, arbeitsmedizinisch relevante Referenzwerte, BAR (Biologischer Arbeitsstoff-Referenzwert), an Personen ohne berufliche Belastung abzuleiten. Letztere gibt es aber vorerst nur für wenige Arbeitsstoffe.

Es existiert eine Vielzahl weiterer Beurteilungsempfehlungen für den Bereich der Umweltmedizin. Diese variieren allerdings in ihrer fachlichen Herleitung und rechtlichen Bedeutung erheblich. Es sind toxikologisch begründete Werte, Vorsorgewerte, Referenz- oder Hintergrundwerte zu unterscheiden (http://www.lgl.bayern.de/gesundheit/arbeitsplatz_umwelt/chemische_umweltfaktoren/beurteilungswerte.htm) (s. unten, weitere Einzelheiten ▶ Kap. 2.4):

— Toxikologisch begründete Werte sind dadurch gekennzeichnet, dass sie von Expertengremien gesundheitsbasiert erstellt und auf geeigneten Erkenntnissen zu toxischen Wirkungen des jeweiligen Stoffes basieren; oft enthalten sie Sicherheitsabstände, um auch empfindliche Bevölkerungsgruppen zu schützen. Dazu gehören

für die Allgemeinbevölkerung die Humanbiomonitoringwerte HBM I und HMB II (Umweltbundesamt 2012); sowie die Luftwertgrenzwerte RW I und RW II (▪ Abb. 7.3 für das Konzept der gesundheitsbasierten Grenzwerte in Deutschland).

— Vorsorgewerte werden meist niedriger als toxikologisch begründete Werte festgelegt und sollen prospektiv die Belastung des Menschen vermeiden oder vermindern; ein Beispiel sind die Pflanzenschutzmittel-Grenzwerte der Trinkwasserverordnung.

— Referenzwerte bilden die Hintergrundbelastung ab (s. oben). Sie geben in der Regel keinen Aufschluss über eine Gesundheitsgefährdung. Da der Begriff »Normalwert« missverständlich ist, spricht man heute nicht mehr von Normalwert, sondern vom Referenzwert. Liegen Belastungen im Bereich der Hintergrundwerte vor, geht von ihnen aber auch kein im Vergleich zur Allgemeinheit erhöhtes Risiko aus (Umwelt-Surveys). (http://www.lgl.bayern.de/gesundheit/arbeitsplatz_umwelt/chemische_umweltfaktoren/beurteilungswerte.htm)

— Neben den oben erwähnten nationalen Grenzwerten werden neuerdings EU-Grenzwert-Empfehlungen entwickelt (v. a. vom »Scientific Committee on Occupational Exposure Limits, SCOEL«,

⊡ Tab. 7.1 Wirkungen, Symptome und Erkrankungsbilder ausgewählter Metalle

Metall	Expositionsmöglichkeiten	Wirkungen, Symptome, Krankheitsbilder	BK Nr.
Blei	Batterieherstellung, Korrosionsschutz	»Bleikoliken«, Nervenfunktionsstörungen, Anämie	1101
Cadmium	Legierungen, Galvanisieren, Hartlöten	Nierenschäden, Lungenemphysem, Osteomalazie	1104
Quecksilber	Amalgamierung, früher Spiegel-, Thermometerherstellung, Messgeräteherstellung und -reparatur	Gastrointestinale Beschwerden, ZNS- und Nierenschädigung	1102
Aluminium	Pyroschliff-Herstellung, Ausschmelzen von Aluminiumoxid aus Bauxit, Aluminiumlegierungen	Aluminose	4106
Beryllium	Legierungen, Keramikfarben, Neutronenbremse	Berylliose: (granulomatöse organbezogene (vor allem der Lunge) oder systemische Veränderungen)	1110
Cobalt	Hartmetallherstellung, Legierungsbestandteil	Hartmetalllunge (durch noch ungesinterte Bestandteile), ZNS-Störungen (extrem selten)	4107
Nickel	Galvanik, Legierungen; Modeschmuck, Gebrauchsgegenstände	Kontaktekzem, Atemwegserkrankung, Lungenkrebs	Kontaktekzem: 5101 Lungenkrebs: 4109
Thallium	In sulfidischen Erzen, Legierungszusatz, Gemenge für optische Gläser, Photochemikalien, Pestizide	Haarausfall, Gastritis, Reflexabweichungen, organisches Psychosyndrom; Nierenschädigung	1106

das als Expertengremium Entwürfe für arbeitsplatzbezogene Ambient- und Biomonitoringwerte erstellt sowie die »Europäische Human-Biomonitoring-Kommission«, die toxikologisch relevante Humanbiomonitoring-Werte (HBM) für den Bereich der Umweltmedizin erarbeitet (analog zu den deutschen HMB-Werten des Umweltbundesamtes, UBA). (http://www.umweltbundesamt.de/gesundheit/publikationen/index.htm#khb)

Auf das Konzept der Grenzwerte für kanzerogene Stoffe wird im ▶ Kap. 13 näher eingegangen. Weiterführende Ausführungen zur Arbeitstoxikologie finden sich im ▶ Kap. 21 und 25.

Die arbeitsbedingte Exposition gegenüber einer Reihe von chemischen Stoffen kann verschiedene Erkrankungen hervorrufen. ⊡ Tab. 7.1 zeigt einige Bespiele. Im Folgenden werden die chemischen Stoffe den Berufskrankheiten zugeordnet und nach Chemikaliengruppen wie Metalle, Lösungsmittel etc. sortiert.

▪▪ Diagnostik

Entscheidend ist stets die detaillierte Arbeitsanamnese mit Abschätzung der akuten und kumulativen Belastung (Schadstoffinkorporation). Die daraus ableitbaren Erkrankungsrisiken müssen im Einzelfall im Kontext mit den klinischen Befunden und Laborwerten interpretiert werden (Letztere sind für sich allein nur in Ausnahmefällen pathognomonisch).

▪▪ Prävention

Soweit bei den einzelnen Arbeitsstoffen nicht näher ausgeführt, ist durch übliche Maßnahmen der Primärprävention (Substitution, geschlossene Anlagen, Luftabsaugungen, Filtersysteme) und Sekundärprävention (Überwachung der Einhaltung von Grenzwerten, Tragen geeigneter persönlicher Schutzausrüstung wie Handschuhe und Atemmaske, Biomonitoring, arbeitsmedizinische Vorsorgeuntersuchung) die gesundheitsgefährdende Belastung soweit möglich zu vermeiden oder zumindest zu minimieren sowie eine Frühdiagnostik zu gewährleisten. Die in diesem

Kapitel genannten Kennzeichnungen und Einstufungen beziehen sich auf die rechtsverbindlichen Festlegungen (z. B. in der TRGS 905); z. T. sind MAK-Empfehlungen der Senatskommission der DFG hinzugefügt.

■■ Therapie

Das therapeutische Vorgehen ist in der Regel symptomorientiert. Teilweise kann eine Hämodialyse, bei Schwermetallintoxikationen auch die Gabe von Chelatbildnern indiziert sein (s. hierzu einschlägige Lehrbücher der Toxikologie und Notfallmedizin).

7.2   Metalle und Metalloide

Mehr als die Hälfte aller bekannten Elemente gehört zu den Metallen. Einige davon sind für den Menschen essenziell, so Eisen und Kalium, andere sind toxisch, z. B. Blei und Quecksilber. Einige Metalle bzw. Metallverbindungen sind kanzerogen. Zu nennen sind vor allem Chrom und Nickel. Letztere wurden BK-rechtlich aus formalen Gründen nicht in die Gruppe der durch chemische Stoffe verursachten Erkrankungen der Berufskrankheitenliste aufgenommen, sondern wegen der im Vordergrund stehenden krebserzeugenden Wirkung am Respirationstrakt der Gruppe der Erkrankungen der Atemwege und der Lungen, des Rippenfells und des Bauchfells zugeordnet.

In der Untergruppe 41 der Berufskrankheitenliste (◻ Tab. 1.2, ◻ Tab. 2.1, ◻ Tab. 7.1) finden sich mehrere Erkrankungen durch Metalle, nämlich durch Aluminium (BK Nr. 4106), Hartmetallstäube (BK Nr. 4107; Cobalt, Wolfram, Molybdän u. a.) und Nickel (BK Nr. 4109). Auch diese ausschließlich die Atemwege betreffenden Erkrankungen sind in dem Kapitel der 4er-Gruppe abgehandelt.

(Bezüglich Krebserkrankungen ▶ Kap. 13).

In Deutschland werden den Unfallversicherungsträgern jährlich etwas mehr als 300 Erkrankungen durch Metalle bzw. Metalloide gemeldet. Am häufigsten ist der Verdacht auf eine Bleiintoxikation mit derzeit etwa 100 Fällen pro Jahr. Da letztere heute in der Regel folgenlos ausheilt, ist die Anzahl notwendiger Entschädigungen wegen bleibender Folgen mit etwa vier Fällen pro Jahr klein. Auch der Anteil anerkannter Bleivergiftungen, also einschließlich solcher ohne Folgeschäden, liegt nur bei zurzeit 10% der angezeigten Fälle. Folgen beruflicher Arsenbelastung werden dagegen, bezogen auf die Meldungen, häufiger als entschädigungspflichtige Berufskrankheit anerkannt (knapp ¼). Dies ist durch die kanzerogene Wirkung dieser Substanz bedingt.

> ❯ **Akute Vergiftungen durch Metalle gehören heute zu den selten auftretenden Erkrankungen. Die Wirkung unterschwelliger Metallbelastungen durch Umwelteinflüsse und möglicherweise hierdurch verursachter oder geförderter Erkrankungen werden dagegen zunehmend diskutiert.**

Auf gesundheitsadverse Effekte von Metallen, die nicht zu den Berufskrankheiten gehören, weist ▶ Kap. 21 hin. Metalle lassen sich wegen ihrer relativ langen Halbwertszeit auch noch nach Expositionsende sinnvoll im biologischen Material bestimmen. Geeignet sind Blut und Urin. Die Methoden sind erprobt und zuverlässig, die gewonnenen Ergebnisse können mit Werten von nicht belasteten Personen und toxikologisch begründeten Grenz- und Referenzwerten verglichen werden. Wissenschaftlich abgesicherte Grenzwertempfehlungen liegen vor (BGW-, BAT-Werte und Expositionsäquivalente für krebserzeugende Arbeitsstoffe [EKA-Werte, ▶ Kap. 2.4]).

Zur Therapie der Metallvergiftungen eignen sich Chelatbildner, in schweren Fällen kann eine Hämodialyse notwendig sein. Die Nebenwirkungen und Anwendungsbeschränkungen der geeigneten Antidots sind gesondert zu beachten (Ausschwemmung essenzieller Spurenelemente, allergische Reaktionen, Asthma etc., besonders in der Schwangerschaft).

Die **Detoxifizierung von Schwermetallen** verläuft meistens in vier Schritten:

- Synthese komplexbildender Proteine oder Peptide, welche die freien Schwermetall-Ionen binden und somit in eine biologische Form überführen. Als wichtigste Proteine sind dabei die Metallothioneine zu nennen (Eine gesteigerte Expressionsrate der Metallothioneine wird sehr effektiv durch Schwermetalle wie Cadmium, Quecksilber oder Kupfer hervorgerufen. Der erhöhte Gehalt an Metallothioneinen im Zytosol führt zu einer **gesteigerten** Sequestrierung der freien toxischen Schwermetalle in den Zellen).
- Expression von Proteinen, die als Pumpen für Metall-Thiolat-Komplexe oder freie Ionen fungieren.
- Aktivierung von Transkriptionsfaktoren, welche Gene induzieren, die direkt in die Schwermetall-Detoxifizierung oder in spezifische Reparaturmechanismen eingebunden sind.
- Aktivierung proteolytischer Abbauwege.

7.2.1 Aluminium (BK Nr. 4106)

> **Aluminium**
> - Krankheitsbild: Aluminiumstaublunge (Aluminose); Aluminium zeigt Interaktion mit Calcium- und Phosphor-Stoffwechsel
> - Exposition: Herstellen von Pyroschliff; Feinstampfen, Sieben und Mischen; Herstellung von Aluminiumpulver; Ausschmelzen von Aluminiumoxid aus Bauxit; Herstellung von Aluminiumlegierungen; Schweißen von Aluminiumprodukten

Einzelheiten ► Kap. 7.4.

■■ Prävention

▬ Grenzwerte: AGW nicht gegeben; BGW 200 µg/L, BAT 60 µg/g Kreatinin (Urin): Referenzwert 5 µg/L (Blut); 15 mg/L (Urin); Durchschnittswert der Allgemeinbevölkerung <1 µg/L (Blut) und <0,1 µg/g Kreatinin (Urin)

7.2.2 Arsen (BK Nr. 1108)

> **Arsen**
> - Subakut: Abdominelle Schmerzen, Reizwirkung (Haut, Atemwege, Augen), toxische Polyneuropathie
> - Krebs der Atemwege, Lungen, Haut
> - Anwendung: Halbleitertechnik, Korrosionsschutz, Holzschutzmittel, Herbizide

■■ Krankheitsbild

Die akute Arsenvergiftung setzt mit Schwindel, Übelkeit, Erbrechen und abdominellen Schmerzen ein; blutige Durchfälle und Muskelkrämpfe, schlaganfallähnliche Symptome und Bewusstseinseintrübung treten hinzu. Der Tod erfolgt im Kreislaufversagen. Die inhalative Arsenwasserstoffintoxikation ist durch eine rasch einsetzende, ausgeprägte hämolytische Wirkung gekennzeichnet. Bei der chronischen Toxizität steht die reizende Wirkung an der Haut, den Atemwegen und Augenbindehäuten im Vordergrund. Arsen bzw. Arsenverbindungen führen zu Haut- und Schleimhautgeschwüren; Nasenseptumperforationen treten ebenfalls auf. Beobachtet werden Hyperkerato-

sen an Handflächen und Fußsohlen, sog. Arsenwarzen, und verstärkte Hautpigmentierungen (Arsenmelanosen), auch Depigmentierungen von Hautarealen und Haarausfall. Gewebsnekrosen (Gangrän) wurden als Folge peripherer Gefäßveränderungen nach dem Trinken von arsenhaltigem Trinkwasser beschrieben. Die chronische Arsenintoxikation kann periphere symmetrische sensible und motorische Nervenfunktionsstörungen (toxische Polyneuropathie) mit Hirnnervenbeteiligung und psychischen Veränderungen verursachen. Auch wurden Schädigungen des Herzmuskels oder anderer innerer Organe wie der Leber und der Nieren beobachtet. Häufig finden sich laborchemisch Hinweise auf die hämatotoxische und vor allem hämolytische Wirkung des Arsens wie Anämie, Leukopenie und Hyperbilirubinämie. Gesundheitsschäden durch mit Fischgenuss aufgenommenes organisches Arsenobetain sind bisher nicht beobachtet worden.

> ❯ **Arsen gehört zu den Stoffen, die nach gesicherten Erkenntnissen humankanzerogen sind. Beobachtet werden vor allem Krebserkrankungen der Atemwege und Lungen, aber auch solche der Haut.**

Anorganische Arsenverbindungen werden nach inhalativer oder peroraler Aufnahme gut resorbiert und im Blut an die Erythrozyten gebunden. Arsen wird aus dem Blut schnell eliminiert, die Halbwertszeit der 1. Phase beträgt weniger als 1 h, nach 24 h sind nur noch <0,1% der ursprünglich vorhandenen Menge im Blut nachweisbar. Die Deponierung erfolgt vorwiegend in Leber und Nieren, Muskulatur, Knochen sowie in der Haut und in den Haaren. In seiner dreiwertigen Form bindet Arsen an Sulfhydrylgruppen und beeinflusst Enzymsysteme, u. a. der intrazellulären Atmung, des Glutathionmetabolismus und DNA-Reparaturmechanismen. Aufgenommenes anorganisches Arsen wird im Körper methyliert und vor allem als Dimethylarsinsäure ausgeschieden.

■■ Diagnostik

Arsenbestimmung im Urin. Bis 12–48 h nach Fischgenuss, vor allem von Matjes, kann die Arsenausscheidung in Einzelfällen den Grenzwert überschreiten.

■■ Exposition

Arsen zählt zu den Halbmetallen. In der Natur findet es sich vor allem als Begleiter sulfidischer Erze. Die wichtigste anorganische Arsenverbindung ist das Arsentrioxid, elementares Arsen kommt in freier Natur kaum vor. Organische Arsenverbindungen finden sich aufgrund biologischer Methylierung auch im menschlichen Organismus, vor allem als Monomethylarson- und Dimethylarsinsäure.

Arsen hat als Legierungsbestandteil industrielle Bedeutung, etwa zur Erhöhung der Korrosionsfestigkeit von Messing. Weiterhin kommt Arsen in der Glasindustrie, bei der Reinigung von Elektrolytlösungen und in der Halbleitertechnik zur Anwendung. Arsenate wurden als Holzschutzmittel eingesetzt, im Weinbau bei der Reblausbekämpfung sowie als Herbizide. Hauptquelle der oralen Arsenbelastung ist der Konsum von Fisch und Meerestieren, insbesondere von Matjes. Diese enthalten Arsen in Form von Arsenobetain und Arsenocholin, aber auch anorganisches Arsen.

■ ■ **Prävention**
- Meiden des Arsenkontaktes durch geeignete Schutzmaßnahmen (Atemschutz, Schutzkleidung, Handschuhe)
- Grenzwerte und Einstufung: BLW 50 µg/L (Urin); BAR 15 mg/L(Urin); Referenzwert 5 µg/L (Blut); EKA 130 µg/L Arsen in Urin, entspricht 0,1 mg/m^3 Arsentrioxid in der Luft; krebserzeugend, K1

Bei der (gelegentlich in suizidaler Absicht) erfolgten Arsenintoxikation kann eine Hämodialyse unumgänglich sein. Arsenintoxikationen mit Arsenausscheidungen im Urin von 360 mg/L wurden so überlebt.

7.2.3 Beryllium (BK Nr. 1110)

Beryllium
- Akut: Reizwirkung an Haut und Schleimhäuten
- Chronisch: Berylliose (Sarkoidose-ähnliches pulmonales oder systemisches Krankheitsbild)
- Anwendung: Raumfahrtindustrie, Nuklearindustrie, früher Herstellung von Zahnersatz

■ ■ **Krankheitsbild**
Die Aufnahme von Beryllium erfolgt zumeist inhalativ, z. T. auch perkutan. Beryllium und Berylliumsalze wirken zellschädigend und können Zellnekrosen verursachen. Die akute Berylliumexposition führt zu Reizwirkungen an Haut, Schleim- und Augenbindehäuten. Beim Einatmen von Berylliumoxid können Rhinitis, Tracheobronchitis sofort oder mit einer Latenzzeit auftreten, Lungenödem und toxische Berylliumpneumonie sind ebenfalls beschrieben. Die chronische Exposition kann zu einer systemischen zellulären Typ IV-Immunantwort mit granulomatösen, sarkoi-

doseähnlichen Allgemeinerkrankungen führen (**Berylliose**), vor allem ist die Lunge betroffen. Bei prädisponierten Personen können bereits geringe Expositionen ausreichen, um die Erkrankung auszulösen. Eine Sensibilisierung ist bei bis zu 5% der Exponierten zu erwarten, von denen wiederum etwa 10% erkranken. Beryllium ist humankanzerogen.

■ ■ **Diagnostik**
Die chronische Berylliose ist in der Regel nur mittels des Beryllium-Lymphozyten-Transformationstests (verstärkte Proliferation) von einer Sarkoidose zu unterscheiden. Ein positives Testergebnis weist die Berylliumsensibilisierung nach. Ein Berylliumgehalt im Urin oberhalb des BAR (0,05 µg/L) belegt eine berufliche Belastung.

■ ■ **Exposition**
Beryllium ist ein graues, hartes Leichtmetall, welches in der Nuklear- und Raumfahrtindustrie eingesetzt wird. Früher wurde es auch zur Härtung von Zahnersatz (Exposition von Zahntechnikern) verwendet. Beim Schneiden von Beryllen (Smaragd, Aquamarin) wird Beryllium in Konzentrationen frei, die bei Edelsteinschleifern zu messbaren Berylliumausscheidungen führen.

■ ■ **Prävention**
- Die inhalative und kutane Exposition ist zu meiden.
- Grenzwerte und Einstufung: BAR 0,05 µg/L (Urin nach Schicht); EKA nicht festgelegt; krebserzeugend, K1.
- Eine spezifische Behandlung der chronischen Berylliose ist nicht bekannt.

7.2.4 Blei (BK Nr. 1101)

Blei
- Akut und subakut: Anämie, abdominelle Koliken, Nervenfunktionsstörungen, Reproduktionstoxizität
- Mögliche Spätfolgen: selten tubuläre und interstitielle Nierenschäden; kanzerogene Effekte (Kategorie 2; hochdifferenzierte Nierenkarzinome oder Nierenadenome)
- Anwendung: Alte Bleifarben, Korrosionsschutz, Keramikindustrie

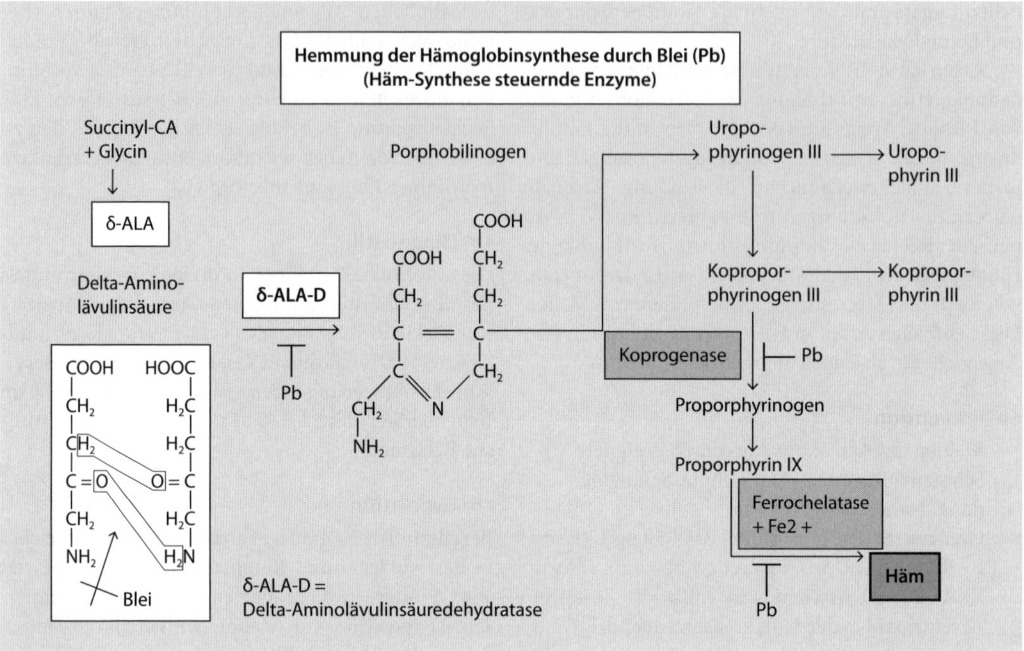

Abb. 7.4 Das Enzym Delta-Aminolävulinsäuredehydrase (δ-ALA), das die Umwandlung von δ-ALA in Porphobilinogen katalysiert, nimmt eine zentrale Rolle bei der Bleiintoxikation ein. Die Urin-Ausscheidung von δ-ALA wird als Biomarker (Beanspruchungsindikator) der Bleiintoxikation eingesetzt

▪▪ Krankheitsbild

Dem klassischen Krankheitsbild mit Anämie, Abdominalkoliken, chronischer Verstopfung gehen häufig uncharakteristische Symptome (Schlappheit, rheumatoide Beschwerden, Kopfschmerzen etc.) voraus. Neuromuskuläre Schäden mit Parese des Nervus radialis oder eine Encephalopathia saturnina wurden früher im Rahmen schwerer Bleiintoxikationen beobachtet. Entsprechendes gilt für Nierenschäden. Von einzelnen Autoren wird ein geringer Anstieg des arteriellen Blutdrucks diskutiert. In hohen Dosen wirkt Blei reproduktionstoxisch.

Metaanalytisch konnten bei Erwachsenen Einschränkungen von Leistungsparametern (verhaltenstoxikologische Testsysteme) bei Bleiwerten im Blut >400 µg/L nachgewiesen werden. Einige Bleiverbindungen sind beim Menschen auf Grund ihres Arsen- oder Chromatanteils (Bleiarsenat, Bleichromat) krebserzeugend. Organische Bleiverbindungen (Bleitetraethyl, -methyl) wirken neurotoxisch (**cave:** perkutane Resorption). Etwa 95% des resorbierten Gesamtbleis werden im Blut an die Erythrozyten-Membran und das Hämoglobin gebunden. Blei reagiert mit Sulfhydrilgruppen verschiedener Enzymsysteme und greift so in unterschiedliche Stoffwechselbereiche ein. Klinisch und diagnostisch bedeutend ist die Wirkung auf die Blutbildung. Infolge von Hämolyse und partieller Blockierung der Hämoglobinbildung (Hemmung der Delta-Aminolävulinsäuredehydrase, dadurch Blockierung der Verbindung von 2 Molekülen der Delta-Aminolävulinsäure (δ-ALA) zum Porphobilinogen (**Abb. 7.4**)) entwickelt sich eine häufig hypochrome, z. T. auch normo- oder selten leicht hyperchrome Anämie. Die endogen unverändert gebildete δ-ALA wird mit dem Urin vermehrt ausgeschieden (Biomarker). Eine basophile Tüpfelung der Erythrozyten kommt bei der Bleivergiftung gelegentlich vor, ist aber nicht pathognomonisch. Auf weitere, in der Literatur beschriebene spezifische Effekte weist **Tab. 21.1 in ▶ Kap. 21 hin.**

▪▪ Diagnostik

Die Aufnahme von Blei erfolgt über die Lungen (Absorptionsquote ca. 40%), kutan und peroral über den Gastrointestinaltrakt (Absorptionsquote 5–10%) organische Bleiverbindungen (Bleialkyde) werden auch leicht perkutan resorbiert. Zu Ablagerung kommt es v. a. im Knochen (etwa 90% der Gesamtkörperlast); die Elimination erfolgt zu 75–80% über den Urin. Die Halbwertszeit beträgt im Blut und in den Weichteilgeweben etwa 30–60 Tage, im kortikalen Knochen 10–20 Jahre. Durch langsamen Abbau aus dem Knochengewebe ist oft noch jahrelang ein erhöhter Nachweis von Blei im Blut möglich.

Die Diagnosestellung einer Bleivergiftung basiert auf der Anamnese, dem Krankheitssymptomen und der Bestimmung des Bleispiegels im Blut (PbB) und/oder der **Delta-Aminolävulinsäure** (δ-ALA) in Urin. Der Referenzwert für Blei im Blut (erhoben bei beruflich nicht bleiexponierten Personen) beträgt 90 µg/L. Darüber liegende Werte lassen eine zusätzliche, evtl. auch länger zurückliegende berufliche Bleiexposition annehmen. Bei gebärfähigen Frauen sollte der Bleispiegel im Blut stets unter 100 µg/L liegen. Ausgeprägte Intoxikationssymptome sind bei gesunden Erwachsenen erst bei Werten ab 700 µg/L zu erwarten, in Einzelfällen auch darunter. Eine Hb-Abnahme kann schon bei niedrigeren Konzentrationen auftreten (◘ Tab. 21.1 in ▶ Kap. 21).

Eine δ-ALA-Ausscheidung von mehr als 15 mg/L weist bereits auf eine Intoxikation hin. Die früher diagnostisch begründete Bleiausschwemmung mit Chelatbildnern (z. B. mit D-Penicillamin) ist wegen dem Risiko von Nebenwirkungen (u. a. Cadmiumretention) obsolet.

■■ Exposition

Blei ist ein weiches, bei 327°C schmelzendes, technologisch vielseitig verwendetes Schwermetall, das in Akkumulatoren und Batterien, Farbstoffen (Bleiweiß), Chemikalien für Legierungen, Kabelummantelungen, Gewichten, früher auch Rohren und Rostschutz (Bleimennige) sowie organisch gebunden als Kraftstoffsubstanz eingesetzt wurde.

Nicht berufliche Exposition: Trinkwasser (aus alten verbleiten Rohren, heute sehr selten), Trinken saurer Säfte aus Karaffen mit Bleiglasur, Schrotschuss-Verletzungen, obskure Heilmittel. Löten mit bleihaltigen Lötmitteln führt im Allgemeinen nicht zu einer wesentlichen Belastung. Akzidentelle Bleiinkorporation (Bleiazetat statt Zucker, rot-orangefarbene Bleimennige anstelle von Paprikapulver etc.) kommt vor.

■■ Prävention

- Meidung der Exposition, persönliche Schutzmaßnahmen, v. a. bezüglich der aerogenen und peroralen (verschmutzte Hände) Aufnahme und des kutanen Kontaktes bei Bleialkydexposition
- Grenzwerte und Einstufung: BGW 400/300 µg Blei/L Blut (jeweils der zweite Wert für Frauen <45 Jahre); BLW 400/100 µg Blei/L Blut; HBM II 250/150 µg Blei/L Blut; Referenzwert 90/70 µg Blei/L Blut (Daten <1994); krebserzeugend, K2
- Arbeitsmedizinische Vorsorgeuntersuchung: G31 (▶ Übersicht in der ArbMedVV)

Zur symptomatischen Therapie der **akuten Bleiintoxikation**: Häufig schwinden die Beschwerden nach 1–2 Wochen auch ohne spezifische Behandlung. Nur bei hohen Bleiwerten und ausgeprägten Intoxikationssymptomen werden Chelatbildner empfohlen; s. einschlägige Lehrbücher der Toxikologie und Notfallmedizin.

7.2.5 Cadmium (BK Nr. 1104)

> **Cadmium**
> - Subakut bzw. chronisch: tubuläre Nierenschäden, Atemwegserkrankungen, Osteomalazie, Kopfschmerzen, Schwindel, Übelkeit, Erbrechen und Diarrhöen, Hautveränderungen. Selten: Anämie, Bluthochdruck, Arthritis, Tumoren
> - Verarbeitung und Anwendung: Verhüttung cadmiumhaltiger Zinkerze, Hartlöten, Galvanisieren, Farbpigmente und Korrosionsschutzmittel

■■ Krankheitsbild

Akute inhalative Vergiftungen durch Cadmiumdämpfe oder -rauche sind selten. Sie führen zu Reizerscheinungen an den oberen und unteren Atemwegen sowie nach kurzer Latenzzeit (bis zu 3 Tage) zum Lungenödem, bei oraler Aufnahme zu Gastroenteritis. Bei chronischer Einwirkung steht die Nephrotoxizität im Vordergrund. Die Nierenfunktionsstörung ist durch eine vermehrte Ausscheidung von niedermolekularen Proteinen (β_2-Mikroglobulin) gekennzeichnet. Auch wurde über Lungenfunktionsveränderungen durch chronische Cadmiumbelastungen berichtet. Es gibt Hinweise auf ein häufiges Auftreten eines Lungenemphysems und geringgradige (obstruktive) Lungenfunktionsstörungen nach mäßiger langjähriger beruflicher Cadmiumexposition. Eine Atrophie der Nasenschleimhaut und Anosmie kommen vor. Ein gelber Zahnsaum wurde beschrieben.

Ein Zusammenhang zwischen Cadmiumbelastung und Herz-Kreislauferkrankungen, u. a. arteriellem Bluthochdruck, ist nach wie vor strittig. Über massive Osteoporosen wurde bei stark cadmiumbelasteten Personen in Japan (»Itai-Itai«-Krankheit) berichtet; einzelne Kasuistiken liegen auch aus Deutschland vor. Cadmium hat sich als humankanzerogen erwiesen (Lungenkrebs, im Tierversuch auch Hinweise für Prostatakrebs). Auf Gruppenbasis ergaben sich bei ubiquitären Cadmiumbelastungen Hinweise für Veränderungen von Lungenfunktionsparametern und auf zytologischer Ebene.

Cadmium hat die Fähigkeit, mit Molekülen biologischer Systeme direkt Komplexe oder Cluster auszubilden, die zu Funktionsbeeinträchtigungen oder zum kompletten Funktionsverlust der betroffenen Strukturen führen. Ein zweiter wichtiger Aspekt der Toxizität betrifft die indirekten Schädigungen der Zellen, die auf der Ausbildung von freien Radikalen und dem damit ausgelösten oxidativen Stress beruhen.

■■ Diagnostik

Erforderlich sind Cadmiumbestimmungen im Blut und Urin sowie die Eiweißanalyse im Urin (β_2-Mikroglobulin). Bei Folgen einer Intoxikation sind auch noch Jahre nach Sistieren der maßgeblichen Exposition erhöhte Cadmiumwerte, vor allem im Urin, zu erwarten. Die oberen Normgrenzen für die Allgemeinbevölkerung (einschließlich Rauchern) liegen bei 3,0 (Blut) bzw. 1,5 µg/L (Urin), die der β_2-Mikroglobulin-Ausscheidung bei 0,3 mg/L. Der Grenzwert, ab dem bei gesunden Erwachsenen mit Symptomen einer Intoxikation, in erster Linie einer Proteinurie, zu rechnen ist, beträgt 15 µg/L für Blut und Urin. Nichtraucher weisen in der Regel <1 µg Cadmium pro Liter Blut und Urin auf.

■■ Exposition

Cadmium ist ein weiches Schwermetall, das industriell überwiegend für Legierungen, zum Galvanisieren und für den Korrosionsschutz eingesetzt wird. Daneben dient es zur Herstellung von Farbpigmenten, wird für Bildröhren und Batterien genutzt und eignet sich als Stabilisator von Kunststoffen. Arbeitsplatzexpositionen bestehen zudem bei der Verhüttung cadmiumhaltiger Zinkerze und beim Hartlöten.

Cadmium ist eines der bedeutendsten Umweltgifte. Es gelangt über Müllverbrennung und Klärschlamme in die Böden, wo es sich ansammelt und über Pflanzen und Tiere in den menschlichen Organismus kommt. Cadmiumquellen sind Nahrung (insbesondere Getreide und Kartoffeln), Zigarettenrauch, Getränke, Instantkaffee, Konservendosen, Gelatine, Austern und Muscheln aus verseuchten Gewässern, Rostschutzmittel, Insektizide und Farben (insbesondere Rot- und Gelbtöne). Cadmium wird über die Nahrung (pflanzliche Lebensmittel, Innereien, Wildpilze u. a.) und vor allem mit Zigarettenrauch aufgenommen. Mit der Nahrung zugeführtes Cadmium wird zu etwa 5% im Darm resorbiert, bei Eisenmangel bis zu 15%.

Bei inhalativer Aufnahme werden 30–60% resorbiert. Im Blut wird Cadmium an Proteine gebunden und induziert in der Leber die Synthese von Metallo-

thionein. Daran gebunden wird es in den Blutkreislauf abgegeben und in den Nierentubuli abgelagert. Cadmium hat im Blut eine Eliminationshalbwertszeit von ca. 100 Tagen, im Gewebe von 10–30 Jahren. Neben der kurzen Haupteliminierungsphase im Blut wird eine zweite Phase von etwa 10 Jahren beschrieben. Mit dem Alter nimmt der Körperbestand an Cadmium kontinuierlich zu.

■■ Prävention

— Grenzwerte und Einstufung: BLW nicht festgelegt; BAR 0,8 µg/L (Urin nach Schicht); Referenzwert 0,8 µg/L (Urin) bzw. 1 µg/L (Blut); krebserzeugend, K1

7.2.6 Cobalt

Cobalt

— Chronisch: Hartmetalllunge (Lungenfibrose, s. auch BK Nr. 4107, ▶ Kap. 10.7), Kontaktekzem (BK Nr. 5101), Kardiomyopathie

— Anwendung: Hartmetalllegierungen (Flugzeug- und Werkzeugbau), Endoprothetik

■■ Prävention

— Expositionsvermeidung

— Grenzwerte und Einstufung: EKA 6 µg Cobalt/L (Urin), entspricht 0,01 mL/m^3 Cobalt in der Luft; krebserzeugend, K2; Cobalt-Wolframhaltige Stäube krebserzeugend, K1

7.2.7 Chrom (BK Nr. 1103)

Chrom

— Chronisch (Chrom(VI)-Verbindungen): »Chromatgeschwüre« an der Haut, Typ IV-Sensibilisierung mit Ekzem; Veränderungen an der Nasenscheidewand (Entzündungen, Ulzeration, Perforation), in der Mundhöhle, am Rachen; chronische Bronchitis und Asthma; »Chromatlungenkrebs«

— Selten: Entzündungen des Magen-Darm-Trakts (Ösophagitis und Gastritis)

— Anwendung: Legierung von Stahl; Galvanik; Bestandteil von Farbstoffen und Pigmenten, Gerbstoffen

■■ **Krankheitsbild**

Die toxischen Wirkungen des Chroms betreffen vor allem die sechswertigen Verbindungen Cr(VI): sie reizen bei direktem Kontakt die Haut und Schleimhäute (Ekzeme, Geschwüre, Perforation der Nasenscheidewand); bei chronischer Einwirkung finden sich Erkrankungen der Atemwege (sog. »Chromatasthma«). Außerdem gehören Chromverbindungen (Cr(III) und Cr(VI)) zu den häufigsten Kontaktantigenen. Chrom-VI-Verbindungen sind als kanzerogen (K 1) eingestuft (Lungenkrebs, selten Nasennebenhöhlenkrebs).

■■ **Diagnostik**

Bei beruflicher Chrombelastung sind Urinuntersuchungen zu empfehlen. In der Allgemeinbevölkerung überschreitet die Chromausscheidung in der Regel 0,5 µg/L nicht. Die Allergiediagnostik erfolgt mittels Epikutantest.

■■ **Exposition**

Chrom findet u. a. als Legierungsbestandteil von Stahl, in der Galvanik, als Katalysator in der chemischen Industrie, als Bestandteil von Farbstoffen und Pigmenten sowie als Gerbstoff Verwendung. Chromate werden inhalativ, über den Gastrointestinaltrakt und über die Haut aufgenommen. Im Körper wird Cr(VI) zu Cr(III) reduziert, so dass im Urin vorrangig Cr(III) vorliegt. Die biologische Halbwertszeit von Chrom liegt im Bereich mehrerer Wochen. Die Ausscheidung erfolgt hauptsächlich über den Urin.

■■ **Prävention**

— Grenzwerte und Einstufung: AGW 2 mg/m^3 E
— Keine EKA-Korrelation, Referenzwert: BAR = 0,6 mg/L; Chrom VI ist krebserzeugend, K1

7.2.8 Mangan (BK Nr. 1105)

> **Mangan**
> — Subakut und chronisch: Manganpneumonie, Parkinsonismus
> — Verarbeitung und Anwendung: Braunsteinmühlen, Stahlindustrie, Landwirtschaft (Pestizide)
> — Sehr seltene Berufskrankheit

■■ **Krankheitsbild**

Bei akut hoher Exposition können bronchopneumonische Veränderungen (Manganpneumonie) mit einer Latenzzeit von bis zu 48 Stunden auftreten. Nach zumeist langjähriger, mindestens einjähriger chronischer Belastung wurden extrapyramidale Symptome beobachtet (Parkinsonismus). In manchen Fällen zeigte sich auch eine Ähnlichkeit mit der Multiplen Sklerose.

Im Gehirn bewirkt Mangan u. a. Veränderungen im Dopaminstoffwechsel. Weiterhin hemmt Mangan Enzyme.

■■ **Diagnostik**

Die Bestimmung erfolgt im Blut. Im Kernspinresonanztomogram sollen Ablagerungen von Mangan über einen längeren Zeitraum erkennbar sein.

■■ **Exposition**

Mangan ist ein stahlgraues Metall, welches als Legierung, beim Schweißen und u. a. in der Farbenindustrie verwendet wird. Eine Exposition kann auch beim Schweißen von Legierungen auftreten. Erhebliche Belastungen bestanden früher in Braunstein(Mangandioxid-)mühlen. Die Aufnahme erfolgt vorwiegend inhalativ oder peroral (Verschlucken von Staub). Aus in der Lunge gespeichertem Mangan soll noch nach Jahren eine Freisetzung möglich sein.

■■ **Prävention**

— Grenzwerte: Es konnte kein BAT abgeleitet werden; BGW 20 µg/L; AGW 0,5 mg/m^3 E; BAR 15 µg/L (Blut n.S.); Referenzwert 2,5 µg/24 h (Urin); Durchschnittswert 1–2 µg/24 h Urin

7.2.9 Nickel (BK Nr. 4109)

> **Nickel**
> — Chronisch: Kontaktekzeme, allergische Reaktion von Typ IV (BK Nr. 5101)
> — Krebs der Atemwege und Lungen (BK Nr.4109)

Einstufung und Grenzwerte: EKA 15 µg/L (Urin n.S.) entspricht 0,1 mg/m^3 Nickel in der Luft; Referenzwert 3 µg/L (Urin); krebserzeugend, K1.
❏ Tab. 7.1.

7.2.10 Phosphor (BK Nr. 1109)

Phosphor
- Schwere Hautläsionen und gastrointestinale Beschwerden, Lungenödem
- Anwendung: Pyrotechnik
- Sehr seltene Berufskrankheit

▪▪ Krankheitsbild

Elementarer Phosphor führt auf der Haut zu Brandwunden und tiefen Nekrosen. Bei versehentlicher oraler Aufnahme zeigen sich intestinale Symptome mit Schmerzen, Erbrechen und Durchfällen. Kreislaufversagen wurde beschrieben, ebenso schwere Leber- und Nierenschäden. Die chronische Aufnahme von Phosphordämpfen führt zu charakteristischen osteoporotischen Knochenveränderungen, auch zu Knochenentzündungen. Anorganische chlorierte Phosphorverbindungen wirken reizend auf Haut und Schleimhäute sowie Atemwege. Die Vergiftung mit Phosphorwasserstoff kann mit einem Lungenödem und zentraler Atemlähmung einher gehen. Bei Überlebenden fanden sich Leber- und Nierenschäden sowie zentralnervöse Ausfallserscheinungen. Die Giftwirkung des Phosphors beruht auf seiner starken Reduktionskraft und der dadurch bedingten Hemmung der intrazellulären Oxidation.

▪▪ Diagnostik

Lumineszenz von Urin oder Erbrochenem.

▪▪ Exposition

Weißer Phosphor wird u. a. in der Pyrotechnik verwendet, Phosphorwasserstoff findet Anwendung in der Schädlingsbekämpfung. Die Aufnahme erfolgt perkutan und inhalativ.

▪▪ Prävention

- Grenzwert: 0,01 mg/m^3 E

7.2.11 Quecksilber (BK Nr. 1102)

Quecksilber
- Subakut: Darmkoliken, Erbrechen
- Chronisch: Nierenfunktionsstörungen, ZNS-Schädigung
- Anwendung: Kathoden-, Quecksilberdampf-lampen-Herstellung, Dentallegierungen, Biozide, Messgeräte

▪▪ Krankheitsbild

Metallisches Quecksilber (Hg) und Quecksilberverbindungen sind – je nach ihrer Löslichkeit in unterschiedlichem Ausmaß – giftig. Akute Vergiftungen treten eher selten und vorwiegend nach oraler Aufnahme von Quecksilberverbindungen auf. Beobachtet werden Verätzungen der Schleimhäute des Gastrointestinaltraktes mit Erbrechen, Koliken und Diarrhöen sowie Nierenfunktionsstörungen bis hin zum Nierenversagen. Bei einer chronischen Quecksilbervergiftung stehen die Wirkungen auf das Zentralnervensystem im Vordergrund: Stimmungsinstabilität, Erethismus (ängstliche Befangenheit, gesteigerte Erregbarkeit u. a.), Muskelzucken (Tremor), Seh-, Hör- und Sprachstörungen. Periphere Sensibilitätsstörungen können ebenfalls auftreten. Weiterhin werden Nierenschäden im Sinne einer Nephrose beobachtet. Die orale Aufnahme von metallischem Quecksilber ist weniger gefährlich; so wurden nach Verschlucken erheblicher Mengen metallischen Quecksilbers keine Intoxikationszeichen beobachtet. Ausschließen lassen sich Vergiftungen in Einzelfällen aber dabei nicht.

Quecksilber wird nach inhalativer Aufnahme zum zweiwertigen Hg-Ion oxidiert und wirkt, gebunden an SH-Gruppen, als Zellgift durch Blockade mehrerer Enzymsysteme.

▪▪ Exposition

Quecksilber ist ein silberglänzendes, bei Raumtemperatur flüssiges Metall. In geschlossenen Räumen können die Luftkonzentrationen ein Vielfaches gesundheitlicher Grenzwerte erreichen. Die Verwendung ist stark eingeschränkt. Von Bedeutung im außereuropäischen Raum ist die Amalgamisierung (Versilberung), Herstellung von Spiegeln, Messgeräten, Batterien, Thermometern, organischen Quecksilberverbindungen als Biozid, Saatbeizmittel.

Unter den **Nahrungsmitteln** tragen Fische häufig zur Quecksilberbelastung (Methyl-Hg) bei; auch Pilze können einen erhöhten Quecksilbergehalt aufweisen.

Amalgamfüllungen führen in der Regel nicht zu einem nennenswerten Quecksilberanstieg im Blut; die Urinausscheidung korreliert dagegen leicht mit der Anzahl der Amalgamfüllungen. Im Vergleich zur Quecksilberaufnahme über die Nahrung ist die Bedeutung der Amalgamfüllungen für die Quecksilberbelastung beim Menschen gering.

▪▪ Diagnostik

Quecksilber akkumuliert in den Nieren und im Gehirn. Die biologische Halbwertszeit liegt bei etwa 60 Tagen; im Gehirn beträgt sie mehrere Jahre. Die Ausscheidung erfolgt über den Urin (anorganische Verbindungen) und über die Fäzes (organische Verbindungen). Oral aufgenommenes Quecksilbermetall wird aus dem Magen-Darmtrakt nur in geringen Mengen resorbiert.

Bestimmung der Quecksilberkonzentration im Blut (Gesamtquecksilber) und im Urin (anorganisches Quecksilber). Die obere Normgrenze für beruflich nicht quecksilberexponierte Personen liegt bei 6,5 bzw. 3,0 µg/L (Blut, Urin; 95er-Perzentil); dieser Wert kann durch Fischkonsum überschritten werden.

▪▪ Prävention

— Messung der Exposition
— Grenzwerte und Einstufung: BGW 25 µg/L; AGW 0,1 mL/m^3; BAT 25 µg/g Kreatinin (Urin); Referenzwert 2 µg/L (Blut), 1 mg/L (Morgenurin); krebserzeugend, K3B

7.2.12 Thallium (BK Nr. 1106)

Thallium
— Subakut und chronisch: Atemwegsreizung, ZNS-Schädigung
— Anwendung: Rattengift, Elektroindustrie
— Sehr seltene Berufskrankheit

▪▪ Krankheitsbild

Akut treten Reizerscheinungen an den oberen Atemwegen auf. Bedeutender ist ein sich mit Latenz entwickelndes toxisches und klinisch komplexes Krankheitsbild mit Polyneuritis, Haarausfall und schweren zentralnervösen Funktionsstörungen.

▪▪ Diagnostik

Thallium wird nach inhalativer oder oraler Aufnahme praktisch vollständig resorbiert und aus dem Blut rasch in die Zellen der Organe aufgenommen. Die Halbwertszeit liegt bei einem Monat; die Ausscheidung erfolgt über die Nieren und den Darmtrakt.

Diagnostisch bedeutsam sind Anamnese und klinischer Befund.

▪▪ Exposition

Thallium wird in der Elektroindustrie verwendet. Thalliumverbindungen sind farb-, geruch- und geschmacklos. Sie haben als Rodentizide Bedeutung erlangt.

▪▪ Prävention

— Grenzwerte: AGW 0,02 mg/m^3; Referenzwert 1 µg/g Kreatinin (Urin); Durchschnittswert 0,1–0,3 µg/g Kreatinin (Urin)

7.2.13 Vanadium (BK Nr. 1107)

Vanadium
— Subakut: Bronchopneumonie, Asthma, Hautreizung
— Chronisch: Hartmetalllunge
— Anwendung und Exposition: Spezialstahl, Heizölrückstände
— Sehr seltene Berufskrankheit

▪▪ Krankheitsbild

Staubförmiges Vanadiumpentoxid wirkt chemisch-irritativ und zelltoxisch.

Vanadium und seine Verbindungen reizen Haut und Schleimhäute. Asthma, Bronchopneumonie und Hartmetall-Lungenfibrose können auftreten. Eine grünliche Verfärbung der Zunge nach Vanadiumexposition wird beschrieben.

▪▪ Exposition

Grauweißes, korrosionsbeständiges Metall, wird für Spezialstähle u. a. verwendet. Häufige Exposition gegenüber Oxiden wie Vanadiumpentoxid. Exposition beim Reinigen von Brennern und Boilern, wenn z. B. vanadiumhaltige Heizöle verbrannt wurden; Vanadiumpentoxid findet sich dann im Ruß. Die Aufnahme erfolgt zumeist inhalativ.

▪▪ Diagnostik

Bestimmung von Vanadium im Urin, es gibt eine EKA-Korrelation, aber keinen arbeitsmedizinische Grenzwert. Arbeitsmedizinischer guide value für V_2O_2 0,05 mg/m^3 (Aw et al. 2009). Resorbiertes Vanadium wird zu ca. 95% an Plasmatransferrin gebunden. Die Eliminationshalbwertszeit liegt im Stundenbereich.

▪▪ Prävention
- Grenzwerte und Einstufung: BGW 70 µg/g Kreatinin; EKA 0,025 ppm (mL/m^3) Vanadium (Luft) entspricht 35 µg/g Kreatinin (Vanadium im Urin); krebserzeugend, K2

7.3   Erstickungsgase

7.3.1   Kohlenmonoxid (CO); (BK Nr. 1201)

Kohlenmonoxid
- Ursache ist die unvollständige Verbrennung in Abgasen von Diesel- und Ottomotoren, Hochöfen und anderen Brandgasen, auch im Stadtgas in geringer Konzentration (ca. 1%) vorhanden.
- Kohlenmonoxid verdrängt Sauerstoff am Hämoglobin (bis 300-mal stärkeres Bindungsvermögen als Sauerstoff).
- Sauerstoffmangel des Gewebes führt zu Kreislaufstörungen, zerebralen Ausfällen (Erregungszuständen, Krämpfen, Ohnmacht, Atemlähmung). Die Gesichtsfarbe ist häufig hellrot.
- Spätschäden: Zerebrale und psychische Störungen sind möglich, aber selten.

▪▪ Krankheitsbild
Kohlenmonoxid wird inhalativ aufgenommen.

Infolge der Blockierung des Sauerstoffbindungsvermögens des Hämoglobins sind Hypoxien in verschiedenen Organen zu beobachten, beginnend mit Kopfschmerzen, Schwindel, Desorientiertheit, Sehstörungen. Hautfarbe »kirschrot« (bei Hypoxie!) oder auch blass-zyanotisch. Die Halbwertszeit des Kohlenmonoxids im Blut beträgt ca. 5 Stunden, 20 Minuten bei 100% O_2-Behandlung. Todesfälle sind bei akuten Kohlenmonoxidvergiftungen keine Seltenheit. Bedeutsam ist, dass, ggf. auch nach einem symptomfreien Intervall, verschiedene Nachkrankheiten, wie Parkinsonismus, Epilepsie, Herzrhythmusstörungen, uncharakteristische neurologische Störungen, u. U. Herzinfarkt beobachtet werden können (selten).

▪▪ Diagnostik
Expositionserfassung, klinischer Befund, COHb-Bestimmung. Bei vorbestehender Herzerkrankung können Verschlimmerungen (Angina pectoris, Arrhythmien) bereits ab einem COHb-Gehalt von 5% auftreten; im Allgemeinen werden akute neurologische Effekte ab 10 bis 30% COHb beobachtet.

▪▪ Exposition
Kohlenmonoxid (CO) ist ein farb-, geruch- und geschmackloses Gas. Es entsteht insbesondere bei Verbrennungsvorgängen unter Sauerstoffmangel. Hohe Konzentrationen von Kohlenmonoxid sind z. B. in verschiedenen in der Industrie verwendeten Gasen enthalten. So enthält das Gichtgas der Hochöfen ca. 30% CO, Sauerstoffgeneratorgas 100% CO.

> ❯ Zu beachten sind, dass Kohlenmonoxid Mauern und Erdreich durchdringen kann und außerberufliche Belastungen durch Zigarettenrauchen bestehen (20 Zigaretten pro Tag erzeugen ca. 5% COHb!).

▪▪ Prävention
- Expositionvermeidung; ggf. (im Zweifelsfall) Tragen von geeigneten persönlichen Arbeitsschutz
- AGW 30 ppm
- Arbeitsmedizinische Vorsorgeuntersuchung G7

7.3.2   Schwefelwasserstoff (H$_2$S); (BK Nr. 1202)

Schwefelwasserstoff
- Akut: Schleimhautreizungen, Kopfschmerzen, Erregungszustände, Narkose, Atemstillstand
- Subakut: Schlafstörungen, Störungen des Zentralnervensystems und Geruchssinns, gastrointestinale Beschwerden
- Chronisch: Enzephalopathie, Polyneuropathie (v. a. sensorisch an den unteren Extremitäten), Libido- und Potenzstörungen, erhöhtes Herzinfarktrisiko
- Vorkommen v. a. in der Landwirtschaft (Güllegruben)

▪▪ Krankheitsbild
H$_2$S ist schwerer als Luft und er wird inhalativ aufgenommen; er lähmt die innere Zellatmung durch Blockierung metallhaltiger Enzyme. H$_2$S wirkt schon in

niedrigen Konzentrationen reizend auf Atemwege und Augen (Keratokonjunktivitis, punktuelle Erosion der Cornea). Bei höheren Konzentrationen treten zentralnervöse Funktionsstörungen auf wie Kopfschmerzen und Schwindel, Bronchopneumonie und Lungenödem können folgen. Sehr hohe Belastungen führen rasch zu Bewusstlosigkeit und Atemlähmung. Nach chronischen Belastungen wurden neurologische und psychiatrische (»psychische Entgleisungen«) Veränderungen beobachtet.

▪▪ Diagnostik
Im Vordergrund steht die Arbeitsanamnese. Die Geruchsschwelle liegt bei 0,8 ppm, bei empfindlichen Personen können Atemwegs- und Augenbeschwerden bereits bei 2–4 ppm auftreten. Ab 100 ppm folgt die Lähmung der Riechnerven.

▪▪ Exposition
Schwefelwasserstoff (H_2S) ist ein farbloses, brennbares Gas, das schwerer ist als Luft und nach faulen Eiern riecht. Es entsteht u. a. wenn organisches Material in Fäulnis übergeht bzw. wenn Mineralsäuren auf Schwermetallsulfide einwirken. Expositionen gegen H_2S sind u. a. bei Abwässern, Kläranlagen, Silos, Kokereien, Gaswerken, Bergwerken, chemischer Industrie, Gerbereien, Leim-, Gelatine-, Viskose- und Zuckerherstellung zu bedenken. Die Substanz ist sehr toxisch. Der charakteristische »faule Eiergeruch« wird in höheren Konzentrationen nicht mehr wahrgenommen, da die Geruchsnerven gelähmt werden. H_2S verursacht derzeit in der Landwirtschaft immer noch schwere Vergiftungen bis hin zu Todesfällen, wenn das Gas plötzlich aus Gülle freigesetzt wird. Dies geschieht z. B., aufgrund der Bewegung der Gülle, beim Ablassen von Gülle aus einem Sammelbecken. Zu Expositionen kommt es auch in Gruben und unterirdischen Kanälen, z. B. auf Deponien.

▪▪ Prävention
- Grenzwert: AGW 10 ppm
- Arbeitsmedizinische Vorsorgeuntersuchung G11

7.4   Aromatische Amine (BK Nr. 1301)

Aromatische Amine
- Benzidin, 2-Naphthylamin, o-Toluidin, Azofarbstoffe
- Hautreizung, Methämoglobinbildung, Ureothelkarzinom (Blasenkrebs)
- Vorkommen: Farbherstellung, Gummiindustrie, Umgang mit Teeren (Carbolineum)

▪▪ Krankheitsbild
Aromatische Amine reizen die Haut, die Augen und die oberen Atemwege. Sie sind Hämoglobinbildner (u. a. Anilin), Leberfunktionsstörungen kommen vor. Benzidin, 2-Naphthylamin, 4-Aminodiphenyl, 4-Chlor-o-Toluidin und o-Toluidin können an den ableitenden Harnwegen Tumoren auslösen. Sog. »langsame Acetylierer« weisen bei Exposition gegenüber krebserzeugenden aromatischen Aminen ein erhöhtes Harnblasentumorrisiko auf. Einzelheiten zur Pathophysiologie ▶ Kap. 13.

▪▪ Diagnostik
Tumorsicherung: Grundsätzlich soll jeder Urotheltumorpatient nach Risikoberufen und nach der Exposition gegenüber aromatischen Aminen bzw. Azofarbstoffen bis hin zurück zur Schulentlassung befragt werden. Bei hoher Exposition kann im Einzelfall schon eine Exposition von einem Jahr ausreichen, um mit einer Latenzzeit von meist mehreren Jahrzehnten Blasenkrebs zu verursachen. Auf Hautkontakt ist besonders zu achten.

▪▪ Exposition
Aromatische Amine sind Moleküle, die einen mit einer Aminogruppe (NH_2-Gruppe) substituierten aromatischen 6er-Ring (»Benzolring«) aufweisen. Aromatische Amine werden bevorzugt über die Haut, aber auch über die Lunge aufgenommen. Eine Freisetzung von aromatischen Aminen im menschlichen Organismus ist auch z. B. bei perkutanem Kontakt zu löslichen Azofarbstoffen möglich. Die Ausscheidung erfolgt über den Harn. Die Verwendung der in der Harnblase stark krebserzeugenden aromatischen Amine Benzidin, beta-Naphthylamin (2-Naphthylamin), 4-Chlor-o-Toluidin und 4-Aminodiphenyl ist seit vielen Jahren verboten bzw. stark eingeschränkt. Für derzeit verwendete aromatische Amine ist eine weit weniger starke, z. T. auch keine krebserzeugende Wirkung in der Harnblase nachgewiesen worden. Das dem Benzidin ähnliche **4,4′-Diaminodiphenylme-**

than (Methylendiamin, »MDA«) wird in der chemischen Industrie zur Herstellung von Isocyanaten (»MDI«) verwendet; es ist gleichzeitig ein Metabolit des inkorporierten MDI.

Von Bedeutung ist der Einsatz der aromatischen Amine u. a. als Grundstoff bei der Synthese zahlreicher Farben (»Anilinfarben«) sowie als Antioxidationsmittel in der Gummiindustrie. Eine berufliche Exposition war vor allem bei der Herstellung krebserzeugender aromatischer Amine bzw. von Azofarbstoffen auf der Basis krebserzeugender Amine gegeben.

Das wichtigste aromatische Amin hinsichtlich der Krebsauslösung bei Beschäftigten ist das **Benzidin**, da viele Farben (»Benzidinfarben«) unter Verwendung von Benzidin synthetisiert wurden. Aber auch die Anwender der Farben, wie z. B. Färber oder Maler, waren oft erheblich exponiert. Aromatische Amine können aus löslichen Azofarbstoffen, die beispielsweise bei Renovierungsarbeiten freigesetzt werden, aufgenommen werden; früher wurden zudem Kfz-Benzine und Heizöl sowie Reinigungsmittel wie Trichlorethen mit Azofarbstoffen gekennzeichnet. Eine wichtige Quelle ist die Textilindustrie (Lederfärben mit Azofarbstoffen, Importwaren); bis 1977 waren aromatische Amine in permanenten Haarfärbemitteln enthalten. Eine bedeutsame außerberufliche Exposition gegenüber aromatischen Aminen stellt der Tabakrauch dar.

■ ■ Prävention
- Expositionsvermeidung
- Grenzwerte und Einstufung: EKA-Korrelation: für aromatische Amine werden Benzidin-Addukte betrachtet (EKA nicht festgelegt; in Bearbeitung bei der Senatskommission zur Prüfung gesundheitsschädlicher Arbeitsstoffe der DFG):
  - Benzidin: krebserzeugend, K1
  - 2-Naphthylamin; krebserzeugend, K1
  - o-Toluidin: BAR 0,2 mg/L (Urin), für Nichtraucher; krebserzeugend, K2; MAK K1
- Arbeitsmedizinische Vorsorgeuntersuchung G33

7.5 Lösungsmittel, Schädlingsbekämpfungsmittel, Pestizide und sonstige chemische Stoffe

Aufgrund der Affinität zu fettreichen Geweben, der eiweißdenaturierenden bzw. irritativen Wirkung weisen die Vergiftungsbilder vieler Lösungsmittel eine Reihe von Gemeinsamkeiten auf:
- Zentralnervensystem: Kopfschmerzen, Schwindel, Rausch, Narkose, hirnorganisches Psychosyndrom (alle Lösungsmittel)

- Peripheres Nervensystem: Gefühlsstörungen und Lähmungen an Armen und Beinen (wenige Stoffe wie n-Hexan)
- Leber- und Nierenerkrankung (alle Lösungsmittel, aber in sehr unterschiedlichem Umfang)
- Herzrhythmusstörungen (nur Halogenkohlenwasserstoffe während der Belastung)
- Sehstörungen (Methanol)

Bei den akuten und chronischen Vergiftungserscheinungen gibt es zwischen nahezu allen Lösungsmitteln Übereinstimmungen (■ Tab. 7.2). Über kurzfristige Membranwirkungen an der Nervenzelle führen Lösungsmittel zu flüchtigen pränarkotischen Symptomen. Die eigentliche Dauerwirkung neurotoxischer Lösungsmittel beruht dagegen auf ihrer Biotransformation zu neurotoxischen Metaboliten. Außerberufliche neurotoxische Faktoren (z. B. Alkohol, Medikamente oder Erkrankungen wie Diabetes mellitus) müssen differenzialdiagnostisch abgegrenzt werden.

Häufig (z. T. früher) verwendete neurotoxisch wirkende Lösungsmittel sind u. a.:
- Aliphatische Kohlenwasserstoffe: n-Hexan, n-Heptan
- Ketone: Butanon-2, 2-Hexanon
- Alkohole: Methanol, Ethanol, 2-Methoxyethanol
- Aromatische Kohlenwasserstoffe: Benzol, Toluol, Xylole, Styrol
- Chlorierte aliphatische Kohlenwasserstoffe: Dichlormethan, Trichlorethen, Tetrachlorethen

Lösungsmittel können in zahlreichen Produkten einzeln oder in Gemischen mit anderen Lösungsmitteln zur Anwendung kommen: zum Reinigen und Entfetten in der Metall-, Textil- und Kunststoffindustrie; als Lösungsmittel für Farben, Lacke, Klebstoffe, Holzschutzmittel, Gummilösungen und zum Abbeizen; für zahlreiche chemische Reaktionen als Ausgangs- oder Zwischenprodukt oder als Lösungsvermittler. An den Arbeitsplatz gelangen Lösungsmittel zumeist als Gemische wie Waschbenzin (Gemisch aliphatischer Kohlenwasserstoffe mit einem Siedebereich von ca. 80–110°C, enthielt bis Anfang der 1970er Jahre noch bis 5% Benzol) oder sog. Nitroverdünnung (Gemisch aliphatischer, aromatischer und anderer Kohlenwasserstoffe sehr unterschiedlicher Zusammensetzung). Sog. Spezialbenzine enhielten zudem früher bis zu einem Drittel n-Hexan. Früher wurde auch Kraftfahrzeugbenzin (Otto-Kraftstoff) für Reinigungsarbeiten eingesetzt. Kfz-Benzin enthielt früher >10% Benzol.

◻ Tab. 7.2 Akute und chronische Intoxikation durch Lösungsmittel

Akute Intoxikation

Lokale Wirkungen	An Schleimhäuten in Form von Entzündungen (Atemwege, Magen-Darm-Trakt) An der Haut toxische Entzündung
Systemische Wirkungen	Am Nervensystem: pränarkotisches Syndrom (Konzentrations- und Aufmerksamkeitsbeeinträchtigung, Reaktionsverlangsamung, Unbekümmertheit, später Desorientiertheit, Sehstörungen (Methanol), Taumeln, Benommenheit, Angst). Bei hohen Konzentrationen tritt eine Narkose ein An Leber und Niere: Zellschädigungen, dadurch Störung bzw. Ausfall der Funktion

Chronische Intoxikation

Lokale Wirkungen	An den Schleimhäuten: chronische Entzündungen (Augenbindehäute, Mund, Nase, Rachen, Kehlkopf) An der Haut: Zerstörung des normalen Fett-Säure-Mantels; als Folge entsteht eine »Abnutzungsdermatose«, auf deren Boden sich ein Ekzem entwickeln kann
Systematische Wirkungen sind spezifischer durch die auslösende Substanz bestimmt.	Am Nervensystem: nervöse Erschöpfungszustände, Kopfschmerzen, Schlafstörungen, Konzentrationsschwächen, Alkoholintoleranz, Affektlabilität. Eine Sucht kann sich entwickeln, wenn das Lösungsmittel eine euphorisierende Wirkung hat (z. B. Ethanol, Trichlorethen) An Leber und Nieren: chronische Zellschädigung

7.5.1 Polyneuropathie oder Enzephalopathie durch organische Lösungsmittel (BK Nr. 1317)

> **Polyneuropathie oder Enzephalopathie durch organische Lösungsmittel**
> - Akut: Rauschartige Zustände
> - Chronisch: Nerven- und ZNS-Schädigung
> - Anwendung: Reinigungs- und Lösungsmittel, u. a. Lacke, Kleber

▪▪ Krankheitsbild

Toxische Polyneuropathien und Enzephalopathien entstehen in unterschiedlichem Umfang durch die erhebliche langjährige Einwirkung neurotoxischer organischer Lösungsmittel wie u. a. n-Heptan, n-Hexan, 2-Butanon, 2-Hexanon, Methanol, 2-Methoxethanol, Benzol, Styrol, Toluol, Xylole, Dichlormethan, Tetrachlorethan, Trichlorethen.

Im klinischen Verlauf der toxischen Enzephalopathie unterscheidet man vier Schweregrade.

- **Schweregrad I:** Erschöpfung, Ermüdbarkeit, Konzentrationsschwäche, Merkschwäche, allgemeine Antriebsminderung
- **Schweregrad IIA:** Ausgeprägte und dauerhafte Persönlichkeitsveränderungen, zunehmende Merk- und Konzentrationsschwäche, Stimmungsschwankungen mit depressivem Einschlag, Affektlabilität. Nachweis testphysiologischer Leistungsminderungen
- **Schweregrad IIB:** Zusätzlich zu den unter IIA aufgeführten psychischen Störungen lassen sich leichte neurologische Befunde wie Tremor, Ataxie und andere Koordinationsstörungen nachweisen
- **Schweregrad III:** Demenz mit ausgeprägten Intelligenz- und Gedächtnisstörungen, Nachweis hirnatrophischer Veränderungen bei kranialer Computertomographie oder Kernspintomographie (tritt unter beruflichen Bedingungen in der Regel nicht auf)

▪▪ Diagnostik

Anamnestische Hinweise auf hohe Lösungsmittelexpositionen sind Alkoholintoleranz und häufige pränarkotische Symptome in unmittelbaren Zusammenhang mit der Lösungsmittelexposition (Benommenheit, Trunkenheit, Müdigkeit, Übelkeit, Brechreiz, aber auch Zustände von Euphorie).

Wichtig hinsichtlich einer durch chronische Exposition gegenüber Lösungsmitteln ausgelösten **Enzephalopathie** ist, dass ein Beweis durch apparative Diagnostik oder charakteristische Laborparameter im Allgemeinen nicht möglich ist. Diese Verfahren dienen vielmehr der Ausschlussdiagnostik. Wegweisend sind Krankengeschichte, vor allem der Krankheitsverlauf, Arbeitsplatzbeschreibung und psychischer Befund sowie Länge und Höhe der Exposition. Der psychopathologische Befund muss durch psychologische Testverfahren objektiviert werden. Erhöhte Werte im Biomonitoring (Lösungsmittel oder deren Metabolite im Blut oder Urin) stützen die Diagnose. Die Messwerte fallen nach Expositionsende allerdings schnell ab (Halbwertszeit im Minuten- bis Stundenbereich). Für die lösungsmittelbedingte Polyneuropathie sind strumpfförmige, vor allem sensible, aber auch motorische Funktionsstörungen charakteristisch (früher auch Tetraplegie bei sog. Schnüfflern mit n-Hexanbelastung).

Nach Expositionsende ist der Verlauf der Enzephalopathie unterschiedlich. Eine Verschlimmerung des Krankheitsbildes tritt typischerweise nicht ein; zumeist ist die Symptomatik rückläufig. Die Polyneuropathie bildet sich in der Regel zurück; Residuen, u. a. Reflexunregelmäßigkeiten, können bestehen bleiben. Differenzialdiagnostisch ist in erster Linie an alkoholische oder diabetische Enzephalo- und Polyneuropathien zu denken. Asymmetrische, multifokale, rein motorische oder autonome Neuropathien schließen eine Verursachung durch Lösungsmittel weitgehend aus.

▪▪ Exposition

Hohe Lösungsmittelbelastungen lagen früher vor bei Parkett- (Kleber, aber vor allem Parkettversiegelung!) und Fußbodenlegern (Kleber, Entfernen alter Teppichböden durch Tränken mit Lösungsmitteln), Spritzlackierern (insbesondere Tätigkeiten ohne Maske oder »Durchschlagen« der Lösungsmittelfilter infolge erschöpfter Filterkapazität, früher wurde in der Regel zudem ohne Atemschutz gearbeitet!), Entfettungsarbeiten mit erheblichem Hautkontakt und ohne Abzug sowie ähnliche Expositionen.

▪▪ Prävention

Flüchtige neurotoxische Lösungsmittel sollten durch gesundheitlich unbedenkliche ersetzt werden. Soweit möglich, sind Absauganlagen, Frischluftzufuhr sowie sekundärpräventiv das Tragen von geeignetem Atemschutz erforderlich. Für Lösungsmittelgemische ist kein Grundsatz der arbeitsmedizinischen Vorsorgeuntersuchung festgelegt, für einige Lösungsmittel existieren eigene Grundsätze (s. unten).

7.5.2 Halogenkohlenwasserstoffe (BK Nr. 1302)

Halogenkohlenwasserstoffe
- Dichlormethan, Trichlorethen (K1-Stoff), Tetra(Per-)chlorethen, Chlorethen (Vinylchlorid; K1-Stoff) u. a.
- Neurotoxisch
- Hepato- und nephrotoxisch
- Teilweise kanzerogen

▪▪ Krankheitsbild

Zielorgane sind die weichen Organe wie Leber und Niere sowie das Nervensystem (► BK Nr. 1317). Die höchste Lebertoxizität weist Tetrachlormethan (Tetrachlorkohlenstoff) auf (Leberzirrhose mit Leberzellkarzinomentwicklung). Die anderen halogenierten Kohlenwasserstoffe zeigen eine geringere und teils sehr unterschiedlich ausgeprägte Lebertoxizität. Bei schweren Intoxikation werden auch akute Nierenschäden beobachtet. Von halogenierten Kohlenwasserstoffen geht im Vergleich zu nicht halogenierten Kohlenwasserstoffen ein erhöhtes narkotisches Potenzial aus. Bei (früher durchgeführten medizinischen) Narkosen mit Trichlorethen wurde das arrhythmogene Potenzial der Halogenkohlenwassertoffe aufgedeckt (nur unter Belastung). Chronische Hirnnervenschäden sind durch Trichlorethen beschrieben worden. Für erheblich gegenüber Trichlorethylen exponierte Personen (ein Mehrfaches über dem MAK-Wert, die Betroffenen beschreiben häufig narkotische Wirkungen!) wurde ein erhöhtes Risiko für Nierenzellkarzinome beobachtet. Die Wirkung von Perchlorethen ist schwächer als die von Trichlorethen. Vinylchlorid ist krebserzeugend, ebenso gamma-Hexachlorcyclohexan (bei Einhaltung des Grenzwertes aber keine genotoxische Wirkung). In früheren Jahrzehnten wurden durch entsprechende Exposition bei der PVC-Herstellung Hämangiosarkome der Leber und Leberzellkrebs, aber auch Akroosteolysen und Raynaudsyndrome ausgelöst. Die bei Exposition gegenüber Halothan (Anästhesisten!) zu beobachtende Halothanhepatitis beruht auf einer immunologischen Reaktion.

> ❯ Bei Kontakt mit offener Flamme bzw. Hitze entsteht aus chlorierten Verbindungen das hochtoxische Phosgen (Gefahren des toxischen Lungenödems!).

◻ Tab. 7.3 Chronischer Leberparenchymschaden durch Tri- und Perchlorethen

Alter	Berufliche Beschäftigung
15–19	Volksschulabschluss, Lehre als Landmaschinentechniker, Gesellenprüfung, anschließend ½ Jahr Geselle im Lehrbetrieb und ½ Jahr Rangierer bei der Bundesbahn
	Landmaschinenreparatur vor Ort, Ölwechsel, Keilriemenwechsel etc., ca. 10% der Zeit Autogen- und Elektroschweißen, zumeist Baustahl, als Rangierer Achsentausch, Bremsklotzwechsel
20	Wehrdienst: Motorengast auf Schnellboottender
21–45	Mechaniker im Schiffsfährbetrieb
	1. Jahr: Werkstattarbeit, 100 m² groß, 3 m hoch, keine Absaugung, geschlossene Fenster. Reinigungsarbeiten mit Tri- und Tetrachlorethen. Zusätzlich Innenreinigung von Kesselwagen mit Tetrachlorethen, 5-Liter-Eimer mit »Per« gefüllt
	Ab 2. Jahr: Reparatur- und Reinigungsarbeiten in den Maschinenräumen und Motorenboxen der Fähren, Reinigung aller Teile mit »Tri« oder »Per«, Verbrauch ca. 50 L pro Woche, Per-Kontakt mindestens 4 h pro Tag

▪▪ Diagnostik

Anamnese (sehr hohe akute oder langjährige intensive Exposition, häufig rauschartige Zustände), klinischer Befund (akut Leber- und Nierenerkrankung, chronisch Enzephalopathie).

▪▪ Exposition

Halogenierte Lösungsmittel sind gut hautgängig, werden jedoch auch über die Lungen resorbiert. Sie werden im Fettgewebe gespeichert. Stoffwechselvorgänge und Ausscheidung lassen sich für die sehr heterogene Stoffgruppe nicht allgemein darstellen. Die bekanntesten Vertreter sind Tetrachlormethan (Tetrachlorkohlenstoff), Dichlormethan, Trichlorethen (Tri), Tetrachlorethen (Per) sowie Chloroform. Aufgrund ihrer Unbrennbarkeit und ihrer Löseeigenschaften, insbesondere von Fetten, wurden sie gern zu Reinigungszwecken (z. B. Fleckentfernung, chemische Reinigung) und im Labor verwendet. Dichlormethan wird u. a. als Inhaltsstoff von bestimmtem Abbeizen eingesetzt. Vinylchlorid diente als Ausgangsstoff für den Kunststoff PVC (Polyvinylchlorid), Halothan als Narkosemittel. Hexachlorcyclohexan (γ-HCH bzw. Lindan) kam als Pestizid zum Einsatz.

▪▪ Prävention

- Grenzwerte und Einstufung (Beispiele):
  - Tetrachlorethen (»Per«): EKA-Korrelation 10 ppm Terachlorethen (Luft), entspricht 0,2 mg/L Tetrachlorethen (Blut)
  - Trichlorethen (»Tri«): EKA-Korrelation 0,6 ppm Trichlorethen (Luft) entspricht 1,2 mg/L Trichloressigsäure: BAR 0,07 mg/L (Urin); krebserzeugend, K1
  - Tetrachlormethan (Tetrachlorkohlenwasserstoff): AGW nicht gegeben; BAR 3,5 mg/L (Blut); krebserzeugend, K4
  - Vinylchlorid: EKA-Korrelation 1 ppm (2,6 mg/m³) Vinylchlorid (Luft) entspricht 1,8 mg/L; krebserzeugend, K1
  - Dichlormethan: EKA-Korrelation 10 ppm (35 mg/m³) Dichlormethan (Luft) entspricht 0,1 mg/L Dichlormethan (Blut); krebserzeugend, K3A
  - 2-Brom-2-Chlor-1,1,1 Trifluorethen (Halothan): BAT 2.5 mg/L Trifluoressigsäure (Blut)
  - Halothan: AGW 5 ppm
  - Pentachlorphenole: EKA-Korrelation; krebserzeugend, K2
  - γ-HCH (Lindan): krebserzeugend, K3 (nicht gentoxisch, ab Grenzwertüberschreitung krebserzeugende Wirkung belegt); MAK krebserzeugend, K4
- Arbeitsmedizinische Vorsorgeuntersuchungen G13 Tetrachlormethan, G14 Trichlorethen, G17 Tetrachlorethen, G28 Monochlormethan, G36 Vinylchlorid

Fallbeispiel: Eine jahrelange und bei Reinigungsarbeiten auf Schiffen hohe Exposition gegenüber Tri- und Perchlorethen führte bei einem 45-jährigen Arbeiter zu einem histologisch nachweisbaren mäßigen chronischen Leberparenchymschaden durch Tri- und Perchlorethen. ◘ Tab. 7.3 zeigt den beruflichen Werdegang.

7.5.3 Benzol, Toluol, Xylole, Styrol (BK Nr. 1303)

> **Benzol, Toluol, Xylole, Styrol**
> — Akut und subakut: haut- und atemwegsreizend, neurotoxisch, rauschartige Zustände
> — Chronisch: toxische Enzephalopathie (▶ BK Nr. 1317), selten periphere Neuropathie (Styrol)
> — Nur Benzol: Schädigung des Knochenmarks schon nach wenigen Tagen möglich (>50 ppm), Leukämie bei 1 ppm über 10 Jahre (oder kumulativ 10 ppm Jahre), Non-Hodgkin-Lymphome/multiples Myelom kumulativ 20 ppm Jahre; krebserzeugend, K1
> — ▶ BK Nr. 1318 Benzol, ▶ Kap. 13.6.3

▪▪ Krankheitsbild

Benzol, Toluol, Xylole und Styrol wirken bei erhöhter Exposition reizend auf Haut- und Schleimhäute einschließlich der Atemwege. Ab etwa 50 ppm treten zentralnervöse Effekte auf wie u. a. Kopfschmerzen und Mattigkeit auf. Die langandauernde hohe chronische Belastung kann zur toxischen Enzephalopathie und selten zur peripheren Nervenfunktionsstörung (Styrol) führen. Benzol ist im Gegensatz zu den Benzolanaloga und Styrol in der Lage, schon bei Konzentrationen von um 50 ppm nach wenigen Tagen Knochenmarksschäden zu verursachen. Beobachtet werden Abnahmen der roten und weißen Blutkörperchen sowie die Anzahl der Thrombozyten. Die kumulative Exposition von bereits ca. 10 ppm Jahren Benzol verdoppelt das Risiko für hämatologische Malignome der Gruppe A, für die Gruppe B gelten ca. 20 ppm-Jahre. Aufnahmen über die Haut sind zu berücksichtigen.
Einzelheiten zur Pathophysiologie.

> **Maligne hämatologische und lymphoproliferative Krankheitsbilder durch Benzol**
> — Gruppe A u. a.:
>   – Leukämie nach WHO-Definition ohne chronische myeloische Leukämie
>   – Chronisch lymphatische Leukämie
>   – Aplastische Anämie
>   – Vorläufer-B- und Vorläufer-T-Zell-Lymphome
> — Gruppe B u. a.:
>   – Non-Hodgkin-Lymphome
>   – Multiples Myelom (Plasmozytom)
>   – Myeloproliferative Erkrankungen gemäß WHO
>   – Chronische myeloische Leukämie

Zu den Pathomechanismen der knochenmarkstoxischen und kanzerogenen Benzoleffekte.

▪▪ Diagnostik

Benzol-Analoga werden grundsätzlich anders metabolisiert als Benzol. Die Metabolite finden ihren Einsatz in Biomonitoringverfahren:
— Benzol: Phenol, t-t-Mukonsäure, S-Phenyl-Merkaptonsäure (Urin)
— Toluol: Ausscheidung (Urin): Hippursäure, o-Kresol
— Xylole: Ausscheidung: Methylhippursäuren (Urin)
— Styrol: Metabolisierung zur Mandelsäure, Phenylglyoxylsäure und Hippursäure (Urin)

▪▪ Exposition

Benzol ist in allen fossilen Brennstoffen enthalten und fällt bei der Destillation von Kohle und Erdöl sowie bei der unvollständigen Verbrennung (Pyrolyse) von organischem Material an. Benzol ist im Ottokraftstoff enthalten, heute im unteren Prozentbereich, früher konnten die Anteile oberhalb von 10% gelegen haben. Benzol kam früher in höheren Anteilen in Lacken und Lösungsmittelgemischen vor (Waschbenzin!) und ist ein Grundprodukt der chemischen Industrie. Vor 1954 bestand Kennzeichnungspflicht ab einem Benzol-Anteil von 8 Vol%, eine Begrenzung auf 1 Vol% erfolgte erst 1973. Früher enthielten auch die Benzolanaloga produktionsbedingt noch Benzolgehalte im ein- bis zweistelligen Bereich. Geringe Benzolverunreinigungen finden sich auch im Dieselkraftstoff. Benzol gewinnt als Grundstoff und Zwischenprodukt in der Herstellung von Ethylbenzol, Styrol, Cumol und Cyclohexan (Ausgangsstoffe in der Kunststoff- und Kunstfaserherstellung), Gummi, Schmiermitteln, Farbstoffen, Detergenzien, Medikamenten, Sprengstoffen und Pestiziden in Deutschland und weltweit seit Jahrzehnten an Bedeutung; Expositionsrisiken bestehen in entsprechenden Produktions- und Anwendungsbereichen.

Im Hinblick auf die BK Nr. 1318 ist zu beachten, dass benzolhaltige Produkte in früheren Jahrzehnten als preiswerte und effektive Lösungsmittel in zahlreichen Gewerbebereichen und Handwerken zur Anwendung kamen. Benzol ist ein wichtiger Grundstoff der chemischen Industrie. Seine Verwendung außerhalb der chemischen Industrie ist, mit Ausnahme des Benzolzusatzes im Benzin, seit vielen Jahren stark eingeschränkt. In früheren Jahrzehnten hingegen wurde Benzol u. a. aufgrund seiner Lösungsmitteleigenschaften im Labor in erheblichen Mengen verwendet. Die Analoga des Benzols Toluol (Methylbenzol) sowie die Isomere des Xylols (Dimethylbenzol) werden vor allem als organische Lösungsmittel in Lacken und Farben verwendet. Toluol kommt außerdem in großen Mengen in der Druckindustrie als Lösungsmittel zum Einsatz. Styrol (Vinylbenzol) wird von Laminierern, z. B. beim Bau von Sportbooten und Segelflugzeugen, eingesetzt, wobei es zu arbeitsmedizinisch bedeutsamen Expositionen kommen kann.

■■ Prävention
- Grenzwerte und Einstufung:
  - Benzol: EKA-Korrelation: 0,6 ppm (2 mg/m³) Benzol (Luft) korreliert mit 2,4 µg/L Benzol (Blut) und 1,6 mg/L t,t-Muconsäure (Urin) und 0,025 mg/g Kreatinin s-Phenyl-merkaptursäure (Urin); Referenzwerte: 1 µg/L Benzol (Blut); krebserregend, K1
  - Toluol: AGW 50 ppm; BGW 1 mg/L, BAT 600 µg/L Toluol (Blut), 1,5 mg/L o-Kresol (Urin); Referenzwert 5 µg/LToluol (Blut)
  - Styrol: AGW 20 ppm; BGW 600 mg/g Kreatinin, BAT 600 mg/g Kreatinin Mandelsäure plus Phenylglyoxylsäure (Urin); krebserzeugend, K5
  - Xylole (alle Isomere): AGW 100 mL/m³; BGW 1,5 mg/L, BAT: 1,5 mg/L Xylole (Blut), 2000 mg/L Methylhippur (Tolur-)säure (Urin); Referenzwert: 3 µg/Xylole (Blut)
- Arbeitsmedizinische Vorsorgeuntersuchungen: G8 Benzol, G29 Benzolhomologe, G45 Styrol

7.5.4 Schwefelkohlenstoff (CS₂); (BK Nr. 1305)

Schwefelkohlenstoff
- ZNS-Schädigung
- Sehr seltene Berufskrankheit

■■ Krankheitsbild
CS₂ wird rasch über die Atemwege resorbiert. Das Zielorgan ist das zentrale Nervensystem, wobei akut eine Pränarkose, chronisch ein hirnorganisches Psychosyndrom oder parkinsonähnliche Symptome, auch Psychosen ausgelöst werden können. Weiterhin werden, neben einer senso-motorischen Polyneuropathie, bei chronischer Exposition auch Schädigungen der Gefäße (Arteriosklerose!) beschrieben.

■■ Diagnostik
Arbeitsanamnese und Krankheitssymptome.

■■ Exposition
Die berufliche Exposition gegenüber Schwefelkohlenstoff (CS₂) ist bei der Viskosefaserproduktion, bei der Zellophanproduktion, die aus Viskose erfolgt, sowie bei der Gummivulkanisation gegeben. CS₂ wird dabei als Lösungsmittel verwendet.

■■ Prävention
- Grenzwert: AGW 10 ppm
- Arbeitsmedizinische Vorsorgeuntersuchung G6

7.5.5 Methanol (BK Nr. 1306)

Methanol
- Hautreizend, allergische Kontaktdermatitis
- Neurotoxisch, Sehstörung, Oberbauchschmerzen
- Vorkommen: in Lösungsmittelgemischen vorhanden (Kleber, Nitroverdünnung etc.), chemische Industrie
- Sehr seltene Berufskrankheit

■■ Krankheitsbild
Methanol wird sowohl über die Haut als auch über den Magen-Darmtrakt gut resorbiert und über Formaldehyd zu Ameisensäure verstoffwechselt, dem Hauptmetaboliten im Urin. Die orale Aufnahme von relativ geringen Mengen führt zu Sehstörungen bis zur Erblindung (Opticus-Neuropathie), auch werden extrapyramidale Symptome beobachtet. Wie andere Lösungsmittel kann eine hohe jahrelange Exposition zur toxischen Enzephalopathie führen.

■■ Diagnostik
Arbeitsanamnese, klinischer Befund.

▪▪ Exposition

Methanol ist in gängigen Lösungsmittelgemischen in mehr oder weniger großer Menge enthalten (Nitroverdünnung). Methanol wird als Grundstoff in der chemischen Industrie und im Labor sowie bei der Treibstoffproduktion verwendet. Es kommt immer wieder bei Genuss von fehlerhaft (illegal) gebranntem Alkohol zu schwerwiegenden Vergiftungen.

▪▪ Prävention

– Expositionsvermeidung
– Grenzwert: AGW 200 mL/m^3; BGW und BAT 30 mg/L (Urin)
– Arbeitsmedizinische Vorsorgeuntersuchung G10

7.5.6 Nitro- und Aminoverbindungen des Benzols, seiner Homologen oder ihrer Abkömmlinge (BK Nr. 1304)

Nitro- und Aminoverbindungen des Benzols

- Anilin (Aminobenzol), Aminophenol, Nitrobenzol (▶ aromatische Amine, BK Nr. 1301)
- Akut: Hautreizend, Methämoglobinämie
- Chronisch: Urothelkarzinome (Blasenkrebs; s. auch BK Nr. 1301)
- Vorkommen: chemische Industrie, Sprengstoffherstellung und -anwendung (Trinitrotoluol)

▪▪ Krankheitsbild

Die Verbindungen werden gut sowohl dermal (gute Hautpermeabilität) als auch über die Lungen aufgenommen. Die akute Einwirkung führt wegen der Methämoglobinbildung zur Sauerstoffmangelversorgung mit Kopfschmerzen, Müdigkeit und Schwäche und zu zentralnervösen Störungen u. a. verursacht das gebildete Hämiglobin eine blaugraue Färbung der Haut. Alkoholgenuss kann die Zyanose intensivieren (Alkoholintoleranz!). Leberschäden kommen vor.

Von großer Bedeutung ist, dass im Organismus Nitroreduktasen Nitroverbindungen des Benzols zu Aminoverbindungen des Benzols, d. h. aromatische Amine, verstoffwechseln können. Bedingt durch einen Redoxprozess lösen bereits geringe Mengen die Methämoglobinämie aus. Infolge der Verstoffwechselung zu Aminoverbindungen erfolgt auch bei Exposition gegenüber Nitrobenzolen eine Methämoglobinämie. Aus der Verstoffwechselung zu Aminoverbindungen folgt, dass ein

weiteres Zielorgan das Urothel ist, in dem Tumoren ausgelöst werden können (▶ Abschn. 7.4.1).

▪▪ Diagnostik

Arbeitsanamnese (kutane Aufnahme!). Klinische Befunde, evtl. Nachweis sog. Heinz-Körperchen in den Erythrozyten.

▪▪ Exposition

Die bekannteste Aminoverbindung von Benzol ist Anilin (Aminobenzol), ein Grundstoff der chemischen Industrie (siehe auch Abschnitt »Aromatische Amine (BK Nr. 1301)«). Expositionen erfolgen bei industriellen Prozessen sowie im Labor, auch in der pharmazeutischen Industrie. Bedeutsame Vertreter der Nitroverbindungen des Benzols sind die Sprengstoffe Dinitrotoluol (DNT) und Trinitrotoluol (TNT). Expositionen gegenüber den Sprengstoffen bestehen bei der Herstellung, der Verwendung als Sprengstoff als auch bei der Beseitigung von Altlasten im Bereich von alten Munitionsdepots und -fabriken, Truppenübungsplätzen usw.

Sog. »Nitroverdünner« enthalten keine Nitroverbindungen, es handelt sich vielmehr um Lösungsmittelgemische unterschiedlicher Zusammensetzung.

▪▪ Prävention

– Expositionsvermeidung
– Grenzwerte und Einstufung (Beispiele): 2,4,6-Trinitrotoluol (und Isomeren in technischen Gemischen) AGW 0,011 ppm; 2,4,6-Trinitrotoluol BAR <1 μg/L 4-Amino-2,6-Dinitrotoluol (Urin), <4 μg/L 2-Amino-4,6-Dinitrotoluol (Urin); 2,6-Dinitrotoluol: krebserzeugend, K2
– Arbeitsmedizinische Vorsorgeuntersuchung G33

7.5.7 Organische Phosphorverbindungen (BK Nr. 1307)

Organische Phosphorverbindungen

- Seltene Erkrankung, Hemmung der Acetylcholinesterase
- Akut: Vagusreiz-Symptome
- Vorkommen: Pestizidanwendung

▪▪ Krankheitsbild

Die akute Intoxikation ist durch die Blockierung der Acetylcholinesterase mit resultierenden massiven Vagusreizungen charakterisiert. Das Vergiftungsbild ist u. a. durch Speichelfluss, vermehrte Bronchialsekretion, vermehrte Schweißsekretion, Miosis und Brady-kardie (Vagusreizung!) gekennzeichnet. Zentrale und periphere Nervenfunktionsstörungen können nach Intoxikation mit Verzögerung auftreten. Vergiftungen durch ortho-Trikresylphosphat können nach ca. 1–3 Wochen zu schlaffen Lähmungen führen, Enzephalo-pathien kommen vor.

▪▪ Diagnostik

Arbeitsanamnese (mögliche Hautresorption beachten), klinischer Befund, Acetylcholinesterase um mindestens 30% verringert.

▪▪ Exposition

Eine Exposition gegenüber organischen Phosphorver-bindungen besteht beim Umgang mit organischen Phosphorsäureestern, die als Insektizide Anwendung finden. Diese Stoffe wirken über eine Hemmung der Acetylcholinesterase. Der Phosphorsäureester ortho-Trikresylphosphat hingegen findet in technischen Ölen Verwendung. Er wirkt nicht über die Acetylcholineste-rase, sondern über eine andere Esterase (»NTE«). Bei dieser Substanz kam es in früheren Jahrzehnten (und gegenwärtig bei Verwechslung mit Nahrungsmittel-ölen) immer wieder zu akzidentellen Vergiftungen.

▪▪ Prävention

— Expositionsvermeidung. Einhaltung der Luft-grenzwerte (unterschiedlich)
— Arbeitsmedizinische Vorsorgeuntersuchung (keine Grundsätze vorgegeben)

7.5.8 Fluor und seine Verbindungen wie Flusssäure, Flussspat, Fluorapatit (BK Nr. 1308)

Fluor und seine Verbindungen
- Akut: Verätzungen (Nasenbluten), systemi-sche Vergiftungen
- Chronisch: Osteoporose
- Vorkommen: chemische Industrie, Glasgravur, Aluminiumhütten
- Sehr seltene Berufskrankheit

▪▪ Krankheitsbild

Bei Hautkontakt zerstört Flusssäure massiv das Ge-webe (tiefe Nekrosen, bis hinunter zum Knochen!). Die Atemwege werden gereizt, in schweren Fällen ist die Entwicklung eines Lungenödems möglich. Schon

relativ kleine Flusssäureverätzungen von der Größe eines Zweieurostückes können bedrohliche syste-mische Vergiftungen hervorrufen. Eine chronische Fluorvergiftung führt zu Osteoporose, Osteosklerose und Bandverkalkung im Bereich der Wirbelsäule. Dif-ferenzialdiagnostisch ähnelt dieses Krankheitsbild einem M. Bechterew, letzterer beginnt jedoch zumeist im Becken.

▪▪ Diagnostik

Arbeitsanamnese, klinischer Befund, erhöhte Fluorid-ausscheidung im Urin, Hinweise für Osteosklerose im Röntgenbild.

▪▪ Exposition

Flusssäure wird u. a. in der chemischen Industrie, bei der Gravur von Glas sowie im Labor verwendet. Eine Exposition gegen Fluorverbindungen besteht u. a. in Aluminiumhütten.

▪▪ Prävention

— Expositionvermeidung
— Grenzwerte (Beispiele): AGW Fluor 1 ppm, Fluorwasserstoff (Flusssäure) 1 ppm; BGW 7 mg/g Kreatinin bzw. 4 mg/g Kreatinin; BAT 4 mg/g Kreatinin Fluorid (Urin) pre-Shift, 7 mg/g Kreatinin post-Shift
— Arbeitsmedizinische Vorsorgeuntersuchung G34

7.5.9 Salpetersäureester wie Nitrogly-zerin, Nitroglykol (BK Nr. 1309)

Salpetersäureester
- Akut: Gefäßdilatation, Nitratkopfschmerz
- Vorkommen: Sprengstoffindustrie
- Sehr seltene Berufskrankheit

▪▪ Krankheitsbild

Einwertige Alkoholverbindungen der Salpetersäure weisen eine hohe Hautresorption auf. Charakteristisch bei Nitroglyzerin ist zunächst die periphere Gefäßer-weiterung. Bereits nach kurzer Exposition treten Be-schwerden auf, insbesondere der »**Nitratkopfschmerz**«. Bei chronischer Exposition nehmen die Beschwerden aufgrund einer Gewöhnung jedoch ab. Infolge einer zentralen Wirkung und Gegenregulation kommt es dann später zum diastolischen Blutdruckanstieg (!). Als **Montagskrankheit** werden plötzliche Todesfälle in Ni-troglyzerinproduktionsstätten bezeichnet.

▪▪ Diagnostik

Arbeitsanamnese, klinischer Befund (Heinz-Körperchen in Erythrozyten werden nur bei aromatischen Nitroverbindungen beobachtet, nicht nach Stoffen der BK Nr. 1309).

▪▪ Exposition

Eine Exposition gegen Ester der Salpetersäure besteht vor allem in der Sprengstoffindustrie.

▪▪ Prävention

- Grenzwerte und Einstufung: AGW (Beispiele): Nitroglycerin 0,05 ppm, Nitroglykol 0,05 ppm
- Arbeitsmedizinische Vorsorgeuntersuchung G5 Nitroglycerin, Nitroglykol

7.5.10 Alkyl-, Aryl-, Alkylaryloxide wie Dioxine (BK Nr. 1310)

Alkyl-, Aryl-, Alkylaryloxide

- 2,3,7,8-Tetrachlordibenzodioxin (2,3,7,8-TCDD), Pentachlorphenol
- Subakut: Chlorakne
- Erhöhtes Krebsrisiko (Dioxine wie 2,3,7,8-TCDD und Furane)
- Vorkommen: Chemische/Kunststoffindustrie, früher Holzschutzmittel

---

▪▪ Krankheitsbild

Dioxine sind nicht mutagen, lösen jedoch in Folge ihrer promovierenden Wirkung systemisch vermehrt Tumoren verschiedener Organe aus. Hinsichtlich der krebsauslösenden Wirkung dieser Substanzgruppe bestehen sehr starke Unterschiede zwischen den einzelnen Spezies. Bei Menschen konnte 20 Jahre nach einem Unfall in Ludwigshafen ein verdoppeltes Krebsrisiko bei damals Hochexponierten beobachtet werden. Charakteristisch ist, dass durch oben aufgeführte Stoffe eine **Chlorakne** ausgelöst werden kann, die aus historischen Gründen auch »Perna-Krankheit« (von Perchlornaphthalin) genannt wird. Die einzelnen Verbindungen weisen unterschiedliche Toxizität auf. Unter den Dioxinen weist 2,3,7,8-Tetrachlordibenzodioxin die höchste Toxizität auf (als »Sevesogift« bekannt geworden). Für Dichlordimethylether ist bei chronischer Exposition die Entstehung von Lungenkrebs bekannt. Kommen diese Stoffe mit Hitzeeinwirkung oder offener Flamme in Berührung, so kann durch Phosgenbildung ein akutes Lungenödem ausgelöst werden. Pentachlorphenol führt infolge Entkopplung der mitochondrialen Atmungskette (ATP $\rightarrow$ ADP + Energie) zu hohem Fieber mit Dehydrierung (Todesfälle beschrieben allein durch perkutane Resorption).

▪▪ Diagnostik

Arbeitsanamnese, klinischer Befund, Biomonitoring.

▪▪ Exposition

Wichtige Vertreter dieser Stoffgruppe sind Epichlorhydrin, ein Industriegrundstoff, Chlorphenole, wie z. B. das lange Zeit als Holzschutzmittel verwendete Pentachlorphenol, Chlorkresole, Dioxine und chlorierte Ether (Dichlordimethylether). Furane, die strukturell den Dioxinen ähneln, kommen meist gemeinsam mit diesen vor, sie zeigen gleichartige Effekte.

▪▪ Prävention

- Expositionsvermeidung
- Grenzwerte und Einstufung: 2,3,7,8-TCDD krebserzeugend, K2 (TRGS 905); MAK $1,0\times10^{-8}$ mg/m^3 E, krebserzeugend, K4
- Arbeitsmedizinische Vorsorgeuntersuchung G40 bei Stoffen mit krebserzeugendem Potenzial

7.5.11 Halogenierte Alkyl-, Aryl- und Alkylarylsulfide (z. B. sog. Kampfstoffe); (BK Nr. 1311)

Halogenierte Alkyl-, Aryl- und Alkylarylsulfide

- Dichlordiethylsulfid (Schwefellost)
- Akut: schwere lokale Reizwirkungen
- Chronisch: Karzinome des Respirationstrakts
- Vorkommen: Giftgaskontakt
- Keine aktuellen Berufskrankheitsfälle

▪▪ Krankheitsbild

Diese Stoffe durchdringen selbst Leder und lösen lokal Blasenbildung und Geschwürbildung aus. Systemisch werden akut schwere Bronchitiden, Magen-Darmstörungen und toxische Nephritiden ausgelöst. Chronisch entstehen vermehrt Tumoren im Bereich der Bronchien und des Larynx.

▪▪ Diagnostik

Arbeitsanamnese, klinischer Befund.

▪▪ Exposition

Wichtigster Vertreter ist der chemische Kampfstoff Gelbkreuz (Lost, Senfgas, Dichlordiethylsulfid). Berufliche Exposition besteht bei Mitarbeitern des Kampfmittelräumdienstes.

▪▪ Prävention

⬛ Expositionsvermeidung
⬛ Keine Grenzwerte
⬛ Arbeitsmedizinische Vorsorgeuntersuchung G40

7.5.12 Erkrankungen der Zähne durch Säuren (BK Nr. 1312)

> **Zahnerkrankungen durch Säuren**
> ▬ Seltenes Krankheitsbild mit Demineralisation der Zähne, Karies
> ▬ Vorkommen: Bäckereien, Konditoreien (durch Säureaerosole)

▪▪ Krankheitsbild

Die als Aerosol in der Einatemluft vorliegenden Säuren schlagen sich auf dem Zahnschmelz nieder und führen zu einer Demineralisation des Zahnschmelzes. Die Zuckerbäckerkaries ist durch häufiges Abschmecken von zuckerhaltigen Zubereitungen und den dann bakteriell entstehenden organischen Säuren bedingt, die ebenfalls zur Demineralisation führen. Erstsymptom ist die Stumpfheit des Zahnschmelzes, die vom Exponierten wahrgenommen wird. Sie ist dem Stumpfwerden nach dem Genuss von Fruchtsäuren vergleichbar, im Gegensatz dazu aber nicht reversibel. Im Laufe der Zeit wird der Zahnschmelz dünner und damit die Zähne dunkler. Die Karies bei Bäckern und Konditoren ist vom Befund her nicht gegen eine »normale« Karies abgrenzbar. Neuerkrankungen sind selten.

▪▪ Diagnostik

Arbeitsanamnese, Zahnbefund.

▪▪ Exposition

Säureproduktion, Metallbeizereien, pharmazeutische und Nährmittelfabriken, Konditoreien.

▪▪ Prävention

⬛ Expositionvermeidung, Zahnpflege
⬛ Grenzwerte (Beispiel): AGW 5 ppm Salzsäure
⬛ Arbeitsmedizinische Vorsorgeuntersuchung G22

7.5.13 Benzochinon (BK Nr. 1313)

> **Benzochinon**
> ▬ Hornhautschädigung
> ▬ Vorkommen: Benzo- und Hydrochinonherstellung
> ▬ Extrem seltene Berufskrankheit

▪▪ Krankheitsbild

Benzochinon führt zu einer charakteristischen Verfärbung der Hornhaut im Lidspaltenbereich. Später kommt es zu einer Abnahme der Sensibilität der Hornhaut, es können Hornhautepithelgeschwüre auftreten. Die Erkrankung wird nur vereinzelt beobachtet.

▪▪ Diagnostik

Arbeitsanamnese, Augenbefund.

▪▪ Exposition

Bei der Hydrochinonproduktion sowie u. a. beim Umgang mit Entwicklern im Photolabor.

▪▪ Prävention

⬛ Expositionsvermeidung
⬛ Keine Grenzwerte
⬛ Ggf. arbeitsmedizinische Vorsorgeuntersuchung (kein Grundsatz)

7.5.14 p-tert-Butylphenol (BK Nr. 1314)

> **p-tert-Butylphenol**
> ▬ Seltene, Vitiligo-artige Hautveränderungen, hepatotoxisch
> ▬ Vorkommen: Produktion von Alkylphenolharzen
> ▬ Extrem seltene Berufskrankheit

▪▪ Krankheitsbild

Der Stoff wird gut über die Haut resorbiert (typisch für Phenole!). Es wird vermutet, dass eine Verstoffwechselung zu Hydrochinon erfolgt, da Hydrochinon und seine Derivate als depigmentierende Stoffe bekannt sind. Bekannt geworden ist diese Substanz durch die Auslösung der »Weißfleckenkrankheit«. Weiterhin können auch Leberzellschäden sowie eine euthyreote Struma ausgelöst werden. Es werden häufig auch Antikörper gegen Schilddrüsengewebe und Parietalzellen nachgewiesen. Dies bedeutet, dass der Stoff auch systemisch wirksam ist. Klinisch sieht das Bild zunächst wie eine idiopathische Vitiligo aus.

■■ Diagnostik

Arbeitsanamnese, klinischer Befund (Trias Vitiligo, Hepatose und Struma).

■■ Exposition

p-tert-Butylphenol ist Ausgangsstoff für Alkydphenolharze. Außerdem wird der Stoff als Lichtstabilisator, Antioxidans und Mineralöladditiv verwendet.

■■ Prävention
- Expositionsvermeidung
- Grenzwert: AGW 0,08 ppm
- Arbeitsmedizinische Vorsorgeuntersuchung.
  Kein Grundsatz vorgegeben

7.5.15 **Erkrankungen durch Isocyanate (BK Nr. 1315)**

Erkrankungen durch Isocyanate, die zur Unterlassung aller Tätigkeiten gezwungen haben, die für die Entstehung, die Verschlimmerung oder das Wiederaufleben der Krankheit ursächlich waren oder sein können. (http://www.baua.de/de/Themen-von-A-Z/Berufs-krankheiten/Dokumente/Merkblaetter_content. html#doc672170bodyText3).

Isocyanate
- Allgemeine Formel: $R\text{-}(NCO_n)$
- Industriell weit verbreitete Syntheseausgangsstoffe
- Überwiegend Asthma-Erkrankungen, z. T. auch chronische obstruktive Lungenerkrankung und exogen-allergische Alveolitiis (Isocyanatalveolitis)
- 15–45% dieser Krankheitsfälle allergisch (IgE) bedingt
- Im Vordergrund chemisch-irritative Pathomechanismen
- Hauptbetroffene: Lackierer, Beschäftigte in der Herstellung diverser Polyurethanschäume und -kunststoffe

---

Zu Krankheitsbildern, Diagnostik und Prävention ► BK Nrn. 4301, 4302, 4201

■■ Krankheitsbild

Die Aufnahme findet ganz überwiegend inhalativ als Gas, Dampf oder Aerosol (Lacknebel) statt, in geringerem Umfang auch über die Haut. In der Atemwegsschleimhaut binden sich inhalativ aufgenommene Isocyanate vor allem an Albumin, Keratin und Tubulin der Zilien der Atemwegsepithelien, ferner an ein stressinduzierbares 78 KDa-glucoseruliertes Protein, die Trans-1,2-Dihydrobenzen-1,2-dioldehydrogenase und an Aktin. An der Haut wurde vorwiegend eine Reaktion mit Keratin nachgewiesen. Exponierte Personen zeigen Hämaddukte und im Urin Diamine als Abbauprodukte (aromatische Amine [TDA, MDA u. a. m.] haben ein kanzerogenes Potenzial). Nach tierexperimentellen Untersuchungen werden inhalativ aufgenommene Isocyanate v. a. in den Atemwegen deponiert; sie verteilen sich aber auch im Blut, im Gastrointestinaltrakt und in geringen Mengen praktisch in allen anderen Organen.

Isocyanate wirken irritativ, in höheren Konzentrationen toxisch. Sie haben darüber hinaus ein sensibilisierendes Potenzial. Im Vordergrund stehen obstruktive Atemwegserkrankungen, insbesondere das Asthma bronchiale, aber auch exogen allergische Alveolitiden und Hautekzem (BK 5101) werden beobachtet. Unfallartige Ereignisse mit extrem hoher Exposition können zu Lungenödem und akuter respiratorischer Insuffizienz führen. Etwa 20% der Isocyanatasthmatiker weisen spezifische IgE-Antikörper gegen Isocyanat-Albuminkonjugate auf, die diagnostisch weiterführend sind. Entsprechende IgG-Antikörper werden bei Patienten mit Isocyanatalveolitis, aber auch unter einem Großteil der gesunden Exponierten beobachtet.

■■ Diagnostik

Arbeitsanamnese, Lungenfunktion, ggf. Nachweis der Sensibilisierung.

■■ Exposition

Hochreaktive Isocyanate ($R\text{-}N\text{=}C\text{=}O$) werden als Di- und Präpolymere heute in großem Umfang zur Herstellung von Polyurethanschäumen, Beschichtungen, Gummireifen, als Härter für Lacke und Kleber und vieles mehr eingesetzt. Die wichtigsten Verbindungen sind Hexamethylendiisocyanat (HDI) und das trimere HDI-Biuret (Lackhärter), Diphenylmethandiisocyanat (MDI) und seine Präpolymeren, Toluylendiisocyanat (TDI), Naphthylendiisocyanat (NDI) und Isophorondiisocyanat (IPDI). Zu beachten ist, dass die Erhitzung von Polyurethanen auf über 150°C zur Rückbildung verschiedener Isocyanatverbindungen führt; dies ist beispielsweise beim Schweißen lackierter Metalle und bei Bränden bedeutsam. Außerdem zeigen neue Untersuchungen die Bildung von Isocyanaten auch in anderen Arbeitsbereichen, z. B. bei der Erhitzung von phenol-formaldehyd-harnstoffharzbeschichteter Mineralwolle. Auch die starke Erhitzung und Verbrennung des Phenolharzes Bakelite (wird u. a. für Chip-Platinen eingesetzt) führt zur Bildung von Isocyanaten.

■■ **Prävention**
━ Expositionsvermeidung
━ Grenzwerte und Einstufung:
  ━ AGW HDI 0,35 mg/m^3 (5 ppb); MDI 0,05 mg/m^3 (5 ppb); TDI 0,07 mg/m^3 (10 ppb); IPDI 0,09 mg/m^3 (10 ppb)
  ━ Für präpolymere Isocyanate in Deutschland bisher kein Luftgrenzwert
  ━ BGW MDI (Parameter: 4,4'-Diaminodiphenylmethan, MDA) 10 µg/g Kreatinin im Urin
  ━ BLW MDI 10 µg/L MDA; krebserzeugend, K4
  ━ TDI EKA-Korrelation 0,0025 mg/m^3 TDI (Luft) korreliert mit 6 µg/g Kreatinin TDA (Urin); krebserzeugend, K3B
  ━ NDI krebserzeugend, K3B
  ━ BGW HDI 10 mg/g Kreatinin HDA (Urin
━ Arbeitsmedizinische Vorsorgeuntersuchung G27

Polyurethankunststoffen und Kunstleder verwendet wird.

■■ **Prävention**
━ Expositionsvermeidung
━ Grenzwert: AGW 10 ppm
━ Arbeitsmedizinische Vorsorgeuntersuchung (keine Grundsätze vorgegeben)

7.5.16 Dimethylformamid (DMF); (BK Nr. 1316)

> **Dimethylformamid**
> ▬ Lebertoxisch
> ▬ Vorkommen: Lösungsmittel in der Kunststoffindustrie

■■ **Krankheitsbild**
Es wird sowohl über die Lunge als auch sehr gut über die Haut aufgenommen. DMF wird im Organismus oxidativ verstoffwechselt. Dimethylformamid verursacht beim Menschen eine (eher leichte) Schädigung der Leber. Das Lösungsmittel bewirkt bei gleichzeitiger Aufnahme von Alkohol einen antabusartigen Effekt.

■■ **Diagnostik**
Arbeitsanamnese, klinischer Befund.

■■ **Exposition**
Dimethylformamid (DMF) ist ein Lösungsmittel, das überwiegend bei der Produktion von Acrylnitrilfasern,

Berufskrankheiten der 2er-Gruppe der BKV-Anlage (in Folge physikalischer Einwirkungen)

X. Baur, R. Wegner

Diese Berufskrankheitengruppe umfasst muskuloskelettale Erkrankungen, Erkrankungen der Nerven und Gefäße (Nervenlähmungen, Durchblutungsstörungen) sowie die Lärmschwerhörigkeit.

8.1 Berufskrankheiten durch mechanische Einwirkungen

X. Baur, R. Wegner

Durch physikalische (= mechanische) Einwirkungen können orthopädische Krankheitsbilder sowie Durchblutungsstörungen und Nervenlähmungen verursacht werden. Den arbeitsbedingten muskuloskelettalen, vorwiegend orthopädischen Erkrankungen liegt häufig eine multikausale Pathogenese zugrunde.

Neben speziellen beruflichen Belastungen spielen ätiologisch oft altersbedingter Verschleiß, Vorerkrankungen oder Vorschäden aus dem privaten Bereich eine wesentliche Rolle. Nicht jede arbeitsbedingte Erkrankung ist daher eine Berufskrankheit im Sinne des Berufskrankheitenrechts.

Die Anerkennungsquote als Berufskrankheit ist bei den orthopädischen Erkrankungen besonders gering. Dies liegt auch daran, dass Rückenleiden eine Zivilisationskrankheit sind. Es liegen jedoch umfangreiche epidemiologische Studien vor, die eine Überhäufigkeit von Rückenschmerzen und bandscheibenbedingten Wirbelsäulenerkrankungen in verschiedenen Berufsgruppen belegen. Durch die berufliche Exposition kann es zu einer Beschleunigung des ohnehin ablaufenden Wirbelsäulenverschleißes kommen (zeitliche Vorverlagerung). Zu den pathophysiologischen Grundlagen und den allgemeinen Grundsätzen der Prävention ▶ Kap. 3.

Die rückwirkende Ermittlung der beruflichen Exposition (im Wesentlichen durch den Technischen Aufsichtsdienst der Berufsgenossenschaften) und die Interpretation unbestimmter Rechtsbegriffe (s. unten), wie z. B. »langjährig«, bereiten Probleme in der Praxis der Begutachtung orthopädischer Berufskrankheiten.

Besondere Bedeutung kommt der Primärprävention zu, konkret der Vermeidung von ursächlichen hohen bzw. repetitiven oder mit Zwangshaltung einhergehenden Belastungen des muskuloskelettalen Systems.

8.1.1 Erkrankungen der Sehnenscheiden (BK Nr. 2101)

Erkrankungen der Sehnenscheiden oder des Sehnengleitgewebes sowie der Sehnen- oder Muskelansätze, die zur Unterlassung aller Tätigkeiten gezwungen haben, die für die Entstehung, die Verschlimmerung oder das Wiederaufleben der Krankheit ursächlich waren oder sein können.

> **Sehnenscheidenerkrankungen**
> — Verursacht durch mindestens mehrjährige kurzzyklische, repetitive, feinmotorische Handtätigkeiten
> — Häufig angezeigte, eher selten anerkannte Berufskrankheit

■ ■ **Krankheitsbild**

Die Berufskrankheit umfasst chronische (bakterienfreie) Entzündungen der Sehnen, die sich durch Schwellung, Druckempfindlichkeit und Bewegungsschmerz auszeichnen, vorwiegend an den oberen Extremitäten. Die Periarthritis humeroscapularis (v. a. Impingement-Syndrom) oder Sehnenrisse fallen nicht unter diese BK-Nr.

■ ■ **Diagnose**

Bedeutsam sind Bewegungsschmerz im umschriebenen Sehnenfach, Druckempfindlichkeit, Schwellung, schneeballartiges Knirschen (wird mit aufgelegter Hand erfühlt).

■ ■ **Exposition**

Ursache der Erkrankung sind kurzzyklische, repetitive, feinmotorische Handtätigkeiten mit sehr hoher Bewegungsfrequenz (Klavierspielen) oder solche mit achsenungünstiger Auslenkung im Handgelenk (Nähen) oder gleichzeitig hoher Kraftaufwendung (Drehen, Montieren). Die repetitive Tätigkeit sollte täglich mindestens 3 Stunden über 5 Jahre ausgeübt worden sein. Für die nicht einfache arbeitstechnische Bewertung liegen Checklisten vor (nach R. Barrot, 1996).

8.1.2 Meniskusschäden (BK Nr. 2102)

Meniskusschäden nach mehrjähriger, andauernder oder häufig wiederkehrender, die Kniegelenke überdurchschnittlich belastender Tätigkeiten.

▪▪ Krankheitsbild

Die chronische berufsbedingte Meniskopathie tritt nach mehrjährigen (mindestens 2 Jahre, in der Regel mehr als 20 Jahre) andauernden, die Kniegelenke überdurchschnittlich (hockende oder kniende Dauerzwangshaltung bei gleichzeitiger Kraftaufwendung oder häufige Knick-, Scher- oder Drehbewegungen auf grob unebener Unterlage) belastende Tätigkeiten auf. Klinisch unterscheidet sich die berufsbedingte Meniskopathie nicht von einer Meniskuserkrankung anderer Ursache. Es handelt sich um degenerative Veränderungen mit Elastizitäts- und Gleitfähigkeitsverlust sowie erhöhter Rissbereitschaft im Meniskusbereich.

▪▪ Diagnose

Sie basiert auf Vorgeschichte und Lokalbefund (wulstartige Schwellung des Gelenkspalts, evtl. Erguss, Gelenksperre, Bewegungsschmerz). Der Meniskusschaden kann auch noch Jahre nach Ende der belastenden Tätigkeit auftreten. Die Abgrenzung gegen andere Ursachen ist schwierig.

▪▪ Exposition

Belastende Tätigkeiten finden sich im Bergbau unter Tage, bei Ofenmaurern, Fliesen- oder Parkettlegern. Für Bergleute wird gefordert, dass sie mindestens ein Drittel der Schicht eine kniende oder hockende Stellung eingenommen haben.

8.1.3 Erkrankungen durch Erschütterungen (BK Nr. 2103)

Erkrankungen durch Erschütterungen bei der Arbeit mit Druckluftwerkzeugen oder gleichartig wirkenden Werkzeugen oder Maschinen.

▪▪ Krankheitsbild

Durch eine übermäßige Kraftübertragung auf die Handwurzelknochen, die Hand-, Ellenbogen- und Schultergelenke können degenerative Veränderungen (Nekrosen, z. B. Lunatummalazie, Ermüdungsbrüche, Pseudarthrose, z. B. des Kahnbeins, Arthrosen und Sklerosierungen) auftreten. Funktionelle Nerven- und Gefäßstörungen kommen vor.

▪▪ Diagnose

Richtungsweisend sind Arbeitsanamnese, klinischer Befund, radiologischer Nachweis degenerativer Gelenkveränderungen (Arthrosis deformans, Osteochondrosis dissecans, Malazie und Pseudarthrose der Handwurzelknochen), Skelettszintigraphie.

▪▪ Exposition

Durch Werkzeuge und Maschinen mit vorrangig tiefen Frequenzanteilen (8–50 Hz), die mit Kraftaufwand gehalten werden müssen (z. B. Rüttelmaschinen oder Presslufthämmer im Straßenbau und Bergbau), können Rückstöße in den Armen auftreten, die auf die Gelenke übertragen werden. Für die Anerkennung als Berufskrankheit ist eine mindestens 2-jährige Tätigkeit mit derartigen Werkzeugen Voraussetzung.

8.1.4 Vibrationsbedingte Durchblutungsstörungen an den Händen (BK Nr. 2104)

Vibrationsbedingte Durchblutungsstörungen an den Händen, die zur Unterlassung aller Tätigkeiten gezwungen haben, die für die Entstehung, die Verschlimmerung oder das Wiederaufleben der Krankheit ursächlich waren oder sein können.

▪▪ Krankheitsbild

Die in der Regel durch mehrjährige erhebliche Vibrationsbelastungen an den Händen und Armen verursachten vasospastischen Durchblutungsstörungen führen v. a. unter Kälteexposition zu klinischen Symptomen (Weißfingerreaktion, im fortgeschrittenem Stadium auch Sensibilitätsstörungen).

▪▪ Diagnose

Diagnostisch bedeutsam sind Arbeitsanamnese, zeitlicher und Tätigkeitsbezug, Kälteprovokationstest mit wiederholten Temperaturmessungen an Fingerkuppen und Grundphalangen. Differenzialdiagnostisch muss das berufsunabhängige Raynaud-Syndrom abgegrenzt werden. Es können Sensibilitätsstörungen im Bereich der Hände hinzutreten.

Fallbeispiel

Patient C.B., 37 Jahre, männlich, Schlosser von 1992 bis 1998, dabei regelmäßig Umgang mit vibrierenden Bohrmaschinen, Winkelschleifern, Flexmaschinen, Handhammern im Rahmen der Montage und Demontage von Eisenbahnwaggons. 1995 unangenehmes Kältegefühl in den Händen, besonders im Winter, Schwierigkeiten mit dem Faustschluss und muskelkaterartige Schmerzen des II. bis V. Fingers rechts (Rechtshänder). Ab 1997 anhaltende livide Verfärbung der Finger II. bis V. rechts. Zunehmend leichtere Auslösbarkeit der Symptome, z. B. durch wenige Hammerschläge, wobei es dann auch zu Kraftlosigkeit und Kribbelgefühl kam. Daraufhin innerbetriebliche Versetzung und Übernahme einer Kontrolleurtätigkeit. Unter Meidung von Kälteexposition und Vibrationen bzw. Tragen von

Handschuhen während der kalten Jahreszeit nur noch leichte Weißfinger-Reaktionen. Im Kälteprovokationstest (Eintauchen der rechten Hand über 2 Minuten in 16°C kaltes Wasser) zeigt sich im Temperaturfühler an der Fingerkuppe dieser Hand ein Abfall der Hauttemperatur an den II.–V. Fingern auf unter 20°C; der Wiederanstieg der Hauttemperatur war erheblich verzögert (zwischen der 41. und 47. Minute post expositionem wurden wieder 20°C überschritten).

▪▪ Exposition

Das vibrationsbedingte vasospastische Syndrom (VVS) der Finger (Weißfingerkrankheit) kommt nach länger dauerndem Umgang mit von der Hand geführten Werkzeugen vor, die Vibrationen im Frequenzbereich v. a. von 20–800 Hertz erzeugen. Zumeist handelt es sich um hochtourige Bohrer, Meißel, Fräsen, Sägen oder Schleifmaschinen.

8.1.5 Druckschädigung des Nervus medianus im Karpaltunnel (Karpaltunnelsyndrom)

Druckschädigung des Nervus medianus im Karpaltunnel (Karpaltunnelsyndrom) aufgrund von repetitiven manuellen Tätigkeiten durch Beugung und Streckung der Handgelenke, durch erhöhten Kraftaufwand der Hände oder Hand-Arm-Schwingungen (BK in Vorbereitung).
- **Ursächlich** sind repetitive manuelle Tätigkeiten oder erhöhter Kraftaufwand der Hände oder Einwirkung von Hand-Arm-Schwingungen (z. B. durch vibrierende Maschinen wie Motorsägen oder Steinbohrer).
- **Betroffen** sind vorwiegend Fleischverpacker, Geflügelverarbeiter, Kassierer im Supermarkt.
- **Pathophysiologie:** Durch Überbeanspruchung kommt es zur Hyperplasie des Synovialgewebes und einer Verdickung der Sehnenscheide, konsekutiv zur Druckerhöhung im Carpaltunnel, in dem der N. medianus verläuft.
- **Symptome:** Hierzu gehören Schmerzen, v. a. bei Dorsalflexion der Hand, Hyp- und Parästhesien, Muskelatrophie des Daumenballens, v. a. nachts auftretende Schmerzen.
- **Diagnostik:** Dazu zählen der Phalen-Test (extreme Volarflexion), der Tinel-Test (Perkussion des N. medianus) und die Messung der motorischen und sensiblen Nervenleitgeschwindigkeit.
- **Therapie** der Wahl ist die chirurgische Durchtrennung des Retinaculum flexorum; Rezidive sind häufig.

- Bereits im Frühstadium sollten beschwerdeauslösende Tätigkeiten nicht mehr durchgeführt werden. Generell sollten ursächliche Tätigkeiten durch geeignete technische und organisatorische Maßnahmen auf ein Minimum beschränkt werden.

8.1.6 Chronische Erkrankungen der Schleimbeutel (BK Nr. 2105)

Chronische Erkrankungen der Schleimbeutel durch ständigen Druck.

▪▪ Krankheitsbild

Schleimbeutelentzündungen (Bursitiden) entwickeln sich bei lang anhaltender Druck- (Daueraufstützen) und Stoßbelastung an exponierten Stellen (vor allem in der Knie-, Ellenbogen- oder Schultergelenksgegend). Die durch chronische Beanspruchung hervorgerufene Reizung der Schleimbeutel ist selten eine Dauererkrankung.

▪▪ Diagnose

Sie erfolgt bei gegebener Belastung anhand des Lokalbefunds (entzündliche, schmerzhafte Schwellung, Bewegungsbehinderung).

▪▪ Exposition

Betroffen sind z. B. Fliesenleger und Bergleute bei niedrigen Flözen.

8.1.7 Druckschädigung der Nerven (BK Nr. 2106)

> **Druckschädigung der Nerven**
> - Verursacht durch langjährige Druckeinwirkungen (z. B. bei repetitiven Körperbewegungen oder Zwangshaltungen) auf den Armplexus, N. radialis, N. ulnaris etc.
> - Sensorische oder motorische Nervenschäden
> - Selten anerkannte Berufskrankheit

▪▪ Krankheitsbild

Das pathophysiologische und klinische Bild einer durch Druck verursachten Nervenschädigung ist ein Nebeneinander von segmentaler De- und Remyelinisierung. Es können die Nervenwurzel, ein Plexusbereich und periphere Nerven betroffen sein. Frühsymptome sind Reizerscheinungen, Sensibilitätsstörungen und Kraftminderung in der betroffenen Region; später können Muskelatrophien, Paresen und Paralysen hinzutreten. Die Sensibilitätsstörungen umfassen: Reizsymptome (Schmerzen), Parästhesien, Dysästhesien, Neuralgien, Hyperpathien, Ausfallsymptome (Anästhesie, taktile Hypästhesie, thermische Hypästhesie oder Anästhesie, Hypalgesie oder Analgesie, Oberflächen- oder Tiefensensibilitätsstörungen) sowie partielle Leitungsstörungen mit pathologischem Funktionswandel (Kausalgien, Phantomschmerzen etc.).

Anhand der Untersuchungsbefunde (s. unten) werden folgende neurologische Störungen unterschieden:

- **Neurapraxie** (flüchtige Nervenleitungsunterbrechung bei erhaltener Erregungsleitung)
- **Axonotmesis** (Unterbrechung der Achsenzylinder, die Hüllenstrukturen des Nerven bleiben erhalten; Spontanregeneration durch Neubildung der Achsenzylinder) und in Ausnahmefällen
- **Neurotmesis** (Unterbrechung aller Strukturen der Nerven mit Ausfall der motorischen und sensiblen Funktionen)
  Betroffen sind:
- Armplexusschaden im Wurzelbereich C4, Th 1, N. axillaris, N. medianus, N. musculocutaneus, N. radialis, N. suprascapularis, N. thoracicus longus, N. ulnaris
- Beinplexus im Wurzelbereich Th12 bis S5, N. tibialis, N. peronaeus, N. facialis, N. trigeminus

Als Spätfolge können sich Lähmungserscheinungen und Muskelatrophien einstellen.

■■ Diagnose

Diese stützt sich vor allem auf die Arbeitsanamnese. Typischerweise wird schon früh über »Kribbeln, pelziges Gefühl, Ameisenlaufen, eingeschlafenen Körperteil, allgemeines Ermüdungsgefühl«, z. T. auch Schmerzen im Versorgungsgebiet des Nerven, geklagt.

Bei der klinischen Untersuchung fallen auf: Spontanschmerzen mit Ausstrahlung, Klopfschmerzen im Nervenverlauf, Druckschmerzempfindlichkeit, Überempfindlichkeit, Missempfindungen, Unempfindlichkeit, Muskelschwäche und -atrophie, Reflexausfälle bzw. -abschwächungen, gestörte Schweißsekretion, trophische Störungen von Haut- und Hautanhangsgebilden, »elektrisierende Sensationen« durch Beklopfen des Nervenkompressionsortes (**Tinel-Zeichen**).

Von den speziellen neurologischen Befunden sind hervorzuheben: Verminderung der Nervenleitgeschwindigkeit, pathologisches EMG, Entartungsreaktion in der Reizstromdiagnostik.

■■ Exposition

Ursachen sind anhaltender und repetitiver Druck auf Nerven, v. a. von solchen, die über Knochenvorsprünge und mit Sehnen verlaufen. Im Einzelnen: Ständig wiederholte, gleichartige Körperbewegungen (mechanische Überbelastung), überwiegend haltungskonstante Arbeiten mit nicht oder nur schwer korrigierbaren Zwangshaltungen, z. B. Daueraufstützen des Handgelenks oder der Ellbogen, Überbeanspruchung von Muskeln mit nachfolgender Druckeinwirkung auf Nerven, Dehnungs- und Traktionswirkungen mit indirekter Einwirkung auf den Nerven; von außen kommende direkte Druck- oder Zugbelastungen, wiederholte Schläge, Friktionswirkungen, häufiges Greifen mit hohem Kraftaufwand. Vermehrt Betroffene sind Berufsmusiker, Schleifer, Metzger, Lebensmittelhändler, Supermarktkassiererinnen, auch bestimmte Sportler (Radfahrer, Kegler, Reiter).

8.1.8 Abrissbrüche der Wirbelfortsätze (BK Nr. 2107)

Abrissbrüche der Dornfortsätze können bei Überbelastung des Knochens durch anhaltenden Muskelzug im Sinne einer Ermüdungserscheinung auftreten.

■■ Diagnose

Sie basiert auf Anamnese, Beschwerdebild und Röntgenbefund (Bruchstellen).

■■ Exposition

Diese früher häufige Berufskrankheit, die bei Überbelastung durch einseitige, ungewohnte Arbeit auftritt (z. B. bei Schaufelarbeiten, deshalb auch »**Schipperkrankheit**« genannt), ist heute durch Maschineneinsatz sehr selten.

8.1.9 Bandscheibenbedingte LWS-Erkrankungen durch Heben, Tragen oder Rumpfbeugung (BK Nr. 2108)

Bandscheibenbedingte Erkrankungen der Lendenwirbelsäule durch langjähriges Heben oder Tragen schwerer Lasten oder durch langjährige Tätigkeiten in extremer Rumpfbeugung, die zur Unterlassung aller Tätigkeiten gezwungen haben, die für die Entstehung, die Verschlimmerung oder das Wiederaufleben der Krankheit ursächlich waren oder sein können.

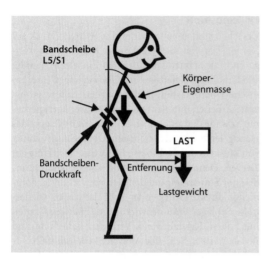

☐ Abb. 8.1 Biomechanisches Modell zur Bestimmung der Druckkraft an der Bandscheibe L5–S1

■ ■ Krankheitsbild

Die durch schweres Heben und Tragen bzw. extreme Rumpfbeugehaltung verursachten Bandscheibenschäden der Lendenwirbelsäule führen zum lokalen Lumbalsyndrom, zu mono- oder polyradikulären Wurzelreizsyndromen und/oder zum Kaudasyndrom. ☐ Abb. 8.1 zeigt ein biomechanisches Modell zur Bestimmung der Druckkraft an der Bandscheibe L5–S1. Der klinische Befund unterscheidet sich nicht von Bandscheibenerkrankungen anderer Ursachen. Anerkannt werden chronische oder chronisch rezidivierende Beschwerden und Funktionseinschränkungen, die therapeutisch nicht mehr voll kompensiert werden können. Korrespondierend zu den klinischen Veränderungen finden sich morphologisch v. a.:

- Bandscheibendegenerationen (Diskose)
- Instabilität im Bewegungssegment
- Bandscheibenvorfall (Prolaps)
- Bandscheibenvorwölbung (Protrusio)
- degenerative Veränderungen der Wirbelkörperabschlussplatten (Osteochondrose)
- knöcherne Randwülste an den Wirbelkörpern (Spondylose)
- degenerative Veränderungen der kleinen Wirbelgelenke (Spondylarthrose)

Es überwiegen Beschwerdekomplexe und Syndrome unter dem Oberbegriff der Dorsopathien. Obwohl die BK Nr. 2108 zu den eher häufig entschädigten Berufskrankheiten zählt, gehört die Anerkennungs- und Berentungsquote insgesamt zu den niedrigsten. Gründe für die Ablehnung sind v. a. die restriktive Formulierung im Gesetzestext (Unterlassung der gefährdenden

Tätigkeit), die Rückwirkungsklausel, der Beweisnotstand bei der retrospektiven Rekonstruktion der Exposition und prädiskotische Deformitäten der Lendenwirbelsäule (z. B. Morbus Scheuermann, Beinlängendifferenz, Spondylose, pathologische Lordose, Osteoporose). Liegen solche Deformitäten vor, ist zu beurteilen, ob die berufliche Belastung wesentlich zur Verschlimmerung beigetragen hat.

■ ■ Diagnose

Gefordert ist ein erheblicher, objektivierter, irreversibler Bandscheibenschaden mit klinischer Relevanz (Schmerzausstrahlung, Kraftminderung, Reflexausfälle), der chronisch bzw. chronisch rezidivierend verläuft. Es müssen Röntgenaufnahmen der Lendenwirbelsäule vorliegen, bei radikulären Schmerzen und Spinalkanalstenose außerdem eine Computertomographie (CT) und eventuell eine Magnetresonanztomographie (MR).

■ ■ Exposition

Berufsgruppen, bei denen diese Berufskrankheit vorzugsweise auftritt, umfassen

- Beschäftigte im untertägigen Bergbau,
- Bauberufe (Maurer, Steinsetzer, Stahlbetonbauer),
- Schauerleute, Möbel-, Kohle-, Fleisch- und andere Lastenträger,
- Landwirte, Fischer und Waldarbeiter,
- Beschäftigte in der Kranken-, Alten-, Behindertenpflege,
- sonstige Tätigkeiten mit gleichartigem Belastungsprofil.

Für die **Anerkennung als Berufskrankheit** ist eine langjährige, mindestens 10 Jahre andauernde Exposition mit arbeitstäglich etwa 250 Hebe- bzw. Umsetzvorgängen bzw. einer Gesamttragedauer von 30 min erforderlich. Für das Kriterium der extremen Rumpfbeugehaltung gilt ebenfalls die Zehnjahresfrist. Die Zeiten werden kumuliert berechnet und für die Kriterien Heben/Tragen sowie Rumpfbeugehaltung addiert.

Zur Vereinheitlichung wurde das **Mainz-Dortmunder Dosismodell** (MDD) zur Beurteilung der biomechanischen Belastung der Wirbelsäule entwickelt, durch das, gestützt auf die Ergebnisse vorliegender epidemiologischer Studien, eine kritische Dosis für eine Arbeitsschicht und für das Berufsleben errechnet wird, ab der das Risiko für die Entstehung einer bandscheibenbedingten Erkrankung der Lendenwirbelsäule erhöht ist. Richtwerte für Frauen: 17×106 Nh (Newton/hours), für Männer: 25×106 Nh.

In der Zusammenhangsbeurteilung müssen die beruflichen Belastungen von konkurrierenden Faktoren (z. B. außerberuflicher Tätigkeiten wie Hausbau,

Gartenarbeit, Tätigkeiten in Land- und Forstwirtschaft) abgegrenzt werden. Bandscheibenbedingte Erkrankungen bei Personen mit sitzender Tätigkeit sind nicht Gegenstand dieser Berufskrankheit.

8.1.10 Bandscheibenbedingte HWS-Erkrankungen (BK Nr. 2109)

Bandscheibenbedingte Erkrankungen der Halswirbelsäule durch langjähriges Tragen schwerer Lasten auf der Schulter, die zur Unterlassung aller Tätigkeiten gezwungen haben, die für die Entstehung, die Verschlimmerung oder das Wiederaufleben der Krankheit ursächlich waren oder sein können.

▪▪ Krankheitsbild
Durch das Tragen schwerer Lasten auf der Schulter bzw. auf dem Kopf kommt es zur Kompressionsbelastung der Halswirbelsäule mit lokaler Stoffwechselstörung. Dazu zählen:
- Lokales Zervikalsyndrom
- Zervikobrachiales Syndrom (mit motorischen Ausfällen [Brachialgien])
- Zervikozephales Syndrom mit Kopfschmerzen, Schwindelattacken durch Kompression der Arteria vertebralis und Irritation des Halssympathikus

▪▪ Diagnose
Es sind neben der Arbeitsanamnese v. a. klinisch-radiologische und fachneurologische Befunde entscheidend.

▪▪ Exposition
Die Belastungskriterien für ein erhöhtes Risiko werden nur von wenigen Berufsgruppen erfüllt. Betroffen sind Beschäftigte, die Lastgewichte von 50 kg und mehr auf der Schulter mit gewisser Regelmäßigkeit in der überwiegenden Zahl der Arbeitsschichten getragen haben, z. B. Fleischträger. Die gefährdende Tätigkeit muss mindestens 10 Jahre durchgeführt worden sein.

8.1.11 Bandscheibenbedingte LWS-Erkrankungen durch Ganzkörperschwingungen (BK Nr. 2110)

Bandscheibenbedingte Erkrankungen der Lendenwirbelsäule durch langjährige vorwiegend vertikale Einwirkungen von Ganzkörperschwingungen, die zur Unterlassung aller Tätigkeiten gezwungen haben, die für die Entstehung, die Verschlimmerung oder das Wiederaufleben der Krankheit ursächlich waren oder sein können.

▪▪ Krankheitsbild
Ganzkörperschwingungen gefährden die Wirbelsäule, da es dabei zu horizontalen Segmentverschiebungen und Rotation der Segmente kommt, was zu charakteristischen Veränderungen (Stauchungen und Streckungen der Bandscheiben) und in der Folge zu röntgenologisch nachweisbaren Veränderungen (Protrusion, Chondrose und Spondylose, ▶ BK Nr. 2108; ▶ Abschn. 8.1.9) führt. Besonders betroffen von diesen irreversiblen Veränderungen sind jüngere Menschen.

▪▪ Diagnose
Arbeitsanamnese, Beschwerdebild, Röntgenbefund, Funktionsprüfung und neurologischer Status stützen die Diagnose; ggf. sind weitere Verfahren indiziert (z. B. EMG, Myelographie, CT, MR, Diskographie).

▪▪ Exposition
Zu den schwingungsexponierten Berufsgruppen gehören sitzende Personen, die beruflich Ganzkörperschwingungen, v. a. Frequenzen zwischen 3 und 5 Hz, ausgesetzt sind. Besonders ungünstig sind Rotationsschwingungen. Dazu zählen Fahrer von Schleppern der Land- und Forstwirtschaft, Erdbaumaschinen, Ladegeräten im Untertagebau, verschiedenen fahrbaren Arbeitsmaschinen (z. B. Bagger, Muldenkipper, Gabelstapler) und Militärfahrzeugen im Gelände.

Fahrer von Taxis, LKWs oder Bussen mit schwingungsgedämpften Fahrersitzen gehören nicht zu der betroffenen Personengruppe.

Ein Orientierungswert der Schwingungsbelastungsdosis kann aus der Gesamtzahl der Expositionstage mit einer Tagesdosis oberhalb eines Tagesdosiswertes errechnet werden. Bei entsprechender Tätigkeit wird dieser nach ca. 5–10 Expositionsjahren mit jeweils 220 Arbeitstagen erreicht.

8.1.12 Erhöhte Zahnabrasionen durch mehrjährige Quarzstaub-belastende Tätigkeit (BK Nr. 2111)

Es handelt sich um einen langsam fortschreitenden Verlust der Zahnhartsubstanzen (Zahnschmelz, später auch Dentin) an Kauflächen und Schneidekanten. Die Erkrankung wurde unter Quarzstaub-Exponierten überhäufig beobachtet; pathophysiologisch wird ein erhöhter Abrieb von Zahnhartsubstanzen durch die über den Mund eingeatmeten Quarzpartikel angenommen. Die Krankheit wird seit Jahren nicht mehr beobachtet.

8.1.13 Gonarthrose durch eine Tätigkeit im Knien oder vergleichbarer Kniebelastung (BK Nr. 2112)

Gonarthrose durch eine Tätigkeit im Knien oder vergleichbare Kniebelastungen mit einer kumulativen Einwirkungsdauer während des Arbeitslebens von mindestens 13.000 Stunden und einer Mindesteinwirkungsdauer von insgesamt einer Stunde pro Schicht. Unter Tätigkeiten mit einer dem Knien vergleichbaren Kniebelastung werden einseitige oder beidseitige Arbeiten im Hocken oder im Fersensitz sowie Kriechen verstanden.

▪▪ Krankheitsbild

Die Gonarthrose ist gekennzeichnet durch Knorpelabbau, subchondralen Knochenumbau mit Sklerose, subchondrale Knochenzysten, Osteophytenbildung, Bewegungseinschränkungen beim Beugen und Strecken des Kniegelenks sowie Schmerzen. Radiologisch lassen sich vier Stadien unterscheiden, wobei eine Orientierung an der Verschmälerung des Kniegelenkspalts, Osteophyten, einer Sklerose und möglicher Verformung der Tibia und des Femurs erfolgt. Die chronischen Kniegelenkbeschwerden gehen mit Funktionsstörungen bei der orthopädischen Untersuchung (eingeschränkte Streckung und Beugung) einher. Die Arthrose kann isoliert im medialen oder lateralen Kniehauptgelenk oder im medialen oder lateralen Retropatellargelenk auftreten. Je nach ausgeübter Tätigkeit tritt die Erkrankung einseitig oder beidseitig auf. Ein belastungskonformes Schadensbild wird nicht gefordert. Übergewichtige fallen auch unter den Schutz dieser Berufskrankheit.

▪▪ Diagnose

Die Diagnosestellung basiert auf der Arbeitsanamnese, der ermittelten Belastungsdosis und dem klinischen sowie radiologischen Befund.

▪▪ Exposition

Die Erkrankung tritt vorwiegend bei Arbeiten auf, bei denen der Körper durch das Knie und die Vorderseite des Unterschenkels abgestützt wird und der Winkel zwischen Ober- und Unterschenkel etwa 90°Grad bzw. 120° (Knien und Hocken) beträgt. Betroffene Berufsgruppen sind vorwiegend Fliesen-, Boden-, Teppich-, Parkettleger und zahlreiche weitere Berufe mit ähnlicher Tätigkeit.

▪▪ Prävention

Präventiv kommen persönlichen Schutzmaßnahmen (Verwendung einer geeigneten Kniepolsterung) und Meidung lang dauernder und körperlich anstrengender Kniebelastungen eine wesentliche Rolle zu.

8.2 Erkrankungen durch Arbeit in Druckluft (BK Nr. 2201)

X. Baur

▶ http://www.baua.de/de/Themen-von-A-Z/Berufskrankheiten/Dokumente/Merkblaetter_content.html#doc672170bodyText3.
▬ Gesundheitsgefährdung ab 10 kPa (0,1 bar; z. B. beim Tauchen, Tunnelbau); höchstzulässiger Überdruck: 360 kPa (3,6 bar, entspricht 36 m Wassersäule)
▬ Während zu schneller Dekompression (Aufsteigen aus tiefen Wasserschichten, Ausschleusen aus Überdruckbereichen) Bildung von Stickstoff-Luftblasen in Körperflüssigkeit im Gewebe
▬ **Caisson-Krankheit:** Arthralgien, Myalgien, Hautmarmorierung, selten Lungenriss, Pneumothorax, Luftembolien; als Spätfolgen aseptische Knochennekrosen
▬ **Krankheitsbild** während Kompressionsphase: Barotrauma (mangelnder Druckausgleich bei in Körperhöhlen eingeschlossener Luft) des Mittelohrs
▬ **Therapie:** Bei Baro-Trauma Valsalva-Pressmanöver, bei Caisson-Krankheit Rekompressionsbehandlung in einer dafür eingerichteten Druckluftkammer, ggf. symptomatische Therapie
▬ Seltene Berufskrankheit

8.3 Lärmschwerhörigkeit (BK Nr. 2301)

X. Baur

Lärmschwerhörigkeit
▬ Ab 85 dB(A) Tages-Lärmexpositionspegel besteht bei langjähriger Exposition ein erhöhtes Lärmschwerhörigkeits-Risiko.
▬ Auch ein sehr kurzer Spitzenschalldruckpegel von hoher Intensität (>137 dB) verursacht Lärmschwerhörigkeit.
▬ Gesundheitsgefährdende Expositionen bestehen u. a. in der Metallbe-/verarbeitung, beim Arbeiten mit Hämmern, Schleifen mit hochtourigem Werkzeug, Arbeiten mit Druckluftwerkzeugen.
▬ Pathognomonisch ist der beidseitige, besonders bei 3–4 kHz ausgeprägte Innenohrhörverlust, der zu den höheren und später auch
▼

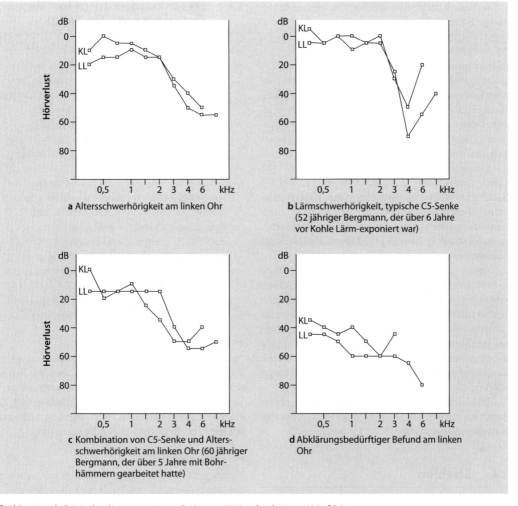

a Altersschwerhörigkeit am linken Ohr

b Lärmschwerhörigkeit, typische C5-Senke (52 jähriger Bergmann, der über 6 Jahre vor Kohle Lärm-exponiert war)

c Kombination von C5-Senke und Altersschwerhörigkeit am linken Ohr (60 jähriger Bergmann, der über 5 Jahre mit Bohrhämmern gearbeitet hatte)

d Abklärungsbedürftiger Befund am linken Ohr

◘ **Abb. 8.2a–d** Originalaudiogramme von 4 Patienten. *KL* Knochenleitung, *LL* Luftleitung

zu den tieferen Frequenzen fortschreiten kann.

— Effiziente Primärprävention: Schallminimierung (z. B. Kapselung von Maschinen, größerer Abstand von der Lärmquelle); Sekundärprävention: geeigneter und ausreichender Gehörschutz.

■ ■ Krankheitsbild und Diagnostik

Die Lärmschwerhörigkeit ist eine Innenohrschwerhörigkeit infolge einer lärmbedingten Schädigung des Cortischen Organs. Zu unterscheiden sind Knalltraumata (meist >120 dB) und dosisabhängige Schädigungen durch äquivalente Dauerschallpegel über 85 dB(A).

Hierfür charakteristisch ist die »**C5-Senke**«, die oberhalb des Sprachfelds, nämlich bei 4000 Hz liegt. Kurzdauernde, sehr hohe Schallpegel (z. B. Knall) und sog. Impulslärm (z. B. repetitives Hämmern, Gewehrsalven), können eine Lärmschwerhörigkeit, die einseitig betont sein kann, verursachen. Die Lärmschwerhörigkeit schreitet nach der Beendigung der Lärmexposition nicht fort. ◘ Abb. 8.2 zeigt typische Befunde. Daneben gibt es extraaurale adverse Wirkungen von Lärm, so Konzentrationsschwierigkeiten, Blutdruckerhöhungen, Zunahme der Herzfrequenz, Reduktion der Magensekretion und der Hautdurchblutung, Zunahme der Schweißsekretion.

Bezüglich der physiologischen Grundlagen ◘ Abb. 18.1 in ► Kap. 18.1.

▪▪ Prävention

Lärmentstehung sollte soweit wie möglich vermieden oder zumindest reduziert werden. Geeignete Maßnahmen sind u. a. Kapselung von Maschinen, Schalldämmung. Ist dies nicht ausreichend möglich, muss ab einem Beurteilungspegel von 80 dB(A) Gehörschutz zur Verfügung gestellt und bei Pegeln über 85 dB(A) auch getragen werden. Hierfür sind geeignet:

Gehörgangsstöpsel (Dämmung von 25–40 dB), Gehörschutzkapseln (Lärmbereiche bis 115 dB(A)), Schallschutzhelme in Verbindung mit Kapseln bzw. Schallschutzanzug. Letzterer reduziert auch die Schalleinführung über das Skelettsystem. Die Unfallverhütungsvorschrift »Lärm« (VBG 121) enthält detaillierte Vorschriften.

Unter Lärmbereich werden Arbeitsplätze mit einem Beurteilungspegel von mindestens 85 dB(A) verstanden. Jugendliche, werdende und stillende Mütter dürfen nicht in Lärmbereichen eingesetzt werden (Beschäftigungsverbot). Für Beschäftigte, die in einem solchen Lärmbereich tätig sind oder sein werden, sind arbeitsmedizinische Vorsorgeuntersuchungen nach dem berufsgenossenschaftlichen Grundsatz 20 vorgeschrieben.

Hierbei erfolgen eine erste Untersuchung des äußeren Ohres mit Hörtest (Siebtest) in der standardisierten Reintonaudiometrie (◘ Abb. 18.2 in ► Kap. 18.2).

8.4   Strahlen

X. Baur

8.4.1   Grauer Star durch Wärmestrahlung (BK Nr. 2401)

▬ Der graue Star wird durch langjährige Exposition gegenüber infraroten Strahlen (750–2400 mm), z. B. von glühendem Glas, verursacht.

▬ Typisch sind die Trübung in der Linsenmitte und die Ablösung der oberflächlichen Lamelle, ferner das Auftreten schon vom 40. Lebensjahr, ansonsten gleicht das Endstadium dem reifen Altersstar.

▬ Die Prävention besteht in organisatorischen Maßnahmen (größere Entfernung von der Strahlungsquelle, Tragen geeigneter Schutzbrillen).

▬ Die Erkrankung ist heute sehr selten (ca. 10 BK-Anzeigen pro Jahr).

8.4.2   Erkrankungen durch ionisierende Strahlen (BK Nr. 2402)

► http://arbmed.med.uni-rostock.de/bkvo/m2402.htm.

▬ Verursachung durch Röntgenstrahlen, radioaktive Stoffe (α-, β- oder γ-Strahlen), andere ionisierende Strahlen (Elektronen, Protonen, Deuteronen, Neutronen, beschleunigte Ionen).

▬ Durch die Ionisation kommt es zu zellulären Schädigungen und funktionellen Veränderungen, die von der Dosis und der Strahlenart abhängig sind.

▬ Vom akuten Strahlensyndrom und akuten lokalen Gewebeschäden sind chronische und Spätschäden (v. a. Tumoren) zu unterscheiden.

▬ Belastungen ab einer Strahlendosis von ≥200 WLM (working level months) werden als ausreichend für eine Krebserkrankung gesehen, die Verursachungswahrscheinlichkeit bei kurzzeitiger kumulativer Exposition von 20–250 WLM im Alter von 30 Jahren ebenso. Eine Exposition <50 WLM bedarf der Einzelbegutachtung.

▪▪ Krankheitsbild

Lungenkrebs steht ganz im Vordergrund (ca. 96%). Daneben werden Kehlkopfkrebs, Leukämien, Tumoren der Mundhöhle oder des Rachens, vereinzelt auch Leber-, Nieren- und sonstige Tumoren beobachtet. Zu akuten Strahlenschäden an Haut- und Schleimhäuten kommt es bei hoher lokaler Strahlenbelastung.

▪▪ Exposition

Vorwiegend sind ehemalige Beschäftigte im Uranbergbau betroffen, ganz vereinzelt auch Beschäftigte an Radargeräten, in Atomkraftwerken und Teilchenbeschleunigeranlagen.

Berufskrankheiten der 3er-Gruppe der BKV-Anlage (Augenzittern)

X. Baur

Infektionskrankheiten treten als Berufskrankheit vorwiegend im Gesundheitsdienst, in der Veterinärmedizin und bei beruflichem Aufenthalt in den Tropen auf.

9.1 Infektionskrankheiten bei besonderen Gefährdungen im Gesundheitsdienst, der Wohlfahrtspflege, im Laboratorium oder vergleichbar gefährdeten Arbeitsplätzen (BK Nr. 3101)

▶ http://www.baua.de/de/Themen-von-A-Z/Berufskrankheiten/Dokumente/Merkblaetter_content.html#doc672170bodyText3.

Wortlaut der BK: Infektionskrankheiten, wenn der Versicherte im Gesundheitsdienst, in der Wohlfahrtspflege oder in einem Laboratorium tätig oder durch eine andere Tätigkeit der Infektionsgefahr in ähnlichem Maße besonders ausgesetzt war (BK Nr. 3101). Diese werden hervorgerufen durch

— Kontakt mit infektiösem menschlichen Material (meist Blut); übertragene Erkrankungen: Hepatitis B, Hepatitis C, AIDS

— Tuberkulose-Bakterien: Übertragung meist aerogen durch direkten Kontakt mit dem infektiösen Patienten, dessen Sputum oder Gewebe (Schnitt- und Stichverletzungen)

▪▪ Krankheitsbild

Die Symptomatik ist organ- und erregerspezifisch; es wird auf die einschlägigen Lehrbücher der Inneren Medizin verwiesen. Bezüglich Tuberkulose als Berufskrankheit ▶ Baur u. Huber 2008.

▪▪ Diagnostik und Exposition

Im Vordergrund steht die Anamnese (Kontakt mit potenziell infektiösen Patienten oder deren Blut bzw. Körpersekret, Gewebe [Indexfall]). Bezüglich des Zusammenhangs ist die Latenzzeit bis zum Auftreten von Krankheitserscheinungen zu berücksichtigen. Bei Hepatiden sind die typischen Antikörperverläufe und die Anstiege der Leberenzyme zu beachten. Für die Tuberkulose-Diagnostik wird heute in Ergänzung zur Röntgenthoraxaufnahme sowie dem Erregernachweis im Sputum, in der bronchoalveolären Lavage oder im Gewebe der Interferon-Gamma-Release-Assay (IGRA oder Quantiferontest) eingesetzt.

▪▪ Prävention und Therapie

Empfohlen wird eine Postexpositionsprophylaxe (PEP) bei HIV-Kontakt, die nach perkutanen Verletzungen mit Injektionsnadel oder anderen Hohlraum-nadeln, tiefen Verletzungen, Nadeln nach intravenöser Injektion und auch bei geringen Verletzungen in Kontakt mit AIDS-Patienten oder hoher HI-Virus-konzentration; dabei erfolgt eine gezielte Chemoprophylaxe.

Unverzüglich Schnelltest des Immunstatus im Falle eines Kontaktes mit Blut eines Hepatitis B-infektiösen Patienten oder Blut unbekannter Herkunft bei gegebener nicht bekannter oder fehlender Hepatitis-B-Immunität. Bei fehlender Immunität aktive Immunisierung sowie Verabreichung von Hyperimmunglobulin (aktive plus passive Impfung).

Ganz im Vordergrund stehen die Meidung des Kontakts mit infiziertem Material, die Anwendung persönlicher Schutzmaßnahmen, insbesondere das Tragen von Handschuhen im Rahmen der Untersuchung bzw. Behandlung (Operation etc.) potenziell infektiöser Patienten, auch von Mund- und Augenschutz, sowie die Verwendung von Sicherheitsnadeln und -behältern bei Blutabnahmen sowie die prophylaktische Impfung bzgl. Hepatitis B. Nach Kontakt mit einem infektiösen Tuberkulosekranken und positivem Interferon-Gamma-Release-Assay ist eine Postexpositionsprophylaxe zu empfehlen (ggf. Monotherapie mit Isoniazid über 9 Monate).

Zur Therapie im Einzelnen ▶ einschlägige Lehrbücher der Inneren Medizin.

Fortlaufend aktualisierte Empfehlungen hinsichtlich Schutzmaßnahmen, aktuellen Endemiegebieten, Impfungen vor Reisen und die postexpositionelle Prophylaxe sind von der ständigen Impfkommission am Robert-Koch-Institut (www.rki.de) erhältlich.

Weitere von Mensch zu Mensch übertragbare Infektionskrankheiten (vorwiegend auf fäkal-oralem oder inhalativen Weg), die im Einzelfall auch als Berufskrankheiten Relevanz haben, umfassen: Hepatitis A, Mumps, Röteln, Masern, Varizellen/Herpes zoster, Polio, Pertussis, Meningokokken-Infektionen, Influenza, Frühsommer-Meningoenzephalitis.

▶ http://www.bgw-online.de/internet/generator/Inhalt/OnlineInhalt/Medientypen/bgw_20themen/TP-9-GUV_Praevention_lohnt_sich_Friseure,property=pdfDownload.pdf.

9.2 Von Tieren auf Menschen übertragbare Krankheiten (Zoonosen) (BK Nr. 3102)

▶ http://www.dermatologie.uni-osnabrueck.de/dokumente/praevention.pdf.

— Zoonosen werden durch Kontakt mit infizierten Tieren (v. a. von Nutztieren, Haustieren, auch

Fledermäusen, Mäusen, Ratten, Grillen, Fischen) und tierischen Material hervorgerufen.

— Die Inkorporation der Krankheitserreger erfolgt über die Haut oder Schleimhäute (inhalativ und peroral).

— Teilweise sind Arthropoden (Insekten, Zecken, Spinnentiere) und Nager Zwischenüberträger.

■■ Krankheitsbild

Es handelt sich um Krankheiten, die hervorgerufen werden durch

— Bakterien einschließlich Chlamydien und Rickettsien, z. B. Bruzellosen, Campylobacter-Infektionen, Chlamydiosen, Leptospirosen, Listeriose, Lyme-Borreliose, Milzbrand, Q-Fieber, Rotlauf, Salmonellosen, Tuberkulose, Tularämie, Yersiniose

— Viren (z. B. Frühsommer-Meningoenzephalitis, Hantavirus-Erkrankungen, Maul- und Klauenseuche, Tollwut)

— Pilze (Mikrosporie, Sporotrichose, Trichophytie),

— Parasiten, nämlich Protozoen (z. B. Toxoplasmose) bzw. Würmer (Echinokokkose)

— andere Krankheitserreger

Auch inapparent verlaufende Infektionen kommen vor. Komplikationen können v. a. bei Bruzellose, Frühsommer-Meningoenzephalitis, Leptospirosen, Tuberkulose auftreten.

■■ Diagnose

Die Diagnosestellung basiert vorwiegend auf der Anamnese (Kontakt mit potenziell infizierten Tieren bzw. tierischem Material. Typische Latenzzeit bis zum Auftreten der Symptome), dem klinischen Bild und dem Erregernachweis.

■■ Prävention und Therapie

Kontakt mit potenziell infizierten Tieren bzw. tierischem Material sollte soweit möglich vermieden werden. Ggf. sind geeignete persönliche Schutzmaßnahmen (Handschuhe, Mundschutz) zu verwenden. Die Therapie ist erregerspezifisch.

9.3 Wurmkrankheiten der Bergleute, verursacht durch Ankylostoma duodenale oder Strongyloides stercorales (BK Nr. 3103)

► http://www.bgw-online.de/internet/generator/Inhalt/ OnlineInhalt/Medientypen/bgw__vorschriften-regeln/ DGUV2-Betriebsaerzte-und-Fachkraefte-fuer-Arbeitssich erheit,property=pdfDownload.pdf.

Diese Berufskrankheit wird seit Jahrzehnten nur noch vereinzelt beobachtet.

9.4 Tropenkrankheiten, Fleckfieber (BK Nr. 3104)

► http://www.rki.de/DE/Home/homepage_node.html

— Vorwiegend in den Tropen und Subtropen vorkommende Infektionen:
  — Infektionskrankheiten (z. B. Bruzellose, Amöbiasis, Cholera asiatica, Dengue-Fieber, Gelbfieber, Leishmaniosen, Leptospirosen, Lepra, Malaria, Trypanosomiasis)
  — Parasitäre Krankheiten (z. B. Ankylostomiasis, Bilharziose, Filariasis)
  — Pilzkrankheiten (z. B. primäre Lungenmykosen, Histoplasmomykose, Kokzidioidomykose, Histoplasmosen, Hautpilzkrankheiten)
  — Andere seltene Krankheiten

— Vereinzeltes Auftreten entsprechender Krankheitsbilder (z. B. Fleckfieber) auch außerhalb der Tropen und Subtropen.

— Voraussetzung für die Anerkennung als Berufskrankheit ist neben der klinischen Diagnose (s. Anamnese, klinische Befunde, ggf. Erregernachweis und Antikörperbefund) der beruflich bedingte Aufenthalt (Kontakt) in einem Endemiegebiet.

Berufskrankheiten der 4er-Gruppe der BKV-Anlage (Atemwege/Lunge)

X. Baur

Zu den Berufskrankheiten der 4er-Gruppe gehören vor allem Krankheitsbilder auf Basis von Typ-I-, z. T. auch Typ-III- und Typ-IV-Immunreaktionen (▶ Kap. 7), ferner irritative, fibrosierende und kanzerogene Effekte am Atemtrakt. Die Pathomechanismen der BK Nrn. der 41er- (durch anorganische Stäube), 42er- (v. a. durch organische Stäube) und 43er-Untergruppe (durch Allergene und Irritanzien) unterscheiden sich voneinander. Besondere diagnostische Bedeutung neben der Anamnese haben bei den obstruktiven Erkrankungen Allergietests und Lungenfunktionsprüfung, bei den Pneumokoniosen die Röntgenuntersuchung des Thorax.

10.1 Quarzstaublungenerkrankung (Silikose) (BK Nr. 4101)

▶ http://www.baua.de/de/Themen-von-A-Z/Berufskrankheiten/Dokumente/Merkblaetter_content.html#doc 672170bodyText3.

Quarzstaublungenerkrankung

- Langjährige inhalative Exposition gegenüber alveolengängigen Stäuben von kristallinem Siliziumdioxid (zumeist Quarz, selten Cristobalit oder Tridymit)
- Ganz im Vordergrund: die chronische Silikose
- Radiologischer Nachweis vorwiegend kleiner rundlicher pneumokoniotischer Verschattungen, denen pathologisch-anatomisch fibrotische Silikoseknötchen entsprechen (◘ Abb. 10.1)
- Häufig kombinierte Ventilationsstörung

▪▪ Krankheitsbild

Typischerweise werden Beschwerden im Sinne einer COPD angegeben. In fortgeschrittenen Stadien liegt eine Belastungsdyspnoe vor. Patienten im Frühstadium sind meist beschwerdefrei.

Pathophysiologisch kommt der chronischen, durch das Absterben der phagozytierenden alveolaren und pulmonalen Makrophagen unterhaltenen Inflammation und Fibroblastenaktivierung eine wichtige Rolle zu.

Die massive ungeschützte Exposition (z. B. beim Sandstrahlen) führt zur Pneumonie-artigen, oft lebensbedrohlichen akuten Silikose. Einzelheiten hierzu und zu Sonderformen ▶ Kap. 16.

▪▪ Diagnostik

Neben der Arbeitsanamnese basiert die Diagnose auf dem Nachweis vorwiegend kleiner rundlicher Lungenverschattungen, im fortgeschrittenen Stadium auch von Verschwartungen (◘ Abb. 10.1 und ◘ Abb. 10.2, ILO-Klassifikation). Lungenfunktionsanalytisch findet man oft eine kombinierte Ventilationsstörung und Gasaustauschstörung.

▪▪ Exposition

Relevante Expositionen bestanden in folgenden Bereichen (im Wesentlichen handelt es sich um Altlasten): Bergbau (Steinkohle, Uranerz und andere Erze), Tunnelbau, Sandstrahlen, Gussputzerei, Formerei in der Metallindustrie, Steingewinnung, -bearbeitung und -verarbeitung, grob- und feinkeramische Betriebe, Dentallabors u. a. m.

▪▪ Prävention

Im Vordergrund steht die signifikante Verringerung der Exposition durch staubreduzierende Maßnahmen und Atemschutz. Auf diese Weise ließen sich in den vergangenen Jahren in den westlichen Industrienationen Neuerkrankungen weitgehend vermeiden.

10.2 Quarzstaublungenerkrankung in Verbindung mit aktiver Lungentuberkulose (Silikotuberkulose) (BK Nr. 4102)

▶ http://www.baua.de/de/Themen-von-A-Z/Berufskrankheiten/Dokumente/Merkblaetter_content.html#doc 672170bodyText3.

❯ Unter Silikose-Patienten überhäufiges Auftreten einer signifikanten Tuberkulose!

▪▪ Krankheitsbild

Die Symptomatik ist sehr variabel und kann zunächst blande verlaufen. Häufig bestehen Nachtschweiß, subfebrile Temperaturen, allgemeine Hinfälligkeit, evtl. Gewichtsabnahme, Leistungsminderung.

▪▪ Diagnostik

Symptome (s. oben), Röntgenaufnahme des Thorax (z. B. miliare Streuung), Erreger-Nachweis, Interferon-Gamma-Release-Assay.

▪▪ Therapie

Tuberkulostatische Behandlung (▶ Lehrbücher der Inneren Medizin).

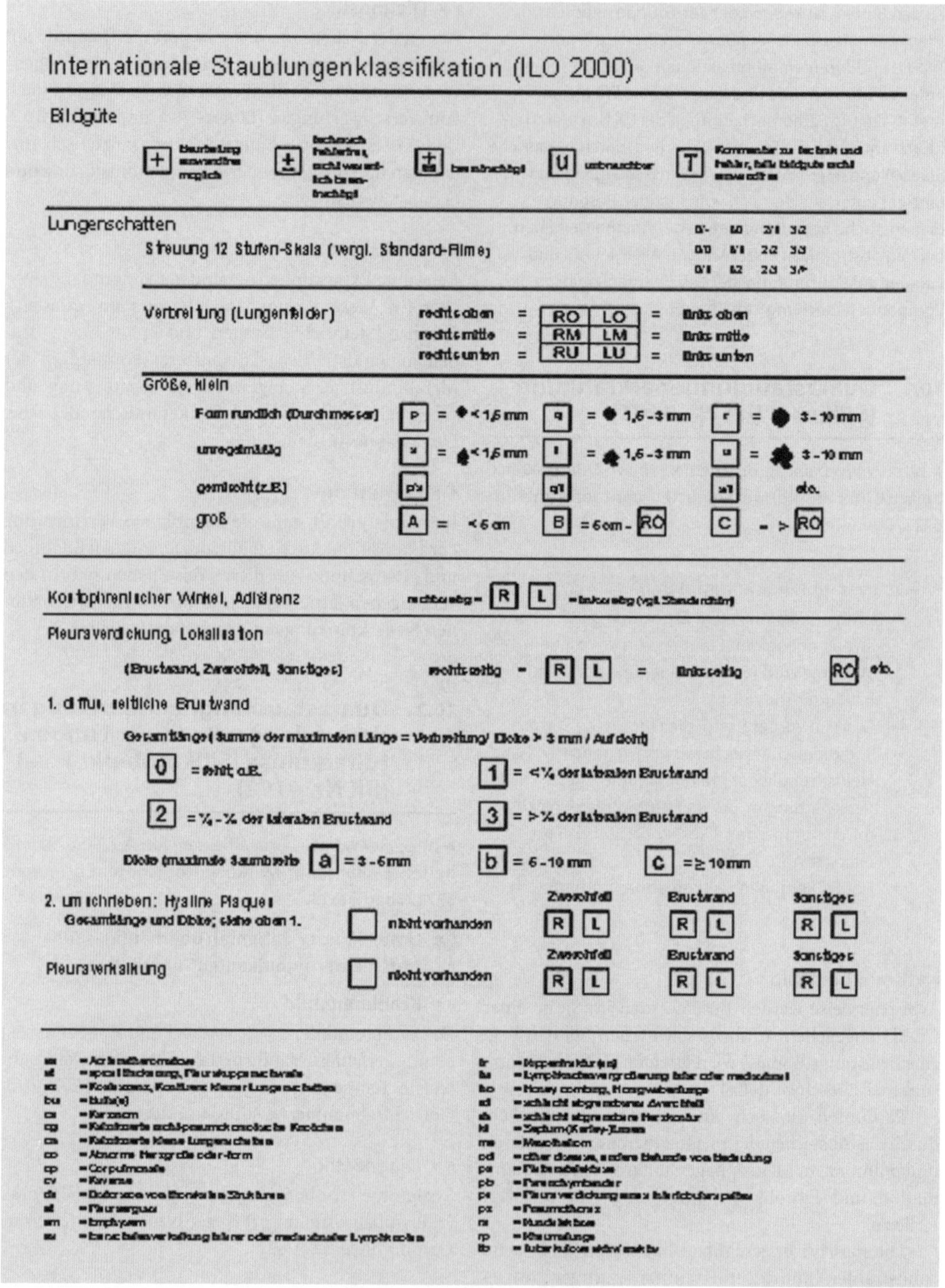

Internationale Staublungenklassifikation (ILO 2000)

Bildgüte

+ ± ± U T

unbrauchbar

Lungenschatten

Streuung 12 Stufen-Skala (vergl. Standard-Filme)

Verbreitung (Lungenfelder)

rechts oben = RO | LO = links oben
rechts mitte = RM | LM = links mitte
rechts unten = RU | LU = links unten

Größe, klein

Form rundlich (Durchmesser) p = < 1,5 mm q = 1,5 - 3 mm r = 3 - 10 mm

unregelmäßig s = < 1,5 mm t = 1,5 - 3 mm u = 3 - 10 mm

gemischt (z.B.) p/s q/t s/t etc.

groß A = < 5 cm B = 5 cm - RO C = > RO

Kostophrenischer Winkel, Adhärenz R L

Pleuraverdickung, Lokalisation

(Brustwand, Zwerchfell, Sonstiges) rechtsseitig = R L = linksseitig RO etc.

1. diffus, seitliche Brustwand

0 = fehlt, o.B. 1 = < ¼ der lateralen Brustwand

2 = ¼ - ½ der lateralen Brustwand 3 = > ½ der lateralen Brustwand

Dicke (maximale Saumbreite a = 3 - 5 mm b = 5 - 10 mm c = ≥ 10 mm

2. umschrieben: Hyaline Plaques
Gesamtlänge und Dicke; siehe oben 1.

nicht vorhanden Zwerchfell R L Brustwand R L Sonstiges R L

Pleuraverkalkung nicht vorhanden Zwerchfell R L Brustwand R L Sonstiges R L

bu = Bulla(e)
ca = Karzinom
co = Abnorme Herzgröße oder -form
cp = Corpulmonale
cv = Kaverne
em = Emphysem
me = Mesotheliom
px = Pneumothorax

■ **Abb. 10.1** Beurteilung der Röntgenthoraxaufnahmen nach der Internationalen Staublungenklassifikation (ILO 2000), gültig auch für spezielle arbeitsmedizinische Vorsorgeuntersuchungen (G 1.1; G 1.2; G 1.3; Gesundheitsschutzbergverordnung)

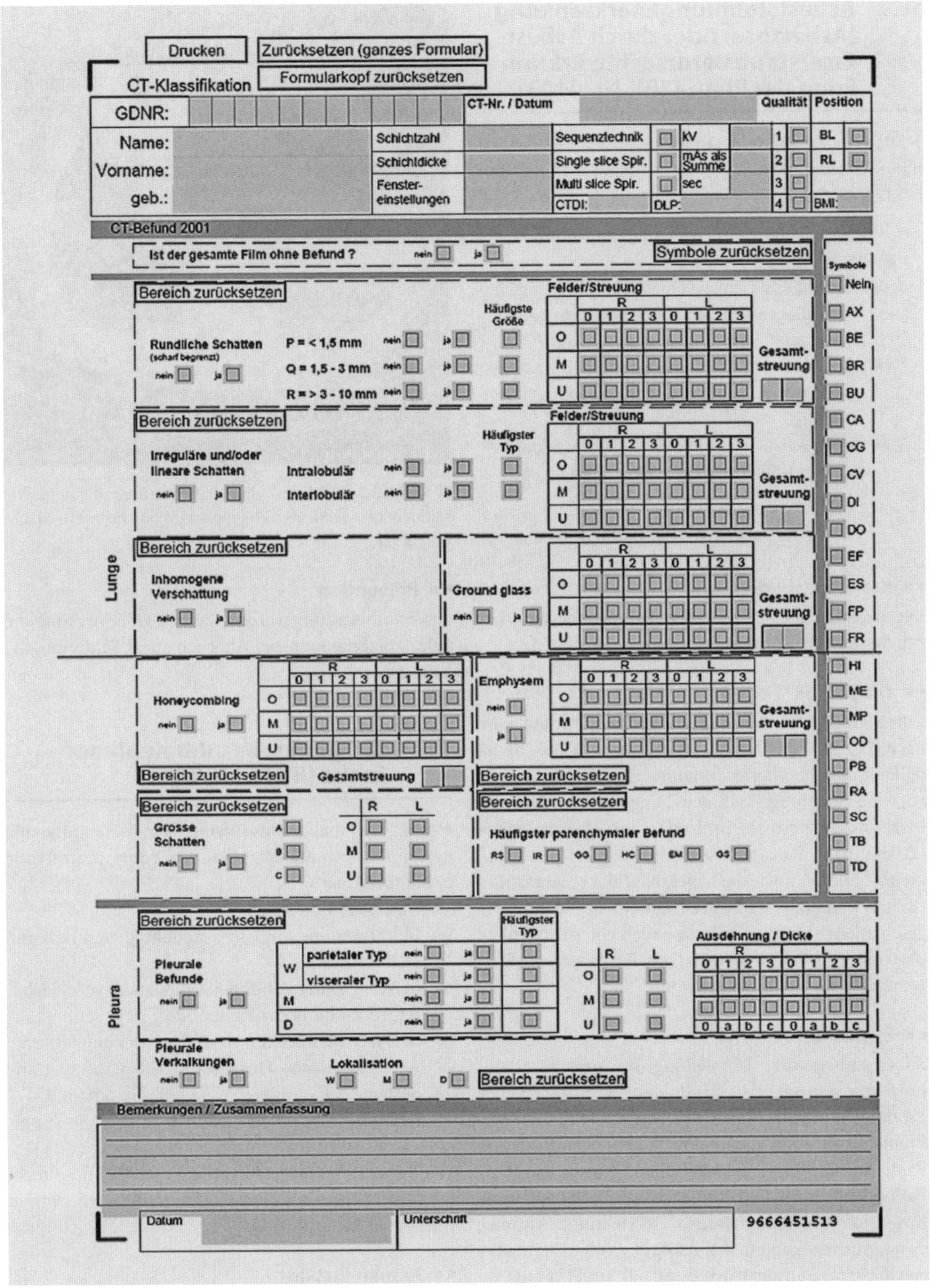

| Drucken | Zurücksetzen (ganzes Formular) |

CT-Klassifikation | Formularkopf zurücksetzen |

		CT-Nr. / Datum			Qualität	Position
GDNR:						
Name:		Schichtzahl		Sequenztechnik ☐ kV	1 ☐	BL ☐
Vorname:		Schichtdicke		Single slice Spir. ☐ mAs als Summe	2 ☐	RL ☐
geb.:		Fenster-einstellungen		Multi slice Spir. ☐ sec	3 ☐	
				CTDI: DLP:	4 ☐	BMI:

CT-Befund 2001

Ist der gesamte Film ohne Befund ? nein ☐ ja ☐ | Symbole zurücksetzen

Symbole
☐ Nein
☐ AX
☐ BE
☐ BR
☐ BU
☐ CA
☐ CG
☐ CV
☐ DI
☐ DO
☐ EF
☐ ES
☐ FP
☐ FR
☐ HI
☐ ME
☐ MP
☐ OD
☐ PB
☐ RA
☐ SC
☐ TB
☐ TD

Lunge

Bereich zurücksetzen

Rundliche Schatten (scharf begrenzt)
P = < 1,5 mm nein ☐ ja ☐ ☐
nein ☐ ja ☐ Q = 1,5 - 3 mm nein ☐ ja ☐ ☐
R = > 3 - 10 mm nein ☐ ja ☐ ☐

Felder/Streuung
Häufigste Größe

	R				L			
	0	1	2	3	0	1	2	3
O								
M									Gesamtstreuung
U								

Bereich zurücksetzen

Irreguläre und/oder lineare Schatten
Intralobulär nein ☐ ja ☐ ☐
nein ☐ ja ☐ Interlobulär nein ☐ ja ☐ ☐

Felder/Streuung
Häufigster Typ

	R				L			
	0	1	2	3	0	1	2	3
O								
M									Gesamtstreuung
U								

Bereich zurücksetzen

Inhomogene Verschattung
nein ☐ ja ☐

Ground glass nein ☐ ja ☐

	0	1	2	3	0	1	2	3
O								
M									Gesamtstreuung
U								

Honeycombing
nein ☐ ja ☐

	R				L			
	0	1	2	3	0	1	2	3
O								
M								
U								

Emphysem
nein ☐
ja ☐

	R				L			
	0	1	2	3	0	1	2	3
O								
M									Gesamtstreuung
U								

Bereich zurücksetzen Gesamtstreuung ☐

Bereich zurücksetzen

Grosse Schatten
nein ☐ ja ☐
A ☐
B ☐
C ☐

	R	L
O	☐	☐
M	☐	☐
U	☐	☐

Bereich zurücksetzen

Häufigster parenchymaler Befund
RS ☐ IR ☐ GG ☐ HC ☐ EM ☐ GS ☐

Pleura

Bereich zurücksetzen

Pleurale Befunde
nein ☐ ja ☐
W | parietaler Typ nein ☐ ja ☐ ☐
W | visceraler Typ nein ☐ ja ☐ ☐
M | nein ☐ ja ☐ ☐
D | nein ☐ ja ☐ ☐

Häufigster Typ

	R	L
O	☐	☐
M	☐	☐
U	☐	☐

Ausdehnung / Dicke

	R				L			
	0	1	2	3	0	1	2	3
	0	a	b	c	0	a	b	c

Pleurale Verkalkungen
nein ☐ ja ☐

Lokalisation
W ☐ M ☐ D ☐ | Bereich zurücksetzen

Bemerkungen / Zusammenfassung

| Datum | | Unterschrift | | 9666451513 |

Abb. 10.2 Neue standardisierte CT/HRCT-Klassifikation von Staublungenerkrankungen auf Basis der ILO 2000. Bedeutung der Symbole ◘ Abb. 10.1. Zusätzlich: *BE* Bronchiektasen, *BR* Bronchialwandverdickung, *CV* Höhle, zentrale Nekrose, Flüssigkeit, *DO* zusammenhängende Verschattung, *FP* extrapleurales/subkostales Fett, *MP* Mosaikstruktur, *SC* subpleurale kurvilineare Verschattung, *TD* tree in bud/blühende Baumstruktur *0* kein pathologischer Lungenbefund

10.3 Asbeststaublungenerkrankung (Asbestose) oder durch Asbestfaserstaub verursachte Erkrankung der Pleura (BK Nr. 4103)

▶ http://www.baua.de/de/Themen-von-A-Z/Berufskrankheiten/Dokumente/Merkblaetter_content.html#doc
672170bodyText3.

Asbestose

- Krankheitsursache ist eine meist Jahrzehnte zurückliegende langjährige ungeschützte Asbestfaserstaub-Exposition.
- Vorwiegend handelt es sich um eine restriktive Ventilationsstörung und Gasaustauschstörung.
- Bezüglich maligner Asbest-bedingter Erkrankungen ▶ BK Nrn. 4104, 4105 und 4114; auch das Ovarialkarzinomrisiko ist erhöht.

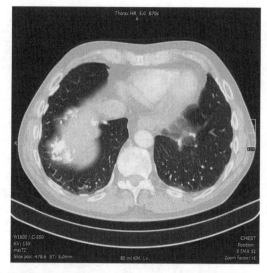

◪ **Abb. 10.3** 69-jähriger ehemaliger Werftarbeiter mit beidseitigen, teils verkalkten Pleuraplaques dorsolateral und diaphragmal

▪▪ Krankheitsbild
Die meisten Betroffenen klagen über eine langsam progrediente Belastungsdyspnoe und Hustenreiz.

▪▪ Diagnostik
Entscheidend ist neben der Arbeitsanamnese eine nach ILO 2000 (◪ Abb. 10.1 bzw. ◪ Abb. 10.2) zu beurteilende Röntgenthoraxaufnahme mit Nachweis einer vorwiegend unregelmäßigen Lungenzeichnungsvermehrung (Asbestose) und/oder von Pleuraplaques (◪ Abb. 10.3), Knisterrasseln über den basalen Lungenabschnitten sowie die Objektivierung einer restriktiven Ventilations- und Gasaustauschstörung, im fortgeschrittenen Stadium teilweise auch einer Bronchialobstruktion (zum diagnostischen Procedere im Einzelnen ◪ Abb. 10.4).

▪▪ Exposition
Asbestaufbereitung; Herstellung, Be- und Verarbeitung von Asbest-Textil-Produkten, Asbest-Zement-Produkten, asbesthaltigen Reibbelegen (Kupplungen, Bremsen), Gummi-Asbest-Produkten, asbesthaltigen Papieren, Pappen, Filzmaterialien, Anstrichstoffen, Fußbodenbelegen, Dichtungsmassen, Thermoplasten, Kunststoffharz-Pressmassen, Herstellung, Anwendung, Ausbesserung und Entsorgung von asbesthaltigen Spritzmassen zur Wärme-, Schall- und Feuerdämmung, säure- und hitzebeständigen Dichtungen; Abbrucharbeiten von asbestkontaminierten Gebäuden und Produkten.

▪▪ Prävention
Asbestanwendungsverbot seit 1993; persönliche Schutzmaßnahmen bei Abbruch- und Sanierungsarbeiten.

10.4 Lungenkrebs oder Kehlkopfkrebs (BK Nr. 4104)

▶ http://www.baua.de/de/Themen-von-A-Z/Berufskrankheiten/Dokumente/Merkblaetter_content.html#doc
672170bodyText3.

Berufskrankheit
- in Verbindung mit Asbeststaublungenerkrankung (Asbestose),
- in Verbindung mit durch Asbeststaub verursachter Erkrankung der Pleura oder
- bei Nachweis der Einwirkung einer kumulativen Asbestfaserstaub-Dosis am Arbeitsplatz von mindestens 25 Faserjahren (25×10^6 [(Fasern/m^3) × Jahre]).

Häufig wird Asbest als Ursache dieser Tumoren nicht erkannt (Arbeitsanamnese!). Die Latenzzeit beträgt meist über 30 Jahre.

▪▪ Krankheitsbild
Die Krankheitsbilder unterscheiden sich nicht von den jeweiligen Organtumoren anderer Ursachen, z. B. infolge des Rauchens.

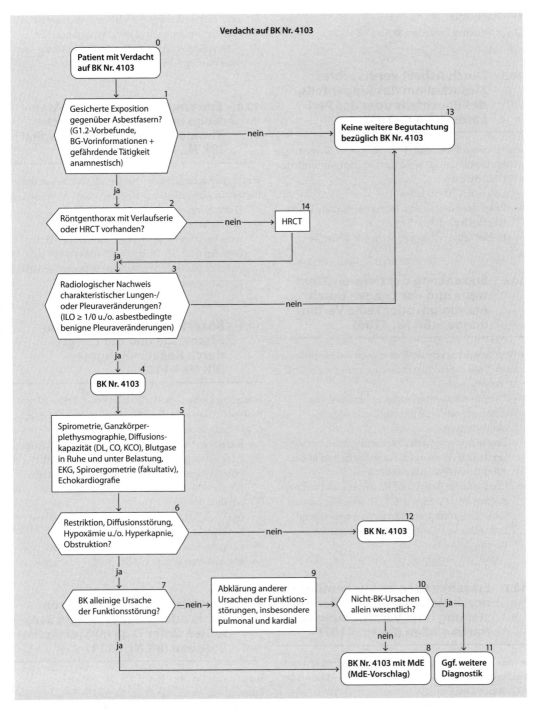

□ Abb. 10.4 Diagnostisches Vorgehen und Begutachtung bei Verdacht auf eine Pneumokoniose (hier Asbestose, BK Nr. 4103) oder asbestbedingte Pleurafibrose (BK Nr. 4103). Die benachbarten subpleuralen Lungenbezirke zeigen eine beginnende Fibrosierung mit Parenchymbändern und kurvilinearen Verdichtungen. Seit fünf Jahren wird über eine langsam progrediente Belastungsdyspnoe geklagt, aktuell nach 1–2 Stockwerken. Die Lungenfunktion zeigt eine leichte restriktive Ventilationsstörung (TLC und VC_{max} 87 bzw. 89% des Sollmittelwertes) und Gasaustauschstörung ($D_{L,CO}$ = 56% des Sollmittelwertes, $P_{(A-a),O2}$ 44 mmHg (Ruhe und Belastung; Norm <35), O_2-Atemäquivalent unter Belastung 41–55 (Norm ≤33)

▪▪ Diagnostik
Diagnostisches Procedere ❏ Abb. 10.5.

10.5 Durch Asbest verursachtes Mesotheliom des Rippenfells, des Bauchfells oder des Perikards (BK Nr. 4105)

► http://www.baua.de/de/Themen-von-A-Z/Berufskrankheiten/Dokumente/Merkblaetter_content.html#doc 672170bodyText3.
▬ Latenzzeit 10–60 Jahre
▬ Einer der bösartigsten Tumoren, mittlere Überlebenszeit ca. 1 Jahr
▬ Bisher keine erfolgversprechende Therapie

10.6 Erkrankung der tieferen Atemwege und der Lungen durch Aluminium oder seine Verbindungen (BK Nr. 4106)

► http://www.baua.de/de/Themen-von-A-Z/Berufskrankheiten/Dokumente/Merkblaetter_content.html#doc 672170bodyText3
▬ Die Aluminiumstaublunge (Aluminose) ist eine Lungenfibrose mit bullösen Lungenemphysem.
▬ Es gibt nur vereinzelt Erkrankungsfälle, vorwiegend unter Aluminium-Schweißern und in der Aluminium-Pulverherstellung.
▬ Die Diagnose basiert auf Anamnese und radiologischen Verfahren, v. a. CT-Thorax. Die Lungenfunktionsprüfung objektiviert die vorwiegend restriktive Ventilations- und Gasaustauschstörung.

10.7 Erkrankungen an Lungenfibrose durch Metallstäube bei der Herstellung oder Verarbeitung von Hartmetallen (BK Nr. 4107)

► http://www.baua.de/de/Themen-von-A-Z/Berufskrankheiten/Dokumente/Merkblaetter_content.html#doc 672170bodyText3
▬ Sehr seltene Pneumokoniose; wird durch die ungeschützte aerogene Exposition gegenüber Hartmetallen wie Wolfram, Titan, Tantal, Niob, Molybden, Vanadium, Chrom hervorgerufen.
▬ Exposition besteht in der Herstellung von hochwertigen, sehr harten Schnitt-, Mahl-, Press-

und Ziehwerkzeugen, auch beim Auftragen von Schweißlegierungen (mittels Wolframcarbid-Schweißelektroden) und in der Anwendung von Wolframcarbid-haltigem Aufspritzpulver.

10.8 Erkrankungen der tiefen Atemwege und der Lungen durch Thomasmehl (Thomasphosphat) (BK Nr. 4108)

► http://www.baua.de/de/Themen-von-A-Z/Berufskrankheiten/Dokumente/Merkblaetter_content.html#doc 672170bodyText3.
▬ Sehr seltene, in der Roheisenproduktion (Thomas-Verfahren) durch phosphathaltige Stäube (werden auch als Düngemittel verwendet) auftretende akute und chronische Bronchitiden und Bronchopneumonien.

10.9 Bösartige Neubildungen der Atemwege und der Lungen durch Kokerei-Rohgase (BK Nr. 4110)

► http://www.baua.de/de/Themen-von-A-Z/Berufskrankheiten/Dokumente/Merkblaetter_content.html#doc 672170bodyText3
▬ Karzinome der Atemwege, die durch langjährige Exposition gegenüber Kokerei-Rohgasen, die polyzyklische aromatische Kohlenwasserstoffe (Zejda et al. 1992) enthalten, hervorgerufen werden.
▬ In Deutschland nur noch vereinzelt als Altlast beobachtet.
▬ Lungenkrebs infolge PAH-Einwirkung außerhalb von Kokereien zählt zur BK Nr. 4113 (s. unten).

10.10 Chronische obstruktive Bronchitis oder Emphysem von Bergleuten unter Tage im Steinkohlebergbau (BK Nr. 4111)

Berufskrankheit bei Nachweis der Einwirkung einer kumulativen Dosis von in der Regel 100 Feinstaubjahren [(mg/m^3) × Jahre].
► http://arbmed.med.uni-rostock.de/bkvo/m4111.htm, ► Bek. des BMAS vom 1.10.2006 (BABl 12-2006. S. 149); http://arbmed.med.uni-rostock.de/bkvo/Hinweis-4111.pdf; wissenschaftliche Begründung: http://arbmed.med.uni-rostock.de/bkvo/wb4111.htm.

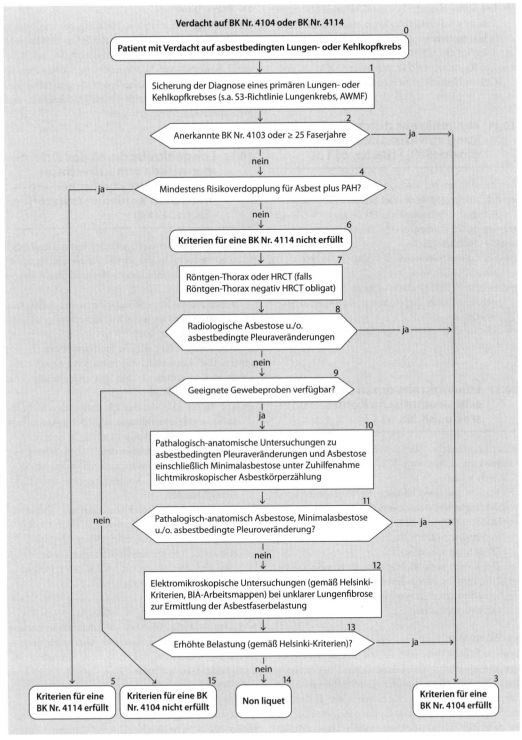

Verdacht auf BK Nr. 4104 oder BK Nr. 4114

0 — Patient mit Verdacht auf asbestbedingten Lungen- oder Kehlkopfkrebs

1 — Sicherung der Diagnose eines primären Lungen- oder Kehlkopfkrebses (s.a. S3-Richtlinie Lungenkrebs, AWMF)

2 — Anerkannte BK Nr. 4103 oder ≥ 25 Faserjahre — ja

nein

4 — Mindestens Risikoverdopplung für Asbest plus PAH? — ja

nein

6 — **Kriterien für eine BK Nr. 4114 nicht erfüllt**

7 — Röntgen-Thorax oder HRCT (falls Röntgen-Thorax negativ HRCT obligat)

8 — Radiologische Asbestose u./o. asbestbedingte Pleuraveränderungen — ja

nein

9 — Geeignete Gewebeproben verfügbar?

ja

10 — Pathalogisch-anatomische Untersuchungen zu asbestbedingten Pleuraveränderungen und Asbestose einschließlich Minimalasbestose unter Zuhilfenahme lichtmikroskopischer Asbestkörperzählung

11 — Pathalogisch-anatomisch Asbestose, Minimalasbestose u./o. asbestbedingte Pleuroveränderung? — ja

nein

nein

12 — Elektromikroskopische Untersuchungen (gemäß Helsinki-Kriterien, BIA-Arbeitsmappen) bei unklarer Lungenfibrose zur Ermittlung der Asbestfaserbelastung

13 — Erhöhte Belastung (gemäß Helsinki-Kriterien)? — ja

nein

5 — Kriterien für eine BK Nr. 4114 erfüllt

15 — Kriterien für eine BK Nr. 4104 nicht erfüllt

14 — Non liquet

3 — Kriterien für eine BK Nr. 4104 erfüllt

☐ **Abb. 10.5** Algorithmus zum diagnostischen Vorgehen und zur Begutachtung bei Verdacht auf Lungenkrebs oder Kehlkopf-krebs durch berufliche Einwirkungen, hier durch Asbest (BK Nr. 4104) oder Asbest plus polyzyklische aromatischen Kohlenwasser-stoffe (BK Nr. 4114). (Aus: Baur et al. 2011)

— Die Mindestbelastung von in der Regel 100 mg/m^3 × Jahre wird erreicht z. B. bei einer durchschnittlichen alveolengängigen Staubkonzentration von 4 mg/m^3 über 25 Berufsjahre.

— Das Krankheitsbild ist von einer COPD anderer Genese klinisch nicht zu unterscheiden.

10.11 Lungenkrebs durch die Einwirkung von kristallinem Siliziumdioxid (SiO$_2$) (BK Nr. 4112)

Berufskrankheit bei nachgewiesener Quarzstaublungenerkrankung (Silikose oder Siliko-Tuberkulose).

▶ http://www.baua.de/de/Themen-von-A-Z/Berufskrankheiten/Dokumente/Merkblaetter_content.html#doc672170bodyText3.

— Kristallines Siliziumdioxid (v. a. Quarz) ist kanzerogen.

— Es besteht eine Dosis-Wirkungs-Beziehung zwischen Quarz-Exposition und Lungenkrebsmortalität.

— Silikose und Siliko-Tuberkulose sind Marker der Exposition.

10.12 Lungenkrebs durch polyzyklische aromatische Kohlenwasserstoffe (BK Nr. 4113)

Berufskrankheit bei Nachweis einer Einwirkung einer kumulativen Dosis von 100 Benzo[a]pyren-Jahren [(µg/m^3) × Jahre].

▶ http://www.baua.de/de/Themen-von-A-Z/Berufskrankheiten/Dokumente/Merkblaetter_content.html#doc672170bodyText3.

— Polyzyklische aromatische Kohlenwasserstoffe (PAH) sind kanzerogen.

— Der Lungenkrebs steht im Vordergrund.

— Lungenkrebs infolge Einwirkung von PAH unterscheidet sich nicht von Lungenkrebserkrankungen anderer Genese.

▪▪ Exposition

Frühere Expositionen betrafen v. a. Asphaltmischanlagen, die Aluminium- und Bauindustrie, in der Gießerei-, Gummi-, Hüttenindustrie und in Steinkohlekokereien, Braunkohleteer-Raffinerien, der Brikettherstellung, Chemieindustrie, Dachdeckerbetrieben, im Befeuerungs- und Straßenbau sowie in Mineralölraffinerien. Relevanter Kontakt besteht z. T. heute noch in Abbruchbetrieben.

▪▪ Prävention

Im Vordergrund steht die Meidung der Exposition durch Verwendung anderer Produkte (Ersatz von Teerprodukten, z. B. durch Erdölprodukte aus Bitumen). Soweit dies nicht möglich ist, muss eine Expositionsminimierung am Arbeitsplatz mit geeigneter persönlicher Schutzausrüstung bzgl. Hautkontakt und inhalativer Aufnahme erfolgen.

10.13 Lungenkrebs durch das Zusammenwirken von Asbestfaserstaub und polyzyklischen aromatischen Kohlenwasserstoffen (BK Nr. 4114)

Berufskrankheit bei Nachweis der Einwirkung einer kumulativen Dosis, die einer Verursachungswahrscheinlichkeit von mindestens 50% nach der Anlage 2 entspricht.

▶ http://www.baua.de/de/Themen-von-A-Z/Berufskrankheiten/Dokumente/Merkblaetter_content.html#doc672170bodyText3

Am Arbeitsplatz wirken häufig mehrere Noxen synergistisch hinsichtlich der Entstehung eines Krankheitsbildes zusammen. Dies gilt insbesondere für krebserzeugende Stoffe.

— Die BK Nr. 4114 durchbricht zum ersten Mal die bisher rigide gehandhabte, realitätsfremde monokausale Berufskrankensystematik, in dem für Lungenkrebs die verursachenden Einwirkungen sowohl von Asbestfasern als auch von polyzyklischen aromatischen Kohlenwasserstoffen berücksichtigt werden.

— Prinzipiell ist eine solche Interaktion auch für andere Kombinationen, insbesondere von K1-Stoffen gegeben, wobei allerdings bisher der umständliche und höhere Hürden voraussetzende Weg über den Absatz 3 des § 9 SGB VII genommen werden muss (▶ Kap. 15ff.).

▪▪ Krankheitsbild

▶ BK Nr. 4103. Initial bestehen uncharakteristische Symptome wie therapieresistenter Reizhusten, progrediente Belastungsdyspnoe, z. T. auch Bronchopneumonie oder Hämopthysen.

▪▪ Diagnose

Berufsanamnese, Röntgenaufnahme des Thorax, pathohistologische feingewebliche Untersuchungen. Es werden alle bekannten Lungenkrebsformen beobachtet.

■ ■ **Exposition**

Relevante Expositionen, bestanden häufig bei Dachdeckern, Parkettlegern, Betriebsschlossern in Aluminiumhütten, Feuerungsmaurern, Kokereiarbeitern, Schornsteinfegern, Isolierern, Korosionsschützern, Beschäftigten in der Herstellung von Carbin, Gießereien- und Stahlwerken. ▶ BK Nrn. 4103 und 4113.

10.14 Lungenfibrose durch extreme und langjährige Einwirkung von Schweißrauchen und Schweißgasen (Siderofibrose) (BK Nr. 4115)

▶ http/www/BAuA.de/dethemen.text3.

- Vorausgegangene Expositionen (in der Regel über 10 Jahre lang), v. a. beim Lichtbogen-, Hand- und Schutzgasschweißverfahren, können expositionsabhängig eine Lungenfibrose hervorrufen.
- Pathophysiologisch sind durch die inhalierten Nano-Partikel und Gase ausgelöste chronische Entzündungsvorgänge mit Fibroblastenaktivierung von Bedeutung.
- Das Krankheitsbild unterscheidet sich nicht von Lungenfibrosen anderer Genese; für die ätiologische Zuordnung sind die Arbeitsanamnese und die kumulative Belastung bedeutsam.
- Differenzialdiagnostisch ist die Lungensiderose (verursacht durch inhalative Aufnahme von relativ inerten Eisenoxid-Stäuben, ▶ Kap. 16) abzugrenzen. Letztere ist röntgenologisch oft eindrucksvoll, funktionelle Beeinträchtigungen bestehen in der Regel nicht.
- Es handelt sich um eine sehr seltene Berufskrankheit.

10.15 Exogen-allergische Alveolitis (BK Nr. 4201)

▶ http://www.baua.de/de/Themen-von-A-Z/Berufskrankheiten/Dokumente/Merkblaetter_content.html#doc 672170bodyText3.

- Typ-III- und -IV-Allergie auf inhalativ in großer Menge aufgenommene organische Verbindungen
- Nach mehrstündiger Latenzzeit Auftreten einer restriktiven Ventilationsstörung und systemischen Entzündung mit Fieber, Schüttelfrost, allgemeinem Krankheitsgefühl, Leukozytose
- Lungenfibrose im Spätstadium
- Vorkommen v. a. in der Landwirtschaft durch schimmeliges Heu (Farmerlunge), Vogelantigene (z. B. Taubenzüchter-/Wellensittichhalterlunge),

mikrobiell kontaminierte Luftbefeuchter (Befeuchterlunge)

■ ■ **Krankheitsbild**

Die akute exogen-allergische Alveolitis ist gekennzeichnet durch Exposition gegenüber einem Typ-III-Antigen, eine mehrstündige Latenzzeit des Sensibilisierten, Auftreten von pulmonalen Symptomen (Husten, Atemnot) mit systemischer Entzündungsreaktion (Fieber, Schüttelfrost, Leukozytose). Nach jahrelangem Verlauf entwickelt sich eine Lungenfibrose.

■ ■ **Diagnose**

Anamnese (hohe charakteristische Exposition, mehrstündige Latenzzeit, radiologische und lungenfunktionsanalytische Zeichen der Lungenentzündung bzw. -fibrose. Nachweis antigenspezifischer IgG-Antikörper. Typische pulmonal-restriktive Reaktion mit systemischen Entzündungszeichen im inhalativen Provokationstest (▶ Kap. 27). Im Lungengewebe und in der bronchoalveolaren Lavageflüssigkeit Lymphozytose mit CD4/CD8 <1 bzw. Riesenzell-haltige granulomatöse und fibrotische Lungenveränderungen.

■ ■ **Exposition**

Akut hohe oder chronisch meist mittelgradige Exposition gegenüber Aerosolen mit Schimmelbestandteilen, Vogelantigenen, Speisepilzsporen u. a. organischen Stäuben.

■ ■ **Prävention**

Sensibilisierte sollten den Kontakt mit dem ursächlichen Agens konsequent meiden, ansonsten besteht die Gefahr der Chronifizierung mit Lungenfibrose. Die fortgesetzte Exposition unter Tragen von Atemschutz ist nicht erfolgversprechend und sollte allenfalls vorübergehend bis zur Einleitung von Karenzmaßnahmen erfolgen.

10.16 Erkrankungen der tieferen Atemwege der Lungen durch Rohbaumwolle-, Rohflachs- und Rohhanfstaub (Byssinose) (BK Nr. 4202)

▶ Kap. http://www.baua.de/de/Themen-von-A-Z/ Berufskrankheiten/Dokumente/Merkblaetter_content. html#doc672170bodyText3

- Nicht immunologisch vermittelte, durch hohe Exposition gegenüber den genannten organischen Stäuben verursachte grippale Beschwerden

- Kann bei fortgesetzter Exposition in eine chronische obstruktive Atemwegserkrankung übergehen.
- Sehr seltene Erkrankungen in den westlichen Ländern

10.17 Adenokarzinome der Nasenhaupt- und Nasennebenhöhlen durch Stäube von Eichen- oder Buchenholz (BK Nr. 4203)

▶ http/www/BAuA.de/dethemen.text3.
- Ursächlich ist eine langjährige Exposition gegenüber Hartholzstäuben (etwa 1/3 aller dieser Tumoren gehen auf berufliche Holzstaubeinwirkungen zurück, wobei auch Weichhölzer ursächlich diskutiert werden).
- Frühsymptome sind behinderte Nasenatmung, chronisch blutig tingierter Schnupfen; Augenmotilitätsstörungen können hinzutreten.
- Das pathogenetische Prinzip und die ursächlichen Komponenten sind nicht bekannt.

10.18 Durch allergisierende Stoffe verursachte obstruktive Atemwegserkrankungen (BK Nr. 4301)

Vollständiger Wortlaut der BK: »Durch allergisierende Stoffe verursachte obstruktive Atemwegserkrankungen (einschließlich Rhinopathie), die zur Unterlassung aller Tätigkeiten gezwungen haben, die für die Entstehung, die Verschlimmerung oder das Wiederaufleben der Krankheit ursächlich waren oder sein können.«
▶ http://www.baua.de/de/Themen-von-A-Z/Berufskrankheiten/Dokumente/Merkblaetter_content.html#doc672170bodyText3
- Typ-I-Allergie des Respirationstrakts
- Krankheitsbilder: allergisches Asthma, allergische Rhinitis
- Ursächliche Allergene: v. a. Mehlstaub, andere pflanzliche und tierische Stäube
- Stufenschema der Diagnostik (◘ Abb. 5.4 in ▶ Kap. 5.3.4 und ◘ Tab. 23.1 in ▶ Kap. 24)

▪▪ Krankheitsbild

Kennzeichnend sind durch die inhalative Exposition gegenüber dem kausalen Allergen ausgelöste Atemnotzustände und/oder rhinitische Beschwerden, oft kombiniert mit Konjunktivitis (◘ Abb. 5.4). Überhäufig sind Atopiker betroffen.

Ein charakteristischer anamnestischer Hinweis ist der Arbeitsbezug der Atemnotzustände. Fall 3 im

▶ Kap. 27 zeigt eine bronchialobstruktive Soforttyp-Reaktion im arbeitsplatzbezogenen Expositionstest mit Latexhandschuhen.

▪▪ Diagnose

Typisch sind expositionsbezogene, sofort auftretende Atemnotzustände und/oder Fließschnupfen; es kommen aber auch verzögerte Reaktionen nach 1–6 h und duale Reaktionen vor.

Auskultatorisch fallen trockene Rasselgeräusche über der Lunge auf. In den meisten Fällen findet sich eine bronchiale Hyperreaktivität. Die allergologische Testung (Haut-Prick-Test und/oder spezifische IgE-Bestimmung im Blut) sollte mit ubiquitären Allergenen sowie gezielt mit den beruflichen Kontaktallergenen erfolgen. Gegen niedermolekulare Auslöser wie Säureanhydride und Platinsalze sind häufig keine IgE-Antikörper nachweisbar. Atopiker mit vorbestehenden Sensibilisierungen auf Umweltallergene weisen ein erhöhtes Risiko einer Erkrankung durch hochmolekulare Allergene auf.

Verlaufsbeobachtungen während Arbeits- und arbeitsfreier Phasen (freies Wochenende, Urlaub, Arbeitsunfähigkeit, Karenz- und Reexpositionsversuch), Lungenfunktionsmonitoring an Arbeits- und freien Tagen sowie spezifische inhalative Expositionsteste stellen die Gold-Standards der Diagnostik dar (◘ Abb. 5.4). Differenzialdiagnostisch abzugrenzen sind andere obstruktive Atemwegserkrankungen, so v. a. die durch chemisch-irritativ oder toxisch wirkende Arbeitsstoffe hervorgerufenen obstruktiven Atemwegserkrankungen (BK Nr. 4302), durch Einwirkung anorganischer Stäube (BK Nr. 4111 beim Steinkohlebergmann) bzw. bestimmte pflanzliche Stäube (Byssinose; BK Nr. 4202) bedingte obstruktive Atemwegserkrankungen. ◘ Abb. 5.4 zeigt das Stufenschema für die Diagnostik des allergischen Berufsasthmas.

▪▪ Exposition

Hauptauslöser sind Allergene, zumeist Proteine, z. B. in Backmehl und in Stäuben anderer pflanzlicher, tierischer oder mikrobieller Herkunft (u. a. von Nahrungs-, Futter- und Genussmitteln, Tierfellen), z. T. auch Metalle und chemische Stoffe.

▪▪ Prävention

Die inhalative Exposition gegenüber Typ-I-Allergenen sollte soweit als möglich primär-präventiv vermieden werden (z. B. durch gekapselte Produktionsmaschinen, Luftabsaugungen, Verwendung von staubreduzierenden Stoffzubereitungen). Auch das Tragen von geeigneten Atemschutzmasken (mit FPP2-Filter) ist zu empfehlen.

Sensibilisierte sollten den Kontakt mit dem ursächlichen Agens konsequent meiden, ansonsten besteht die Gefahr der Chronifizierung der Atemwegserkrankung; die fortgesetzte Allergenexposition von Sensibilisierten unter Tragen von Atemschutz ist nicht erfolgversprechend und allenfalls als vorübergehende, in der Regel unzureichende sekundäre Präventivmaßnahme anzusehen.

10.19 Durch chemisch-irritativ oder toxisch wirkende Stoffe verursachte obstruktive Atemwegserkrankungen (BK Nr. 4302)

Vollständiger Wortlaut der BK: »Durch chemisch-irritativ oder toxisch wirkende Stoffe verursachte obstruktive Atemwegserkrankungen, die zur Unterlassung aller Tätigkeiten gezwungen haben, die für die Entstehung, die Verschlimmerung oder das Wiederaufleben der Krankheit ursächlich waren oder sein können.«

▶ http://arbmed.med.uni-rostock.de/bkvo/m4302. htm)

— Krankheitsbild unterscheidet sich von jenem der BK Nr. 4301 klinisch meist nicht (»not-so-sudden onset of irritant asthma« und »low-dose irritant asthma«).
— Ausnahme ist das durch sehr hohe Konzentrationen irritativer oder toxischer Stoffe hervorgerufene RADS (»reactive airways dysfunction syndrome«), z. B. nach Chlorgasexposition.
— Allergologische Diagnostik (= negative Befunde) ist für differenzialdiagnostische Abgrenzung bedeutsam.

■ ■ Krankheitsbild und Prävention
Im Wesentlichen BK Nr. 4301 entsprechend.

■ ■ Exposition
Nahezu 200 auslösende Arbeitsstoffe, u. a. Schweiß- und Schneidrauche, zahlreiche Chemikalien wie Formaldehyd, Säureanhydride, Färbemittel, Persulfate, saure oder basische Aerosole, Schwefeldioxid, Chlorgas.

Berufskrankheiten der 5er-Gruppe der BKV-Anlage (Hautkrankheiten)

X. Baur

Hautkrankheiten sind Spitzenreiter im Berufskrankheiten-geschehen. Ursächlich sind irritativ, allergisierend oder kanzerogen wirkende Kontaktstoffe.

11.1   Schwere oder wiederholt rückfällige Hauterkrankungen (BK Nr. 5101)

Vollständiger Wortlaut der BK: »Schwere oder wiederholt rückfällige Hauterkrankungen, die zur Unterlassung aller Tätigkeiten gezwungen haben, die für die Entstehung, die Verschlimmerung oder das Wiederaufleben der Krankheit ursächlich waren oder sein können.«

▶ http://www.baua.de/de/Themen-von-A-Z/Berufs-krankheiten/Dokumente/Merkblaetter_content.html#doc672170bodyText3.

- BK Nr. 5101 ist Spitzenreiter (über 20% der Fälle) unter den angezeigten Krankheiten.
- Viele Betroffene wechseln deshalb die Tätigkeit, den Arbeitsplatz oder sogar den Beruf.
- Von Seiten der Unfallversicherungen gibt es zunehmende Angebote individualpräventiver (sekundärpräventiver) Maßnahmen (einschließlich Schulungen zur Vermeidung der ursächlichen Exposition).
- Folglich werden (entgegen der formalen rechtlichen Vorgaben) die meisten Erkrankungsfälle nicht in die Rubrik der anerkannten Berufskrankheiten aufgenommen.
- Nur in etwa 10% der angezeigten Fälle kommt es zu einer rentenwirksamen Entschädigung (Araujo et al. 2007) von mindestens 20%.
- Pathophysiologisch sind Typ-I- (Kontakturtikaria) und Typ-IV-Allergien (allergisches Kontaktekzem) sowie irritative und toxische Wirkmechanismen (subtoxisches kumulatives Kontaktekzem) zu unterscheiden.
- Eine Sonderform stellt die aerogene Kontaktdermatitis dar, wobei das auslösende Agens (z. B. Pflanzenbestandteile) über Tröpfchen-Aerosole, Dampf, Gase oder Stäube auf Hautoberflächen gelangt und dort die pathogene Wirkung entfaltet.

▪▪ Krankheitsbild

Abgesehen von der Kontakturtikaria (sofort auftretende juckende Quaddeln mit Erythem, Abklingen kurz nach Beendigung des Kontaktes) sind die beruflich bedingten Hautkrankheiten (Ekzeme) weder klinisch noch histologisch charakteristisch und oft außerordentlich variabel.

Pathophysiologisch und klinisch sind mehrere Entitäten zu unterscheiden.

Subtoxisch-kumulatives Kontaktekzem Synonyme: degenerativ toxische Kontaktekzem, Abnutzungsdermatose, irritative Kontaktdermatitis. Das Krankheitsbild wird durch hautschädigende Wirkstoffe in Abhängigkeit von deren Konzentration und Kontaktzeit verursacht. Dabei sind insbesondere langdauernde wiederholte direkte Hautkontakte, die zu einer Störung der epidermalen Hautbarriere und nachfolgenden lokalen Entzündungen führen, wegbereitend. Feuchtarbeit ist der wichtigste Ko-Faktor. Verursachende Substanzen sind v. a. saure und alkalische Lösungen, aliphatische, aromatische und halogenierte Lösemittel (Petroleum, Benzol, Toluol, Xylol, Chloroform, Trichlorethylen, Methylchlorid, Alkohole, Ketone, Glycole), Detergenzien, Monomere von Epoxyden und Acrylaten, Amine, Styrol, Benzylperoxid, Metallsalze, pflanzliche Bestandteile, auch partikuläre Hautläsionen verursachende Substanzen wie organische Fasern, Mineralwolle, Metallstäube.

Die akute ekzematöse Reaktion besteht in juckenden eythematösen und ödematösen Veränderungen. Es kommt dann im subakuten Stadium zur Ausbildung von Papulovesikeln, die in Exsudation, Exkoriation, Fissuren und Desquamation übergehen. Im chronischen Stadium erscheint die Haut trocken, rau, weist Rhagaden, Hyperkeratosen mit verstärkter Hautlinienzeichnung auf (Lichenifikation).

Allergisches Kontaktekzem Diesem liegt eine Typ-IV-Immunreaktion zugrunde. Die wichtigsten beruflichen Antigene umfassen Metalle (Nickel, Chrom- und Cobaltverbindungen), Vulkanisationsbeschleuniger in Gummiartikeln (Mercaptobenzothiazol, Carbamate, Thiurame, Schwefel-Harnstoffverbindungen), Antioxidanzien, Kolophonium, Kunststoffbestandteile (Epoxid-, Phenol-, Acryl-Monomere, Peroxide, Amine, Anhydride), Terpentin, Formaldehyd, Glutaraldehyd und andere Biozide, Kosmetika-Bestandteile (Paraphenylendiamin, Glyzerylmonothioglycolat, Parabene, Fragranzien, pflanzliche Antigene).

Die typische Morphe besteht in der Papuloaversikel; ansonsten s. oben unter subtoxisch-kumulativen Kontaktekzem.

Phototoxisches (photoallergisches) Kontaktekzem Dieses Krankheitsbild entsteht infolge der durch Lichteinwirkung hervorgerufenen Veränderungen eines (meist pflanzlichen) Kontaktstoffes oder einer systemisch zugeführten Substanz (z. B. Tetrazykline). Die im Rahmen der toxischen Reaktion hierauf in Erscheinung tretenden ekzemartigen Hauteffloreszenzen betreffen lichtexponierte Hautstellen, insbesondere das Gesicht, Dekolleté, Unterarme.

Kontakturtikaria Diese geht typischerweise auf eine Typ-I-Sensibilisierung auf Kontaktstoffe, z. B. tierische und pflanzliche Proteine, Proteine im Gummihandschuh, zurück. Vereinzelt werden gleichartige Krankheitsbilder infolge toxischer Effekte, z. B. durch direkten Kontakt mit Persulfaten, hervorgerufen.

▪▪ Diagnostik

Die Krankheitserscheinungen sind typischerweise auf die Kontaktareale beschränkt.

Neben der Anamnese (direkter Hautkontakt, Latenzzeit, Dauer und Verlauf der Veränderungen während Expositions- und Karenzphasen) basiert die Diagnostik der allergischen Kontakturtikaria auf den Nachweis der Soforttyp-Sensibilisierung auf ein berufliches Agens (Haut-Prick-Test, spezifische IgE-Bestimmung). Die Diagnose des allergischen Kontaktekzems wird durch ein positives Epikutantestergebnis gestützt (■ Abb. 11.1). Verlaufsbeobachtungen während Arbeitsphasen und Karenzphasen (Wochenende, Urlaub, Arbeitsunfähigkeit) belegen die berufliche Verursachung bzw. widerlegen sie. In seltenen Fällen ist ein Expositionstest (z. B. Handschuhtrageversuch) für die Diagnosesicherung notwendig.

▪▪ Exposition

Gefährdungen bezüglich dieser häufigen Berufskrankheiten:

- Feuchtarbeit, wenn diese ohne persönliche Schutzausrüstung (Handschuhe) über einen erheblichen Teil der Arbeitszeit ausgeübt wird, besonders, wenn zusätzlich eine mechanische oder chemische Einwirkung stattfindet
- Kontakt mit Substanzen, die irritativ toxisch oder allergisierend wirken (Metallionen, alkalische Flüssigkeiten, Desinfektionsmitteln, Bioziden, Lösungsmittel etc.)
- Physikalische Einwirkungen, z. B. Mineralfasern, Schnitthaare beim Friseur, UV-Strahlung, thermische Reize (Hitze und Kälte) sowie Mikrotraumen durch Metall- oder Glasteilchen
- Kontakt mit hautpathogenen Keimen (v. a. Pilzen)
- Vorrangig betroffene Personengruppen: Friseure, die mit Haarfärbemitteln, -festigern etc. ungeschützt Kontakt haben, ferner Bäcker und Konditoren, Floristen, Bauarbeiter und Maurer, Metall- und Kunststoffarbeiter, Zahntechniker, Beschäftigte in Heil- und Pflegeberufen sowie Maler, Lackierer und Reinigungsbedienstete

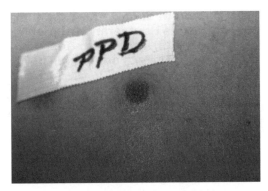

■ Abb. 11.1 Nachweis einer Typ-IV-Sensibilisierung im Epikutantest auf den Farbstoff Paraphenylendiamin (PPD) bei einer 32-jährigen Friseurin mit chronischem Kontaktekzem an den Händen

▪▪ Prävention und Therapie

Anwendung spezieller Schutzmaßnahmen, Tragen geeigneter, d. h. eine Durchdringung und damit kutane Aufnahme verhindernde Schutzhandschuhe. Am Arbeitsplatz Bereitstellung eines Hautschutzplans, so dass sich die Beschäftigten eingehend informieren können und die angezeigten Schutzmaßnahmen anwenden. Von Seiten der Unfallversicherungen ambulante und ggf. stationäre Behandlung bzw. Schulung (mit erfolgversprechenden sekundärpräventiven Instruktionen und Anleitungen). Auf diese Weise ist es möglich, dass ein Großteil der Betroffenen weiterhin im Beruf tätig sein kann.

Weitere Hinweise:

- http://www.vbg.de/wildtiere/p_wildt/guv/i_8559. pdf
- http://www.dermatologie.uni-osnabrueck.de/ dokumente/praevention.pdf
- http://www.bgw-online.de/internet/generator/ Inhalt/OnlineInhalt/Medientypen/bgw_vorschriften-regeln/DGUV2-Betriebsaerzte-und-Fachkraefte-fuer-Arbeitssicherheit,property=pdf Download.pdf
- http://www.bgw-online.de/internet/generator/Inhalt/OnlineInhalt/Medientypen/bgw_20themen/ TP-9GUV_Praevention_lohnt_sich_ Friseure,property=pdfDownload.pdf
- http://www.baua.de/de/Themen-von-A-Z/Berufskrankheiten/Dokumente/Merkblaetter_content.html#doc672170bodyText3

11.2 Hautkrebs oder zur Krebsbildung neigende Hautveränderungen durch Ruß, Rohparafin, Teer, Anthrazin, Pech oder ähnliche Stoffe (BK Nr. 5102)

▶ http://www.baua.de/de/Themen-von-A-Z/Berufskrank-heiten/Dokumente/Merkblaetter_content.html#doc 672170bodyText3.

- Die heute seltenen Erkrankungen treten nach meist mehrjähriger Latenzzeit auf, zunächst in Form warzenartiger Präkanzerosen.
- Sie können sich zum Karzinom weiter entwickeln.
- Neben den in der BK-Definition erwähnten Stoffen verursachen selten auch anorganische Arsenverbindungen (BK Nr. 1108) beruflich erworbene Hautkrebserkrankungen.
- Die Diagnostik basiert auf der Berufsanamnese, dem klinischen und histologischen Befund.
- Die Prognose bei operativer Behandlung im Frühstadium ist gut.

11.3 Plattenepithelkarzinom oder multiple aktinische Keratosen durch natürliche UV-Strahlung (BK in Vorbereitung)

- UVB-Strahlung verursacht Mutationen in Onkogenen und Tumorsuppressorgenen (u. a. in p53 von intraepitheliale Keratinozyten und hat immunsuppressive Wirkung (in T-Zellen).
- Die Diagnose basiert auf der dermatologischen Sicherung, der Arbeitsanamnese, der beruflichen Belastungsabschätzung im Vergleich zur außerberuflichen Belastung.
- Ca. 10% der aktinischen Keratosen (imponieren als hautfarbene oder rötlich-braune intraepitheliale raue, schuppende Makulae, Papeln oder Plaques) entwickeln sich zu einem invasiven Plattenepithelkarzinom.
- Als multiple im Sinne der Berufskrankheit gelten aktinische Keratosen von mehr als fünf oder konfluierend in einer Fläche von 4 cm^2.
- Betroffen sind langjährig, erheblich über das übliche Maß hinaus Sonnenlicht-exponierte Personen wie Landwirte, Gärtner, Seeleute, Fischer, Bau- und Straßenarbeiter.

Berufskrankheiten der 6er-Gruppe der BKV-Anlage (Augenzittern)

X. Baur

Hierzu gehört nur das Augenzittern der Bergleute (BK Nr. 6101). Die Erkrankung, bedingt durch langjährige Unter-tage-Tätigkeit bei schlechten Lichtverhältnissen, wird seit Jahrzehnten in Deutschland nicht mehr beobachtet.

Augenzittern wurde früher durch die mangelnde Hel-ligkeit im Bergbau hervorgerufen. Es besteht in einem wechselnden, mehr oder weniger pendelförmigen, oft mit Rucken untermischten stark störenden Zittern bei-der Augäpfel. Die Frequenzen liegen im allgemeinen bei 100–400 Pendelschwingungen je Minute.

12

Spezielle Aspekte von arbeitsbedingten Erkrankungen und des Gesundheitsschutzes

Krebs als Berufskrankheit

L.T. Budnik, X. Baur, W. Popp

Die Ursache von mindestens 40% aller Krebserkrankungen ist laut Mitteilung der WHO arbeitsbedingt. Dabei stehen der Lungenkrebs und Blasenkrebs im Vordergrund (■ Abb. 13.1). Derzeit werden nur relativ wenige Tumoren als Berufskrankheiten anerkannt. Dies liegt zum einen an den hohen rechtlichen Anforderungen bezüglich der Anerkennung, zum anderen an dem oft unzureichenden Wissen der Ärzte über entsprechende Zusammenhänge.

13.1 Einleitung

Der Aufnahmeweg der Noxen ist überwiegend inhalativ. Die perkutane Aufnahme spielt darüber hinaus u. a. bei aromatischen Aminen, Benzol, Halogenkohlenwasserstoffen sowie Teerdestillaten/-Verbindungen eine bedeutende Rolle. Auch kann sich ein Leberzellkarzinom aus einer Leberzirrhose als Endstadium einer chronischen Hepatitis-B- oder -C-Infektion entwickeln. Letzteres Karzinom ist prinzipiell als Berufskrankheit entsprechend der BK Nr. 3101 (Infektionskrankheiten) anerkennungsfähig, wenn der Versicherte im Gesundheitswesen, in der Wohlfahrtspflege oder in einem Laboratorium tätig oder durch eine andere Tätigkeit der Infektionsgefahr in ähnlichem Maße besonders ausgesetzt war.

Für den Arzt sind für eine gute Patientenbetreuung Kenntnisse wichtig, welche Tumoren grundsätzlich durch berufliche Einwirkungen hervorgerufen werden können (■ Tab. 13.1). ■ Tab. 13.2 gibt eine Übersicht über die wichtigsten Arbeitsstoffe mit gesicherten krebserzeugenden Wirkungen und über die jeweilige Organmanifestation der erzeugten Tumoren, die entweder bereits eine BK-Nr. erhalten haben, oder als Quasi-BK sich zur Zeit in der Bearbeitung befinden. ■ Abb. 13.2 und ■ Abb. 13.3 geben eine Übersicht über die in Deutschland im Bereich der gewerblichen Berufsgenossenschaften offiziell registrierten beruflich verursachten Krebserkrankungen nach Organbefall und ursächlicher Noxe. Von besonderer Bedeutung sind aufgrund der Häufigkeit weiterhin asbestbedingte Tumoren (Lungenkrebs, Kehlkopfkrebs, Mesotheliom, Ovarialkarzinom). In ähnlicher Weise können heute auch Bronchialkrebserkrankungen nach Einwirkung einer kumulativen Dosis von 100 Benzo(a)pyren-Jahren oder von quarzhaltigen Stäuben bei Vorliegen einer Silikose oder Silikotuberkulose als Berufskrankheit anerkannt werden.

Zahlreiche kanzerogene Stoffe wurden durch eine Häufung von Tumorerkrankungen in exponierten Gruppen von Arbeitnehmern erkannt. Beispiele hierfür sind die Entdeckung der kanzerogenen Wirkung von aromatischen Aminen, Benzol oder Asbest. Heute sind weniger Arbeitnehmer gegenüber einem einzel-

nen kanzerogenem Agens exponiert; es dominieren Mischexpositionen und ein häufiger Wechsel von Expositionen. Dementsprechend haben sich die erforderlichen Methoden, mit denen Kanzerogene entdeckt und klassifiziert werden können, verfeinert.

13.2 Mechanismen der Kanzerogenese

In der Bundesrepublik Deutschland stirbt rund ein Viertel der Bevölkerung an einer Tumorerkrankung. Nach der WHO-Definition sind **80% aller weltweiten Krebserkrankungen umweltbedingt**, die Hälfte davon ist wiederum arbeitsbedingt. Die Zahl der Anerkennungen als Berufskrankheit liegt dagegen im Promillebereich.

Die Gründe hierfür sind vielfältig. Vor allem wissen wir immer noch wenig über kanzerogene Arbeitsstoffe (weniger als 2% der bereits eingesetzten Stoffe wurden auf ihre Kanzerogenität getestet).

Die Kanzerogenese, also die Entwicklung von der normalen Zelle zum klinisch manifesten Tumor, stellt man sich als einen nicht linear verlaufenden Stufenprozess vor (■ Abb. 13.4). Dabei wirkt ein Kanzerogen auf eine normale Zelle ein und führt zu einer Veränderung an der DNA, z. B. über eine Adduktbildung zu einer Mutation. Die so veränderte Zelle wird meistens absterben oder repariert, nur in seltenen Fällen wird die Zelle jedoch ohne Reparatur – oder mit falscher Reparatur – überleben. Die so initiierte Zelle kann nun monate-, jahre- oder jahrzehntelang überleben. Es kann sein, dass diese Zelle mit dem natürlichen Tod

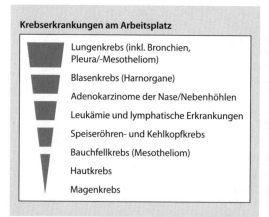

Krebserkrankungen am Arbeitsplatz

Lungenkrebs (inkl. Bronchien, Pleura/-Mesotheliom)

Blasenkrebs (Harnorgane)

Adenokarzinome der Nase/Nebenhöhlen

Leukämie und lymphatische Erkrankungen

Speiseröhren- und Kehlkopfkrebs

Bauchfellkrebs (Mesotheliom)

Hautkrebs

Magenkrebs

■ **Abb. 13.1** Arbeitsbedingte Krebserkrankungen (bei Männern) weltweit nach abnehmender Häufigkeit (International Commission on Occupational Health 2007 http://www.icoh-web.org/site_new/ico_reports_ [2006]). (Bolt u. Golka 2007)

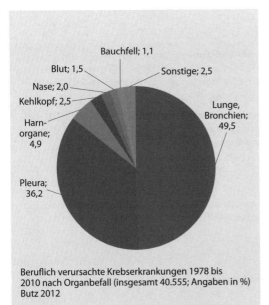

Beruflich verursachte Krebserkrankungen 1978 bis 2010 nach Organbefall (insgesamt 40.555; Angaben in %) Butz 2012

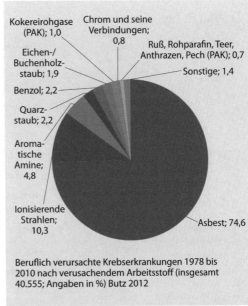

Beruflich verursachte Krebserkrankungen 1978 bis 2010 nach verusachendem Arbeitsstoff (insgesamt 40.555; Angaben in %) Butz 2012

◘ Abb. 13.2 Verteilung der als Berufskrankheit anerkannten Krebsfälle im Bereich der Gewerblichen Berufsgenossenschaften, gegliedert nach Tumorarten. (Nach Butz 2012)

◘ Abb. 13.3 Verteilung der als Berufskrankheit anerkannten Krebsfälle im Bereich der Gewerblichen Berufsgenossenschaften, gegliedert nach verursachendem Arbeitsstoff. (Nach Butz 2012)

◘ Tab. 13.1 Organtumoren und berufliche Expositionen. (Quelle: Deutsche Forschungsgemeinschaft [DFG] 2012)

Organtumor	Kanzerogen	Typische berufliche Exposition
Lunge	Arsen	Herstellung und Verarbeitung von bestimmten Glasarten (vor allem Zerkleinern und Mischen); früher Arsen-haltige Insektizide, Antifoulingfarben, Kupferschmelze, Ko-Expositionen bei Wismut-Bergleuten, Erzaufbereitung
	Chrom (IV)	Schweißer, Schleifer, Verchromung, Herstellung von Chromatpigmenten, früher Holzimprägnierung und Ledergerben
	Nickel	Schweißen, Schleifen, galvanische Oberflächenbeschichtung, Metallbearbeitung, Formenreparatur in der Glasindustrie
	Asbest	Umgang mit alten Isolierungen und Feuerschutzmaterialien; früher Herstellung und Verarbeitung von Asbestzementprodukten für den Hoch- und Tiefbau (z. B. Dachdecker: Eternit-Schiefer!), Isolationsmaterial (Betriebsschlosser!) und Brandschutzklappen, Asbesttextilien, -dichtungen (Schlosser, Reparatur!), Asbest-haltige Brems- und Kupplungsbeläge (Kfz-Werkstätten!), Schiffbau- und Dockarbeiten, Isolations- und Abbrucharbeiten, Hafenarbeiter (Umschlag von Asbest), Waggonbau, Maschinenräume (Isolierung)
	Bestimmte künstliche Mineralfasern	Isolierung
	Pyrolyseprodukte aus organischem Material (Teer, Pech, usw.)	Kokereiarbeiter, Straßenbau, Räucherer, Herstellung technischer Ruße, Herstellung von Kohlenstoffelektroden in der Aluminiumindustrie; früher Schornsteinfeger, Dachdecker

◨ Tab. 13.1 (Fortsetzung)

Organtumor	Kanzerogen	Typische berufliche Exposition
Lunge	Ionisierende Strahlung	Früher Wismut-Bergmann, Umgang mit Röntgenstrahlen, Material-prüfung mit Röntgengeräten
	Kristallines Siliziumdioxid (u. a. Quarz)	Erzbergleute (nicht Kohleabbau), Schacht- und Gesteinhauer, Tunnel-bauer, Gussputzer, Sandstrahler, Ofenmaurer, Former in der Metall-industrie, Dentallabore
Kehlkopf	Nickel	Siehe oben
	Asbest	Siehe oben
	Schwefelsäurenebel	Herstellung von Bleibatterien; früher Stahloberflächenbehandlung (Entfetten mit Schwefelsäure)
Nase/Nasen-nebenhöhle	Nickel	Siehe oben
	Chrom (IV)	Siehe oben
	Holzstäube (v. a. Buche, Eiche)	Schreiner, Parkettleger
Leukämien/ Non-Hodgkin-Lymphome	Benzol	Chemische Industrie (Betriebsschlosser!), Kfz-Handwerker (Benzin-tanks und Vergaser reinigen!); früher Kokereien, Lösemittel und Benzine
	Ionisierende Strahlen	Siehe oben
	Zytostatika	Gesundheitswesen
Ableitende Harnwege	Aromatische Amine	Chemische Industrie; früher Maler (50er und 60er Jahre), Textilfärber, Lederverarbeitung, Kokereien, Räuchereien, Gummiindustrie, Benzi-dinprobe im medizinischen Labor
Niere	Trichlorethen	Metallbearbeitung (Entfettung mit Tri), Einsatz als Lösemittel
Haut	Arsen	Siehe oben
	Pyrolyseprodukte	Siehe oben; zusätzlich Umgang mit Mineralölen
	Ionisierende Strahlen	Siehe oben
Magen	Ethylenoxid	Sterilisation
	Nitrosamine	Gummiindustrie
Leber	Arsen	Siehe oben
	Vinylchlorid	Früher chemische Industrie, PVC-Herstellung
	Tetrachlorkohlenstoff	Früher gebräuchliches Entfettungs- und Reinigungsmittel (bis 1960er Jahre)
	Chronische Hepatitis (B, C)	Gesundheitswesen
	Ionisierende Strahlen	Tätigkeit als Wismut-Bergmann
Knochen	Ionisierende Strahlen	Gesundheitswesen, Tätigkeit als Wismut-Bergmann

13

◧ Tab. 13.2 Beruflich verursachte Krebserkrankungen

Stoffgruppe	Stoffe in der Gruppe mit gesicherter krebserzeugender Wirkung (Kategorie 1)	Organlokalisation des Tumors	BK Nr.
Asbestfaserhaltiger Staub	Chrysotil, Krokydolith, Amosit, Anthophyllith, Aktinolith, Tremolith	Lunge, Kehlkopf	4104
		Pleura, Peritoneum, Perikard	4105
Staub von kristallinem Siliziumdioxid	Quarz, Cristobalit, Tridymit	Lunge	4112
Aromatische Amine	4-Aminodiphenyl, Benzidin, 2-Naphthylamin, o-Toluidin	Harnwege (besonders Blase)	1301
Arsenverbindungen	Arsentrioxid, Arsenpentoxid, arsenige Säure, Arsensäure und ihre Salze	Haut, Lunge, Leber	1108
Aromatische Kohlenwasserstoffe (PAK)	Benzol	Leukämien, Non-Hodgkin-Lymphome	1318
Chrom-VI-Verbindungen	Zink-, Kalzium- und Strontiumchromat	Innere Nase, Lunge, Kehlkopf	1103
Beryllium		Lunge	*
Cadmium		Lunge	*
Halogenisierte Alkyl-, Aryl- oder Alkylaryloxide	Dichlordimethylether, technische Monochlordimethylether	Lunge, Kehlkopf	1310
	Zum Beispiel 2,3,7,8-TCDD	Harnwege, Magen-Darm-Trakt, Lunge, allgemeine Tumorpromotion	Ggf. 1310
Halogenisierte Alkylsulfide	Lost	Lunge	1311
Holzstaub	Eiche, Buche	Innere Nase	4203
Braunkohlen- und Kohlendestillate (Teer, Pech, Teeröle, Bitumen), Pyrolyseprodukte aus organischem Material	PAK, insbesondere Benzo(a)pyren, Dibenz(a,H)anthrazen, Chrysen	Haut	5102
		Lunge, Kehlkopf	4110
	Passivrauchen	Lunge	*
Asbestfaserhaltiger Staub plus PAK	Alle Asbestarten, PAK	Lunge	4112
Nickel und Nickelverbindungen	Nickelmetall, Nickelsulfid und sulfidische Erze, Nickeloxid, Nickelkarbonat	Innere Nase, Kehlkopf, Lunge	4109
Halogenkohlenwasserstoffe	Vinylchlorid, Trichlorethen, Tetrachlormethan	Leber, Niere	1302
Nitrosamine	Exposition in Gummiindustrie	Kehlkopf, Oropharynx, Zunge, Mundboden, Blase	*
Butadien		Leukämie, Lymphosarkom	*
Schwefelsäure-Aerosole		Kehlkopf	BK in Vorbereitung
Ethylenoxid	Exposition bei Sterilisation	Leukämie	*

◘ Tab. 13.2 (Fortsetzung)

Stoffgruppe	Stoffe in der Gruppe mit gesicherter krebserzeugender Wirkung (Kategorie 1)	Organlokalisation des Tumors	BK Nr.
Zytostatika	Cyclophosphamid	Leukämie, Blase	
	Melphalan, Etopsid	Leukämie	
Ionisierende Strahlung	Pechblende-Erz (Uran-, Radon-Folgeprodukte), Röntgenstrahlung	Lunge, Kehlkopf, Leukämie, Haut, Knochen, Leber	2402
Sonnenlicht-Exposition	UV-B	Exponierte Hautstellen	Neue BK
Polyzyklische aromatische Kohlenwasserstoffe, PAK	PAK	Lunge	4113
Schicht- und Nachtarbeit	Unter anderem reduzierte Melatonin-Produktion	Allgemeine Tumorpromotion	*

*derzeit keine BK-Nummer und keine diesbezügliche Vorbereitung

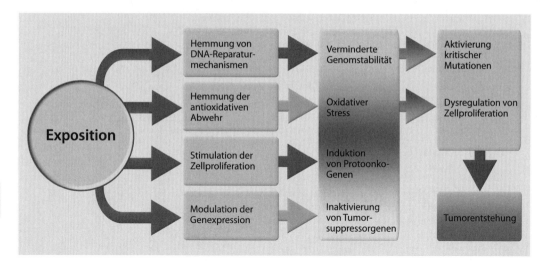

◘ Abb. 13.4 Mechanismen der Kanzerogenese. Einzelheiten ▶ Text

des Menschen abstirbt, ohne je zu einem Tumor geführt zu haben. Es kann aber auch später – häufig ausgelöst durch eine promovierende (also wachstumsanregende) Einwirkung – zu einer Vermehrung der Zelle kommen, ein Tumorzellklon kann entstehen und schließlich ein klinisch manifester Tumor. Beispielhaft wird diese Entwicklung für Lungentumoren gezeigt. Bis vor einigen Jahren war entscheidend für die Beurteilung des Wirkmechanismus und damit die Einstufung als Kanzerogen, dass Schäden an der DNA hervorgerufen werden (Genotoxizität). Heute weiß man, dass auch andere Faktoren in der Kanzerogenese eine wichtige Rolle spielen können. Dazu zählen u. a.:

- Zellproliferation
- Toxikokinetik
- DNA-Reparaturfähigkeit
- Immundefekte und Immunsuppression
- Infektionen
- hormonelle Einflüsse
- epigenetische Veränderungen (biochemische Veränderung der Funktionsfähigkeit der Gene, z. B. durch Methylierung, Acetylierung und Phosphorylierung ohne Veränderung der Translation oder Transkription)

Diese Faktoren werden zunehmend für die Bewertung von Kanzerogenen und die Festsetzung duldbarer Risiken herangezogen (siehe Bewertung der Exposition/ Grenzwerte).

Bei der Lungenkanzerogenese durch Quarzstaub scheinen beispielsweise Sauerstoffradikale (ROS) eine große Bedeutung zu besitzen. Proliferierende Faktoren, wie z. B. eine anhaltende Inflammation (Entzündung) und Wachstumsfaktoren, scheinen bei der Kanzerogenese mitzuwirken.

Die Pyrolyseprodukte wie die polyzyklischen aromatischen Kohlenwasserstoffe regulieren apoptotische Prozesse (Bax-Gene) über den aromatischen Hydrocarbon-Rezeptor.

Ein Stoff wird anhand positiver epidemiologischer und/oder Tierversuchsdaten als kanzerogen der Kategorie 1 (K1) nach dem neuen **Globally Harmonized System of Classification and Labelling of Chemicals** (GHS 2011) eingestuft. Die weitergehende Einstufung basiert darauf, dass diese Nachweise für den Menschen gesichert (K1A) und für den Menschen relevant (K1B) sind (▶ Legende ▣ Tab. 13.3).

Anmerkung: Die hier verwendeten Krebs-Kategorie-Bezeichnungen entsprechen der Richtlinie 67/548/ EWG http://www.uke.de/institute/arbeitsmedizin/ downloads/universitaetsprofessur-arbeitsmedizin/ R42_und_R37A-EU09.pdf. Aktuell werden diese in GHS-Kategorien übergeführt (K1 → K1A, K2 → K1B, K3 → K2).

Eine Übersicht der krebserzeugenden, mutagenen und reproduktionstoxischen Stoffe findet sich unter http://publikationen.dguv.de/dguv/pdf/10002/kmr_ neue_bezeichnungen_2012.pdf.

Es gibt Stoffe, die nicht primär gentoxisch, sondern überwiegend oder ausschließlich **promovierend** wirken: Gamma-Hexachlorcyclohexan (γ-HCH; Lindan), das beim Tier Lebertumoren erzeugt, zeigt promovierende, jedoch keine genotoxischen und damit tumorinitiierenden Eigenschaften. Derzeit ist γ-HCH in Deutschland allerdings nicht als gesichertes Humankarzinogen eingestuft (K3; Verdacht auf kanzerogene Wirkung beim Menschen). Dagegen ist 2,3,7,8- Tetrachlordibenzodioxin (TCDD) als Kanzerogen bewertet (K2; Stoffe, die wahrscheinlich beim Menschen karzinogen sind; die Einstufung erfolgt überwiegend aufgrund von Nachweisen beim Menschen; MAK K4); es scheint jedoch ebenfalls nicht genotoxisch zu wirken. Beobachtet werden statt dessen Veränderungen der Genregulation, Störungen der hormonalen Rückkopplung, rezeptorvermittelte Wirkungen, Erhöhung der Zellproliferation, Wachstumsstimulation initiierter Zellen sowie Störungen der Apoptose und der interzellulären Kommunikation.

Forschungen der letzten Jahre belegen, dass viele Enzyme, mit denen der Mensch ausgestattet ist, sowohl

▣ **Tab. 13.3** Beispiele von kanzerogenen Arbeitsstoffen der Kategorien 1 (Stoffe, die beim Menschen Krebs erzeugen; gesicherte und hinreichend Anhaltspunkte in den epidemiologischen Studien, die einen Zusammenhang zwischen einer Exposition beim Menschen und dem Auftreten von Krebs belegen) und der Kategorie 2 (Stoffe, die für den Menschen als krebserzeugend anzusehen sind, und zwar durch Hinweise aus Tierexperimenten, In-vitro- und epidemiologischen Untersuchungen). ▶ MAK-und BAT-Werte-Liste bezüglich der vollständigen Tabelle (http://www.dfg.de/download/pdf/ dfg_im_profil/gremien/senat/arbeitsstoffe/barbl12.pdf)

Kategorie 1	Kategorie 2
Arsenverbindungen	1,2-Dichlorethan
Asbest	Acrylamid
Benzol	Aluminiumoxid
Eichenholzstaub	Blei
Nickel	Chrom VI
(PAK)	Cobalt
Passivrauchen am Arbeitsplatz	Ethylenoxid
Pyrolyseprodukte aus organischem Material	Iodmethan
Quarz	Hydrazin
Trichlorethen	Naphthalin
Vinylchlorid	o-Toluidin
Zinkchromat	Pentachlorphenol

aufgrund genetischer Veranlagung als auch durch Induktion (Aktivierung durch einwirkende Substanzen) interindividuell unterschiedlich aktiv sind. Dies gilt besonders für solche Enzyme, die exogen einwirkende Substanzen entgiften bzw. in toxische Metabolite umwandeln. Solche »**Enzympolymorphismen**« sind u. a. bekannt für Isoenzyme des Cytochrom-P450-Systems, der Glutathiontransferasen und der N-Acetyltransferasen. Damit sind deutliche Einflüsse auf das Tumorrisiko verbunden. Das Haut- und Lungenkanzerogen Benzo(a)pyren – das als Verbrennungsprodukt (Pyrolyseprodukt) häufig entsteht – wird über ein Isoenzym des Cytochrom-P 450-Systems (CYP) in ein Diol umgewandelt. Letzteres wird über Glutathiontransferasen (GST) bzw. Sulfotransferasen (ST) entgiftet und im Urin ausgeschieden. Es kann jedoch auch zu einem hochreaktiven Epoxid metabolisiert werden, das sich an die DNA bindet (Adduktbildung) und, wenn das

Addukt nicht enzymatisch modifiziert wird, Mutationen induzieren. Alle beteiligten Enzyme zeigen eine genetisch unterschiedlich angelegte Ausprägung ihrer Aktivität. Damit verschiebt sich auch individuell unterschiedlich der Anteil des Metabolismus, der zur Ausscheidung bzw. zur DNA-Adduktbildung führt.

Ähnlich verhält es sich auch mit der Biotransformation aromatischer Amine (◘ Abb. 13.6): Viele aromatische Amine können über die Enzyme NAT1 (N-Acetyl-Transferase 1) und NAT2 azetyliert oder über CYP1A2 zu reaktiven Hydroxylaminen oxidiert werden. Im Fall einer Belastung mit 4-Aminobiphenyl (ist u. a. im Zigarettenrauch vorhanden) entsteht als typisches Reaktionsprodukt das N-(Deoxyguanosin-8-yl)-4-Aminobiphenyl, welches oft in Folge ineffizienter DNA-Reparatur zu GC:TA-Mutationen führt. Anstelle der DNA können die reaktiven Metabolite auch mit Proteinen (z. B. Hämoglobin) reagieren; die Reaktionsprodukte sind dann im Rahmen des Biomonitorings messbar. Bei niedriger NAT2-Aktivität kommt es vermehrt zu CYP1A2-katalysierter oxidativer Aktivierung; dies könnte das erhöhte Blasenkrebsrisiko von sog. Langsam-Azetylierern erklären. Die entstehenden Hydroxylamine können direkt mit Protein oder DNA reagieren oder über die O-Azetylierungsaktivität der N-Azetyltransferasen zu instabilen N-Acetoxyestern werden, die zu reaktiven Arylnitreniumionen hydrolysieren. Diese werden als die ultimativen Kanzerogene angesehen.

13.3 Beurteilung der Exposition, auch unter Bezug auf Grenzwerte für kanzerogene Arbeitsstoffe

Es liegen international verschiedene Einteilungen krebserzeugender Stoffe vor. Hierzu zählt insbesondere die GHS-Klassifizierung der WHO (▶ Kap. 2.2). In Deutschland wird für die Klassifizierung von Kanzerogenen überwiegend die Beurteilung und Einteilung der MAK-Senats-Kommission der DFG zugrunde gelegt. 1998 wurde von einer Einteilung in drei Kategorien auf eine mit fünf Kategorien der krebserzeugenden Wirkung umgestellt. Im Einzelnen siehe Beispiele von derzeit in Deutschland als krebserzeugend eingestuften Stoffen in ◘ Tab. 13.3.

Eine Liste aller beim Menschen gesicherten kanzerogenen Arbeitsstoffe der Kategorie 1 findet sich in ▶ Kap. 25.

Das neue Grenzwertkonzept (Risikoakzeptanzkonzept) für krebserzeugende Stoffe des Ausschusses für Gefahrstoffe (AGS) beim Bundesministerium für Arbeit und Soziales (BMAS) basiert auf stoffbezogenen Expositions-Risiko-Beziehungen, aus denen Risiko-basierte Akzeptanz- und Toleranzkonzentrationen (◘ Abb. 2.6, ▶ Kap. 2.4) hervorgehen. Für einige Stoffe der Kategorie 1 gibt es bereits solche Akzeptanz- und Toleranzrisikowerte (◘ Tab. 13.4).

◘ **Tab. 13.4** Beispiele von kanzerogenen Stoffen, für die bereits Akzeptanz- und Toleranzrisikokategorien festgelegt wurden (▶ Kap. 2.4). (Das Risikokonzept für krebserzeugende Stoffe des Ausschusses für Gefahrstoffe, 2013 www.baua.de/de/Publikationen/Broschueren/A82.pdf)

Stoff	Akzeptanzrisiko (4×10^{-4})	Toleranzrisiko (4×10^{-3})
Acrylamid	0,07 mg/m³ *	**
Acrylnitril	0,12 ppm	1,2 ppm
Asbest	10.000 Fasern/m³	100.000 Fasern/m³
1,3-Butandien	0,2 ppm	2 ppm
Trichlorethen	6 ppm	11 ppm
Aluminiumsilikatfasern	10.000 Fasern/m³	100.000 Fasern/m³
4,4'-Methylendianilin	0,07 mg/m³	0,7 mg/m³
Ethylenoxid	0,1 ppm	1 ppm
Benzo[a]pyren in bestimmen PAK-Gemischen	70 ng/m³	700 ng/m³

* Nach dem Stand der Technik kann der Akzeptanzwert unterschritten werden
** Der Konzentrationswert von 0,7 mg/m³, der gemäß Expositions-Risiko-Beziehung für Acrylamid dem Toleranzrisiko entspricht, wird nicht als Toleranzwert entsprechend der Bekanntmachung 910 festgelegt, da bei dieser Konzentration chronische, nicht krebserzeugende Gesundheitsrisiken nicht auszuschließen sind.

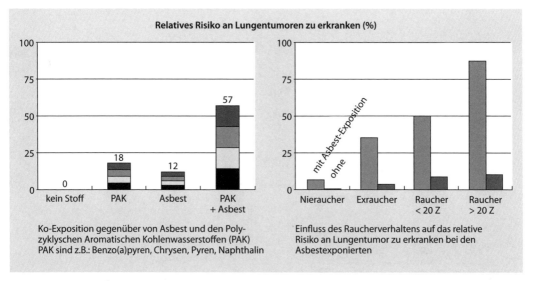

Abb. 13.5a,b Beispiele für Synkanzerogenese. Verstärkung der krebserzeugenden Wirkung durch gleichzeitigen oder aufeinanderfolgenden Kontakt mit zwei oder mehreren krebserzeugenden Stoffen. Selbst ein einzelner Stoff kann seine krebsfördernde Wirkung mehrfach entfalten, z. B. sowohl Initiator als auch Promotor sein. **a** Überadditive Synkanzerogenese von Asbestfaserstaub und PAK-reichen Abgasen. *PAK* polyzyklische, aromatische Kohlenwasserstoffe. **b** Synergistischer Effekt von Rauchen und beruflicher Asbestexposition. *Z* Zigaretten pro Tag

13.4 Konkurrierende Risiken und Synkanzerogenese

Grundsätzlich sollte bei der Anzeige einer malignen Erkrankung als Berufskrankheit bedacht werden, dass die Latenzzeiten (Zeit zwischen Expositionsbeginn und Diagnose des Tumors) und Expositionszeiten (Dauer der beruflichen Tätigkeit unter kanzerogener Einwirkung) in der Regel viele Jahre betragen. Auch sind gegebenenfalls konkurrierende Risiken (z. B. Rauchgewohnheiten) zu berücksichtigen, die im Einzelfall gegen eine arbeitsbedingte Verursachung sprechen können bzw. einen beruflichen Einfluss relativieren. Allerdings sind solche, im Allgemeinen schwierigen Beurteilungen des Zusammenhangs versierten und erfahrenen ärztlichen Sachverständigen vorbehalten; eine Verdachtsanzeige sollte im konkreten Fall deshalb nicht zurückgehalten werden.

Über das Zusammenwirken zahlreicher Stoffe gibt es noch keine ausreichenden Kenntnisse. Nachgewiesene Interaktionen im Sinne einer überadditiven Wirkung sind in der ◻ Abb. 13.5 und in ◻ Tab. 13.5 angeführt.

Rauchgewohnheiten werden versicherungsrechtlich bei bösartigen Berufskrankheiten, denen eine Mindestbelastungsdosis zugrunde liegt, bei Erreichen derselben nicht als konkurrierend angesehen, so bei

Lungenkrebs nach Einwirkung einer ausreichenden Dosis von Radon (Bergleute der ehemaligen Wismut AG), Asbest, Arsen, PAK-haltigen Pyrolyseprodukten oder bei Urothelkarzinomen durch aromatische Amine. In diesen Fällen (sog. überadditive oder synkanzerogene Wirkung) unterstreichen die Rauchgewohn-

◻ **Tab. 13.5** Überadditive Wirkung zweier kanzerogener Prinzipien nach Erkenntnissen der Epidemiologie

Exposition A	Exposition B	Tumorzielorgan
Gesichert		
Asbest	Rauchen	Lunge
Radon	Rauchen	Lunge
Arom. Amine	Rauchen	Harnblase
Rauchen	Alkohol	Mundhöhle
Fraglich		
Pyrolyseprodukte	Rauchen	Lunge
Ionis. Strahlung	Benzol	Knochenmark, Lymphknoten
Nickel	Rauchen	Lunge
Arsen	Rauchen	Lunge

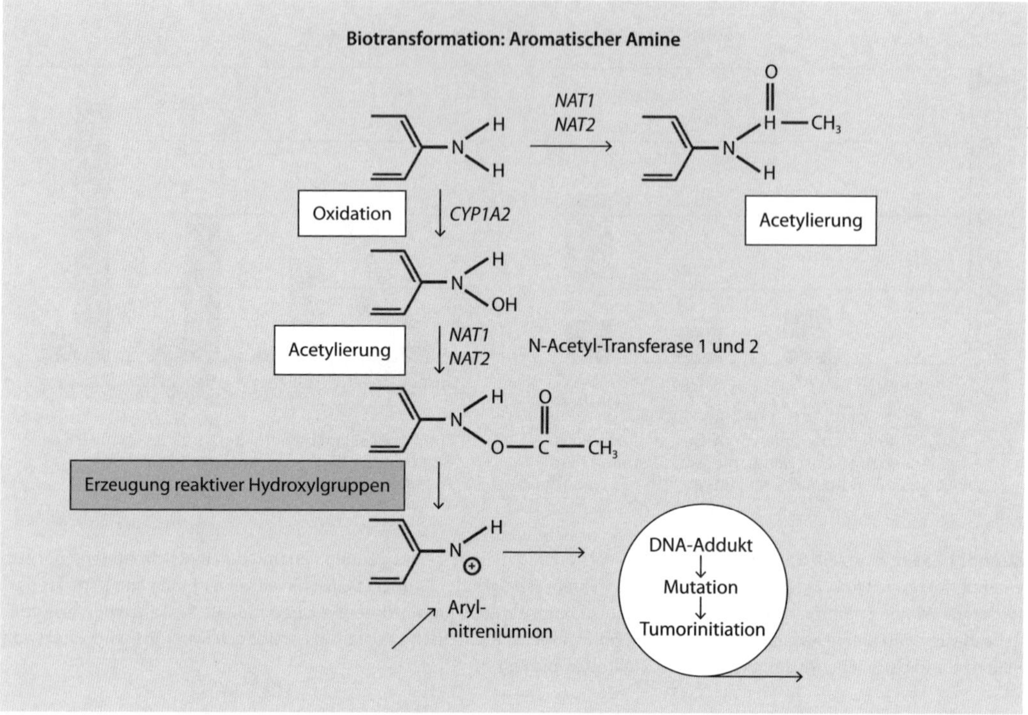

Biotransformation: Aromatischer Amine

□ **Abb. 13.6** Biotransformation aromatischer Amine

heiten eine Mitwirkung der beruflichen Einwirkung in der Kanzerogenese. Beispielsweise steigt das Risiko des rauchenden asbestexponierten Arbeitnehmers für das Auftreten eines Lungenkrebses näherungsweise multiplikativ an.

13.5   Aromatische Amine

Typische aromatische Amine zählen zu den Kategorie-1-Kanzerogenen (Kanzerogenität beim Menschen belegt), ebenso wie Benzidin, 4-Aminobiphenyl, 2-Naphthylamin u. a. m. (□ Abb. 13.6). Für diese Stoffe ist die Verursachung von Tumoren der ableitenden Harnwege beim Menschen, insbesondere von Blasenkarzinomen, nachgewiesen. Es besteht eine Entschädigungsmöglichkeit als Berufskrankheit entsprechend der Berufskrankheitennummer 1301. 4-Aminobiphenyl und 2-Naphthylamine sind auch typische Inhaltsstoffe von Zigarettenrauch, woraus das erhöhte Blasenkrebsrisiko von Rauchern resultiert.

13.6   Kanzerogene Wirkung von Metallverbindungen

> Chromate, Nickel, Cadmium und Arsenverbindungen wurden in epidemiologischen Studien als humankanzerogen eingestuft. Bei Blei- und Cobaltverbindungen ergaben epidemiologische Studien aufgrund von Mischexpositionen widersprüchliche Ergebnisse.

Die Kanzerogenese von Metallverbindungen soll auf molekularpathologisch indirekten Mechanismen beruhen, v. a. die vermehrte Bildung reaktiver Sauerstoffspezies (ROS), eine Inaktivierung von DNA-Reparaturprozesses, Veränderung der Genexpression, Wechselwirkungen mit Signalübertragungskaskaden. Metallverbindungen von Nickel, Cadmium, Arsen und Cobalt hemmen DNA-Reperaturmechanismen. Zinkverbindungen beeinflussen Tumorsuppressorproteine, andere Metalle verändern DNA-Methylierungsmuster (z. B. Cadmium) bzw. aktivieren Onkogene oder inaktivieren Tumorsuppressorgene. Eine Ausnahme bilden Chromate, die direkt mit DNA-Bestandteilen interagieren und Cr-DNA-Addukte bilden.

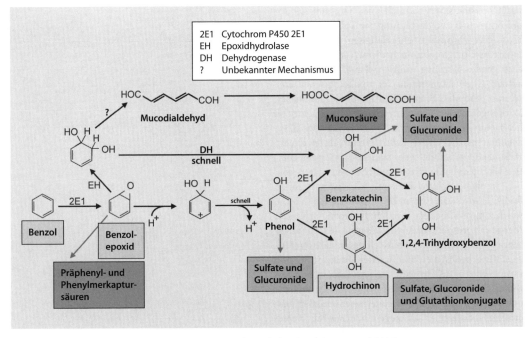

□ **Abb. 13.7** Bildung toxischer und kanzerogener Benzolmetabolite. (Nach Lovern et al. 2001)

Die wasserlöslichen Chrom(VI)-Verbindungen werden über Aniontransporter aufgenommen, über verschiedene intrazelluläre Prozesse zu Chrom(III) reduziert und führen zu DNA-Beschädigungen und Mutationen. Chrom(III) selbst ist Membran-impermeabel. Andere Metalle verfügen über unterschiedliche Bioverfügbarkeit, die zu der Kanzerogenität beiträgt: Nickelverbindungen werden in löslicher Form über Ionenkanäle in die Zellen aufgenommen, während wasserunlösliche kristalline Partikel phagozytiert werden. Beide Formen bewirken vergleichbare DNA-Schädigungen und DNA-Reparatur-Hemmung. Wobei die höhere Retentionszeit von partikulärem Nickeloxid dessen hohes kanzerogenes Potenzial erklären kann.

Arsen gehört zu den Stoffen, die nach gesicherten Erkenntnissen humankanzerogen sind. Beobachtet werden vor allem Krebserkrankungen der Atemwege, aber auch solche der Haut. Der arsenbedingte Hautkrebs ist vielgestaltig, er tritt zumeist Jahrzehnte, von Ausnahmen bei hoher Belastung abgesehen, mindestens 10–15 Jahre nach Expositionsbeginn vor allem im Bereich hyperkeratotischer Hautveränderungen auf. Berichtet wird auch über multiples Auftreten von Basalzellkarzinomen und Morbus Bowen. Maligne Entartungen in anderen Organen durch Arsen, etwa des Magen-Darm-Traktes, werden diskutiert.

13.6.1 Nickel

▶ Kap. 7.2.9.

13.6.2 Zinkchromat

Zinkchromat ist als kanzerogen für den Menschen eingestuft, es verursacht insbesondere Lungenkrebs.

13.6.3 Benzol BK Nr. 1318

Im Einzelnen ▶ Kap. 7.5.3. Bezüglich der Benzol-bedingten toxischen Knochenmarkdepression und der myeloproliferativen Erkrankungen sind nachfolgende Pathomechanismen von wesentlicher Bedeutung.

Die Oxidation von Benzol zu reaktiven Zwischenprodukten ist eine Voraussetzung für dessen Toxizität und Kanzerogenität. Als erstes Zwischenprodukt wird das Benzolepoxid gebildet, woraus spontan **Phenol** entsteht. Phenol hydroxyliert weiter zu Hydrochinon, Brenzkatechin (Catechol), 1,4-Benzochinon und Trihydroxybenzol. Diese phenolischen Metabolite des Benzols führen zur Bildung reaktiver Sauerstoffspezies (ROS) und verursachen oxidative DNA-Schäden. Darüber hinaus bilden sich Radikale, die über epigenetische Mechanismen, nämlich eine Hemmung der To-poisomerase II und die Bildung von Tubulinklastogen, Klastogen (chromosomenschädigend) wirken. Diese molekularbiologischen Mechanismen liegen der krebs-erzeugenden Wirkung von Benzol zugrunde und sind aktuell Gegenstand intensiver toxikologischer For-schung. Besondere Empfindlichkeit für die klastogenen Wirkungen wird in Zellen mit hoher Teilungsaktivität beobachtet, insbesondere in Stammzellen des Kno-chenmarkes, aber auch in Lymphozyten, da letztere im Rahmen der Immunabwehr ständig ihre Erbinforma-tion verändern, um sich den Bedrohungen anzupassen.

Für die Entstehung der letztlich krebserzeugenden Radikale wird dem Enzym **Myeloperoxidase** (MPO), welches in verschiedenen weißen Blutzellen in großen Mengen exprimiert wird, eine wesentliche Rolle zuge-schrieben. Gegenspieler der Myeloperoxidase im Ben-zolstoffwechsel ist die Chinonoxidoreduktase (NQO1). Etwa 4% der mitteleuropäischen Bevölkerung besitzen genetisch keine Aktivität dieses entgiftenden Enzyms und haben infolgedessen nachgewiesenermaßen eine erhöhte Empfindlichkeit gegenüber Benzol. Neben den beschriebenen kanzerogenen Eigenschaften hat Benzol promovierende (tumorfördernde) und weitere epigenetische Wirkungen. Insbesondere bewirkt die Knockenmarkdepression, also die Unterdrückung der normalen Blutbildung durch Benzol, einen zusätzli-chen Proliferationsvorteil der für äußere Signale un-empfindlichen Tumorzellen gegenüber gesunden Zel-len (◘ Abb. 13.7).

13

Arbeitsbedingte Allergien und Differenzialdiagnosen

X. Baur

Arbeitsbedingte Soforttyp-Allergien auf meist großmolekulare Proteinallergene manifestieren sich vorwiegend als Rhinitis und Asthma, Allergien vom Spättyp (z. B. durch Metalle, bestimmte Chemikalien) als allergisches Hautekzem. Seltener tritt der verzögerte Allergietyp in Form der exogen-allergischen Alveolitis (Beispiel Farmerlunge) auf.

14.1   Allergietypen

Anhand der zugrunde liegenden Immunmechanismen lassen sich im Wesentlichen 4 Allergietypen abgrenzen (◘ Tab. 14.1), denen unterschiedliche Krankheitsbilder und diagnostische Verfahren zuzuordnen sind (◘ Tab. 14.2).

14.2   Allergische Berufskrankheiten und spezielle Diagnostik

◘ Tab. 14.2 führt arbeitsmedizinisch relevante allergisch bedingte Krankheitsbilder an. Arbeitsbedingte

Allergien manifestieren sich an den oberen und unteren Atemwegen, der Lunge und der Haut einschließlich der Konjunktiven. Sie fallen im Wesentlichen unter die Berufskrankheiten der Nummern 4301, 1315, 4201 und 5101.

Unter Berücksichtigung der verschiedenen immunologischen Komponenten und Organmanifestationen erfolgt die Diagnostik in Form eines Stufenschemas (▶ Schema für Typ-I-Allergien der Atemwege und der Haut, ◘ Abb. 5.5, ▶ Kap. 5.3). Hervorzuheben ist der anamnestisch oft gut eruierbare Arbeitsbezug der Krankheitssymptome. ◘ Tab. 14.2 weist unter Bezug auf einzelne Erkrankungen auf den diagnostischen Einsatz verschiedener allergologisch-immunologischer Teste hin.

◘ Abb. 14.1 stellt wesentliche pathophysiologische Vorgänge der Typ-I-allergischen Atemwegs- und Hautkrankheiten dar.

14

◘ **Tab. 14.1** Klassifikation der allergischen Reaktionen

Typ	Immunologische Komponenten	Maximum nach	Klinische Beispiele
I	IgE-Antikörper, Mastzellen, basophile Granulozyten	Minuten, oft auch verzögerte Reaktion nach 4–6 h	Kontakturtikaria, Rhinitis, Konjunktivitis, Asthma bronchiale
II	Zytotoxische Reaktion – direkt via Killerzellen – indirekt via Antikörper und Komplementaktivierung	Tage	Tumorabwehr, Transplantatabstoßung, Goodpasture-Syndrom
III	Antigen-Antikörper-Komplexe, Komplementaktivierung, Aktivierung der Neutrophilen	5–10 h	Glomerulonephritis, Vaskulitis, exogen-allergische Alveolitis
IV	Antigenabhängige T-Lymphozyten-Aktivierung und Zytokinproduktion	48–72 h	Kontaktekzem, exogen-allergische Alveolitis

◘ **Tab. 14.2** Krankheitsbilder, zugrundeliegende Allergietypen und diesbezügliche Diagnostik

Organ	Krankheit	Allergietyp	Hauttests	Immunologie
Haut	Kontakturtikaria	Typ I	Prick-, Reibtest	IgE-Antikörper
	Kontaktekzem	Typ IV o. irritativ	Epikutantest	(LT, allerg. Form)
Atemwege, Konjunktiven	Rhinitis, Konjunktivitis, Asthma	Typ I	Prick-, Reibtest	IgE-Antikörper
Lunge	Exogen-allergische Alveolitis	Typ III/IV	–	IgG-Antikörper
LT Lymphozytentransformationstest				

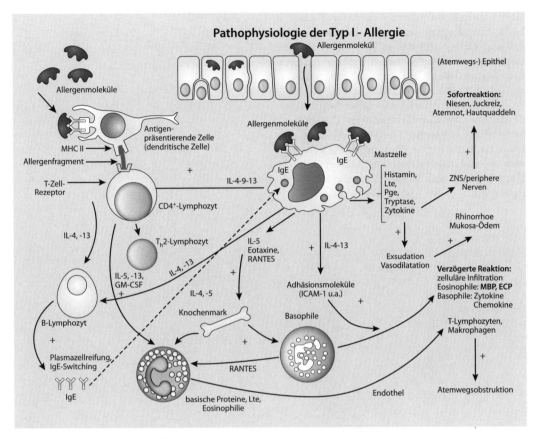

Pathophysiologie der Typ I - Allergie

❑ Abb. 14.1 Pathophysiologie der Typ-I-Sensibilisierung und -allergischen Reaktionen

14.2.1 Differenzialdiagnose chemisch-irritative und toxische Rhinitis (bisher keine BK)

Über 200 Arbeitsstoffe sind mit dem H-Satz 335 »Kann die Atemwege reizen« (früher R-37) gekennzeichnet, wobei im Vordergrund der obere Atemtrakt steht. Übergänge zu toxisch bedingten Läsionen, Verätzungen und giftiger Wirkung sind fließend und häufig konzentrationsabhängig (vgl. H-Sätze 330 »Lebensgefahr beim Einatmen«, 331 »Giftig beim Einatmen«, 332 »Gesundheitsschädlich beim Einatmen«). Von Bedeutung sind vor allem gut wasserlösliche Chemikalien und Metalle in Gas-, Dampf- und Aerosolform, z. B. Azeton, Ammoniak, Formaldehyd, nitrose Gase, Schwefelkohlenstoff, Schwefeldioxid, Chlor, Brom, Säuren, Acrylate, Methylmethacrylat, Chromate, Quecksilber, Nickel, Zementstaub, Holzstäube, Arsen, Cadmium, Blei, Zink. Chronische Schädigungen führen zu Störungen der Sekretion, zu Nasenschleim-

hautatrophie und -läsionen, z. T. mit Blutungsneigungen und Störungen des Riechvermögens (Hyp-, An-, Dysomie). Riechstörungen sind insbesondere belegt für chronische Einwirkungen von Schuhkleberdämpfen (Benzingemisch mit Ethyl- und Butylacetat), Aldehyde, Isocyanate, Chlorwasserstoff, Essigsäure, Phthalsäureanhydrid, Ammoniak, Schwermetalle. Auch Umweltschadstoffe wie Ozon, Stickstoffdioxid und Smog können entzündliche Veränderungen und rhinitische Symptome hervorrufen.

14.2.2 Differenzialdiagnose chemisch-irritativ oder toxisch bedingte obstruktive Atemwegserkrankungen

Definitionsgemäß liegt eine Schädigung der Bronchialschleimhaut durch irritativ oder toxisch wirkende Inhalationsnoxen mit funktioneller Störung im Sinne einer bronchialobstruktiven Reaktion vor. Die mit H335 »Kann die Atemwege reizen« gekennzeichneten Arbeitsstoffe (s. oben) sind in ihrer Mehrzahl unter ungünstigen arbeitshygienischen Bedingungen (lang dauernde und/oder hohe Exposition) geeignet, derartige Erkrankungen hervorzurufen.

Nach dem aktuellen BK-Geschehen stehen folgende Arbeitsstoffe bzw. Gemische im Vordergrund: Schweiß- und Lötrauche, Lösungs- und Verdünnungsmittel, Lacke und Farben, Friseurarbeitsstoffe, Konservierungs- und Desinfektionsmittel, Kühlschmierstoffe, Fluorwasserstoff und Flusssäure, Metalle und Metalllegierungen.

14

Aerosoldeposition in den Atemwegen

X. Baur

Mit der Atemluft werden partikuläre und tröpfchenförmige Fremdstoffe inhalativ aufgenommen. Ihre Deponierbarkeit innerhalb des Atemtrakts ist abhängig von deren aerodynamischen Durchmesser und Löslichkeit sowie von der Atemtiefe und dem Atemminutenvolumen. Nanopartikel werden großteils systemisch wirksam.

Unter **Aerosolen** versteht man mehrphasige Systeme von Gasen, insbesondere Luft, und darin dispers verteilte Partikel (Feststoffe) oder Flüssigkeiten. Am Arbeitsplatz können Stäube, Rauche oder Nebel als Aerosole vorkommen.

Stäube sind disperse Verteilungen fester Stoffe in Gasen, insbesondere Luft, entstanden durch mechanische Prozesse oder durch Aufwirbelungen.

Faserstäube sind disperse Verteilungen von anorganischen oder organischen Fasern bestimmter Abmessungen in Gasen, insbesondere Luft. Sie entstehen bei der mechanischen Bearbeitung von Fasermaterial (acicular fibres), durch Aufwirbelung oder durch Erosionsprozesse an faserhaltigen Materialien.

Rauche sind feinste disperse Verteilungen fester Stoffe in Gasen, insbesondere Luft (ultrafeine Stäube), entstanden durch thermische (z. B. Schweißrauch, Metall(oxid)rauch, Ruß bzw. Flugasche) oder chemische (z. B. Reaktion von Ammoniak mit Chlorwasserstoff) Prozesse.

Nebel sind disperse Verteilungen flüssiger Stoffe in Gasen, insbesondere Luft. Sie entstehen durch Zerstäuben von Flüssigkeiten, durch Kondensation aus der Dampfphase oder durch chemische Prozesse (z. B. Ölnebel, Chlorwasserstoff an feuchter Luft).

Zur Erfassung verschiedener Partikelfraktionen mittels Mess- und Probenahmegeräten wurden weltweit fünf Konventionen anhand von drei Abscheidekurven festgelegt. Sie beruhen unter festgelegten Rahmenbedingungen auf den gemittelten experimentellen Daten für die Inhalierbarkeit und die regionale Deponierbarkeit (◘ Abb. 15.1).

- **Einatembare (E) Fraktion:** Die Trennkurve entspricht der mittleren Inhalationswahrscheinlichkeit.
- **Thoraxgängige Fraktion** (Durchmesser ganz überwiegend <10 µm): Die Trennkurve entspricht der mittleren Wahrscheinlichkeit für Partikel, in den Tracheobronchialbaum und den Aleolarbereich einzudringen.
- **Alveolengängige (A) Fraktion** (hat ganz überwiegend <5 µm Durchmesser): Diese Fraktion ist ein Teil der thoraxgängigen Fraktion. Die Trennkurve entspricht der mittleren Wahrscheinlichkeit für Partikel, in den Aleolarbereich vorzudringen. Es wurde ein »Allgemeiner Staubgrenzwert« festgelegt, der die Konzentration des alveolengängigen Staubanteils (A) von 3 mg/m^3 als Schichtmittelwert und eine Konzentration des einatembaren Staubanteils (E) von 10 mg/m^3 (4 mg/m^3 als Jahresmittelwert) rechtsverbindlich festsetzt. Überschreitungen sind zulässig bis 4 mg/m^3 (Spitzenbegrenzung) des A-Staubs und bis 10 mg/m^3 (Luftgrenzwert) des E-Staubs.

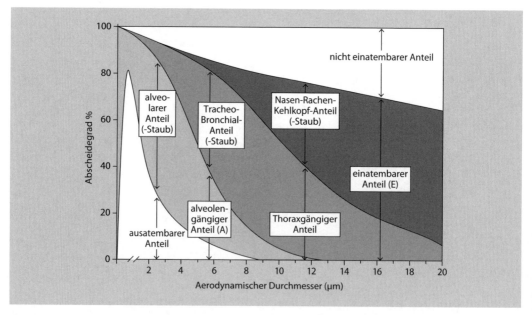

◘ **Abb. 15.1** Definitionen der Aerosolanteile in Abhängigkeit vom aerodynamischen Durchmesser

Pneumokoniosen

X. Baur

Pneumokoniosen sind fibrosierende Lungenerkrankungen, die durch Inhalation anorganischer fibrogener Feinstäube hervorgerufen werden. Abhängig von deren stofflichen Eigenschaften (Form, Größe, chemische Zusammensetzung, Biobeständigkeit) unterscheiden sich die morphologischen und funktionellen Veränderungen der Lunge.

Zu beachten sind Dosis-Wirkungs-Beziehungen und Latenzzeiten von Jahren bis Jahrzehnten. Die Krankheitsbilder gehen mit uncharakteristischen Beschwerden, insbesondere mit Husten, z. T. Auswurf, Belastungsdyspnoe einher. In Spätstadien kommt es zu einer respiratorischen Insuffizienz und zum Cor pulmonale. Diagnostisch stehen Radiologie und Lungenfunktionsprüfung an erster Stelle.

Im Vordergrund stehen die Asbestose und die Silikose.

16.1 Asbestose (BK Nr. 4103)

▶ Kap. 10.3.

16.2 Silikose (BK Nr. 4101)

Die Silikose kann akut (nur bei sehr hoher Exposition) oder chronisch verlaufen (▶ Kap. 10.1).

16.2.1 Akute Silikose

Diese seltene, heute hierzulande nicht mehr beobachtete Form tritt nach massiver Inhalation eines quarzreichen Feinstaubs auf (z. B. bei Sandstrahlern, Mineuren, Arbeitern in der Putzmittelindustrie). Kennzeichnend ist eine rasch progrediente Dyspnoe mit Zyanose; es kommt zu Gewichtsverlust, allgemeiner Hinfälligkeit, Thoraxschmerzen und bronchitischen Krankheitssymptomen. Der Verlauf ist durch begleitende Bronchopneumonien kompliziert. Das Röntgenbild kann einer Miliartuberkulose gleichen; es geht der klinischen Manifestation in der Regel um Monate oder Jahre voraus. Oft tritt der Tod nach mehreren Monaten bis Jahren infolge zunehmender respiratorischer Insuffizienz ein.

16.2.2 Chronische Silikose

Diese übliche Form verläuft zunächst über lange Zeit symptomarm bei z. T. bereits eindrucksvollem Röntgenbefund, mit vor allem in der Mantelzone der

Oberfelder und der oberen Mittelfelder symmetrisch auftretenden kleine Rundschatten unterschiedlichen Durchmessers; später können auch schwielige Verschattungen, Schrumpfungen und Emphysemblasen hinzutreten. Die Lungenfunktion ist dabei im Sinne einer oft leichten Restriktion und/oder einer Obstruktion verändert; z. T. noch normal. Im letzten Fall handelt es sich im Sinne des Berufskrankheitenrechts i. d. R. um einen Versicherungsfall (BK Nr. 4101) und nicht um einen Leistungsfall (da die MdE <20%; s. oben).

Die meisten Betroffenen entwickeln bronchitische Beschwerden. In fortgeschrittenen Stadien kommt eine langsam progrediente Belastungsdyspnoe hinzu. Beachtenswert ist der auch nach Beendigung der Exposition oft leicht progrediente Verlauf. Weiterhin finden sich nicht selten Befunde eines Lungenemphysems. Hinzu können Zeichen des Cor pulmonale bei kardiorespiratorischer Insuffizienz treten.

16.2.3 Sonderformen der Silikose

Anthrakosilikose Es handelt sich um eine durch quarzhaltigen Kohlengrubenstaub verursachte Silikose, wobei makroskopisch die Lungen infolge der Kohlenstaubeinlagerungen schwarz erscheinen (coal workers' pneumoconiosis).

Silikotuberkulose (BK Nr. 4102) Eine Tuberkulose ist bei Silikose häufiger anzutreffen als in der Allgemeinbevölkerung. Hinweisend sind Leistungsknick, Auftreten von Allgemeinbeschwerden sowie neu hinzugekommene, infolge der Grundkrankheit manchmal schwer erkennbare Lungenverschattungen im Röntgenbild. Bevorzugt sind die Lungenspitzenfelder, die Hiluslymphknoten und der Pleurabereich betroffen. Auch chronische Infektionen mit atypischen Mykobakterien und wechselnder klinischer Relevanz werden beobachtet. Es handelt sich bei der Silikotuberkulose um eine eigenständige Berufskrankheit.

Caplan-Syndrom und Sklerodermie In seltenen Fällen entwickeln Patienten mit Silikose aus bisher ungeklärten Gründen eine chronische Polyarthritis mit bis zu 5 cm großen Lungenrundherden. Nach intensiver Exposition gegenüber quarzreichem Feinstaub werden auch Sklerodermien und vereinzelt auch andere Autoimmunerkrankungen, z. T. ohne eindeutige Silikose, beobachtet.

Chronische obstruktive Bronchitis oder Emphysem des Steinkohlenbergmanns Eng verknüpft mit der

Silikose (aber als eigenständige Berufskrankheit bezeichnet) ist die chronische obstruktive Bronchitis und das Emphysem des Steinkohlenbergmanns (BK Nr. 4111). Voraussetzung einer Anerkennung dieser BK ist die Einwirkung einer Feinstaubdosis von in der Regel mindestens 100 mg/m^3 × Jahre (erreicht z. B. bei einer durchschnittlichen alveolengängiger Staubkonzentration von 4 mg/m^3 über 25 Berufsjahre).

Umfangreiche Untersuchungen im englischen und im deutschen Steinkohlenbergbau ergaben Verschlechterungen der Lungenfunktion und Überhäufigkeiten der chronischen obstruktiven Bronchitis und des Lungenemphysems in Abhängigkeit von der kumulierten Staubdosis. Die sog. »**schwarze Löcherlunge**« stellt eine schwere Emphysemform der Steinkohlebergleute dar.

Bronchialkarzinom Kristallines Siliziumdioxid (SiO$_2$; Quarz, Cristobalit und Tridymit) ist nicht nur als silikoseerzeugender, sondern auch als bronchialkarzinomauslösender, d. h. human-kanzerogener Stoff bekannt (BK Nr. 4112); neuerdings liegt wegen des gehäuften Auftretens eines Bronchialkarzinoms unter langjährig und intensiv Exponierten eine Einstufung nach Kategorie 1 der krebserzeugenden Arbeitsstoffe vor ▶ Kap. 10.11.

Eine Besonderheit ist der sog. **Schneeberger Lungenkrebs**, ein Bronchialkarzinom, das im Uranbergbau als Folge der Exposition gegenüber radioaktivem Radon und Folgeprodukten beobachtet wird (gehört zur BK Nr. 2402; »Erkrankungen durch ionisierende Strahlen«). Diese Bergbauart existiert heute in Deutschland nicht mehr.

16.3   Weitere Pneumokoniosen

Berylliose (BK Nr. 1110) Beryllium ist ein silberfarbenes hartes Leichtmetall, das in der Nuklear- und Raumfahrtindustrie eingesetzt wird; früher fand es zur Härtung von Zahnersatz Verwendung. Exposition besteht auch beim Schneiden und Schleifen von Beryllen (Smaragd, Aquamarin). Berylliumdämpfe, -stäube und Berylliumoxid verursachen Reizungen der Haut, Konjunktiven, Atemwege sowie die toxische Berylliumpneumonie und die einer systemischen Sarkoidose entsprechende chronische Berylliose mit granulomatöser Lungenveränderung, vermehrter Lungenzeichnung im Röntgenbild, Lymphadenopathie, erhöhtem Berylliumgehalt im Urin und im Lungengewebe. Der Lymphozytentransformationstest auf Beryllium fällt positiv aus. Beryllium ist kanzerogen und kann Bronchialkarzinome auslösen (▶ Kap. 13).

Aluminose (BK Nr. 4106) (▶ Kap. 10.6) Stäube, Dämpfe oder Rauch von metallischem Aluminiumpulver oder -oxid und Korund (Al$_2$O$_3$), die in der Aluminiumverarbeitung auftreten, können schwere fibrotische und emphysematöse Lungenveränderungen hervorrufen (Gefahr des Spontanpneumothorax).

Hartmetallfibrose (BK Nr. 4107) Auslöser sind Stäube, Rauche und Dämpfe von Karbiden sowie Oxiden des Cobalts, ferner von Wolfram, Titan, Tantal, Chrom, Vanadium, Molybdän. Röntgenthorax und Lungenfunktion weisen Fibrosezeichen auf. Mittels Röntgenmikroanalyse lassen sich die Elemente in der bronchoalveolaren Lavage (BAL) und in Lungenbiopsien detektieren.

Talkose Talk (wird als Speckstein abgebaut) besteht aus sehr biobeständigen Blättchen. Massive Talkstaubexpositionen, die vor allem in der Reifenproduktion auftraten, lösen Lungenfibrosen mit oft kombinierter restriktiver und obstruktiver Ventilationsstörung aus. Auch bestehen Hinweise auf ein kanzerogenes Potenzial der Talkblättchen. Z. T. gingen in der Vergangenheit Atemwegs- und Lungenerkrankungen von talkstaubexponierten Personen auf die Kontamination des Talks mit Quarz und Asbest zurück.

Zahntechnikerlunge Bestimmte Arbeitsmaterialien in den Dentallabors (Polymethacrylsäuremethylester, Cobalt, Chrom, Gold, Platin, Molybdän, Nickel, Aluminium, Silikate) können ebenfalls eine Lungenfibrose induzieren.

Anthrakose Es handelt sich um eine Ablagerung von Rußpartikeln (reiner, amorpher und im Vergleich zu anderen anorganischen Feinstäuben relativ inerter Kohlenstoff in der Lunge). Eine stärkere Exposition findet im Kohlebergbau statt. Bewohner von Industriestädten nehmen deutlich mehr von derartigen Rußpartikeln auf als die ländliche Bevölkerung. Bleibende Schäden und Krankheitssymptome im Sinne der Pneumokoniose werden hierdurch in der Regel nicht hervorgerufen. Bezüglich des feinstaubbedingten Gesundheitsrisikos der Allgemeinbevölkerung ▶ Kap. 22.

Siderose Die Siderose entsteht durch Einatmen von Eisen- oder Eisenoxidstäuben im Erzbergbau, in der eisenverarbeitenden Industrie sowie beim Schweißen. Die reine Hämatitstaublunge macht kaum Beschwerden; auch eine langjährige Exposition induziert keine höhergradige Lungenfibrose. Im auffallenden Gegensatz hierzu steht die retikulonoduläre Zeichnungsvermehrung der Lunge auf dem Röntgenbild, welche sich unter Karenz langsam wieder zurückbildet. Alveolen und Interstitium zeigen siderinhaltige Pigmentablagerungen. Eine gleichzeitige Exposition gegenüber Quarzstaub führt zur sogenannten Siderosilikose, welche der Anthrakosilikose radiologisch gleicht; möglicherweise potenziert der Hämatitstaub die fibroblastischen Eigenschaften des Quarzes.

Gesundheitliche Aspekte von Büro- und Bildschirmarbeitsplätzen

X. Baur

In unserer Informations- und Wissensgesellschaft nimmt der Anteil von Büro- und hierbei insbesondere von Bildschirmarbeitsplätzen einen immer größeren Anteil ein. Arbeitsplätze im Sinne der Bildschirmarbeitsverordnung sind mit einem Bildschirmgerät ausgestattet, meist in Verbindung mit PC, Notebook oder Großrechner. Im Hinblick auf die Arbeitsaufgaben der Beschäftigten sind ergonomische Arbeitsplatzgestaltung, Computertechnik, Möblierung, der Raum selbst sowie Umgebungsfaktoren bis hin zum Gebäude in Betracht zu ziehen. Zwischen diesen einzelnen Elementen bestehen vielfältige Beziehungen.

17.1 Allgemeine Präventions- maßnahmen zur Gestaltung des Büroarbeitsplatzes

(▶ Kap. 2.2 und 4).

Der flimmer- und verzerrungsfreie, entspiegelte Bildschirm soll direkt vor dem Beschäftigten sein, so dass die Blickrichtung horizontal bis leicht geneigt (bis 30°) ist. Der Sehabstand beträgt 50–80 cm. In Einzelfällen mit stark reduzierter Akkomodationsbreite ist eine Bildschirmbrille erforderlich. Die Beleuchtungstärke soll 300–500 Lux betragen.

Der Bildschirmarbeitsplatz erfordert eine ergonomische Gestaltung von Sehabstand und Bildschirmhöhe, wobei es erforderlich ist, auch individuelle Aspekte, z. B. die Anpassung der Tischhöhe und der Stuhleinstellung an das Individuum, zu ermöglichen. Die einzelnen Personen unterscheiden sich nämlich in den Sehfunktionen, z. B. in der Ruhelage der Akkommodation und der Vergenz der Augen sowie der Genauigkeit der Vergenzeinstellung. Das Ziel ist, eine möglichst wenig beanspruchende Bildschirmposition über die ganze Arbeitszeit zu erreichen, d. h., es sollten weitestgehend die individuellen Ruhelagen der Sehfunktion gewährleistet sein. Die mit einer mehrstündigen Bildschirmarbeit einhergehende statische Sitzhaltung und Augeneinstellung entspricht nicht unserem physiologischen, prinzipiell auf Bewegung ausgelegten Organismus. Es ist daher zu empfehlen, die Sitzhaltung immer wieder zu wechseln und die Augen durch wechselnde Tätigkeiten, Änderungen der Bildschirmposition zu entlasten und Pausen einzulegen.

Häufige Beschwerden am Bildschirmarbeitsplatz, wie Augenbrennen und Kopfschmerzen, gehen oft auf schlechte Bildqualität des Monitors, zu geringen Sehabstand zum Bildschirm, aber auch auf vorbestehende Sehstörungen und reduzierte Sehschärfe zurück. Durch eine spezielle arbeitsmedizinische Vorsorgeuntersuchung (G37) soll eine Optimierung des Bildschirmarbeitsplatzes sowie eine Korrektur von Sehstörungen erreicht werden, so dass keine Gesundheitsgefährdung durch diese Tätigkeiten auftritt.

17.2 Arbeitsmedizinische Vorsorge- untersuchungen für Bildschirm- arbeitsplätze (G37)

(▶ Kap. 2.2.7, Arbeitsmedizinische Vorsorgeverordnung (ArbMedVV).

Beschäftigten, die zu einem nicht unwesentlichen Teil ihrer Arbeit ein Bildschirmgerät benutzen, ist eine arbeitsmedizinische Vorsorgeuntersuchung nach dem Grundsatz 37 vom Arbeitgeber anzubieten. In diesem Zusammenhang sind auch die ergonomischen Verhältnisse sowie die Arbeitsplatzbeleuchtung zu berücksichtigen, da hierauf die meisten Beschwerden zurückgehen.

Besondere Bedeutung kommt der detaillierten Anamneseerhebung zu. Im Siebtest werden Sehschärfe für Nähe und Ferne, Phorie (Stellung der Augenachse), zentrales Gesichtsfeld und räumliches Sehen im Nahbereich (Bildschirmabstand) geprüft (◘ Abb. 17.1).

Eine Sehschärfe unter 0,8 erfordert eine Betreuung durch einen Facharzt. Führt die dann vorgenommene Korrektur nicht zu einer Sehschärfe von mindestens 0,8, folgt eine Ergänzungsuntersuchung durch einen ermächtigten Augenarzt, ggf. die Verordnung einer arbeitsplatzbezogenen Sehhilfe. Dauernde gesundheitliche Bedenken (◘ Abb. 17.1) bezüglich der Bildschirmtätigkeit werden ausgesprochen bei:

- schweren Schäden des Bewegungsapparates oder des Nervensystems, wenn kein Ausgleich geschaffen werden kann
- Sehstörungen infolge Katarakt, Glaukom, Netzhautveränderungen, Augenmuskelstörungen, Trübungen der Hornhaut, der Linse oder des Glaskörpers
- höhergradiger Kurzsichtigkeit mit erkennbaren degenerativen Veränderungen am hinteren Pol der Netzhaut
- eingeschränktem Lesevermögen infolge parazentraler oder sektorenförmiger Gesichtsfeldausfälle

Nachuntersuchungen erfolgen nach 60 Monaten (Personen unter 45 Jahre) bzw. nach 36 Monaten (ältere Personen).

Beachte: Sehtests sind neben Bildschirmarbeitsplätzen auch bei folgenden Tätigkeiten bzw. Belastungen erforderlich: Methanol (G10), Trichlorethen (G14), Fahr-, Steuer- und Überwachungstätigkeiten

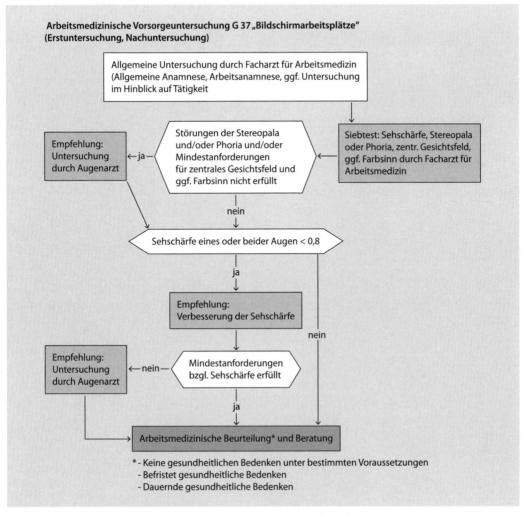

■ **Abb. 17.1** Arbeitsmedizinische Vorsorgeuntersuchung G37 »Bildschirmarbeitsplatz«

(G25), Atemschutz (G26, H7*), Überdruck (G13), Absturzgefahr (G41, H8*, H9*). * = Hinweise zu den arbeitsmedizinischen Vorsorgeuntersuchungen der Landwirtschaftlichen Berufsgenossenschaften.

Arbeitsmedizinische Gehörvorsorge

X. Baur

Die arbeitsmedizinische Gehörvorsorge soll dazu beitragen, Lärmschwerhörigkeit, die bisher eine der häufigsten Berufskrankheiten darstellt, zu verhindern bzw. im Frühstadium zu erkennen und ggf. geeignete präventive Maßnahmen zu initiieren.

18.1 Physiologische Grundlagen

Die physiologischen Grundlagen sind in ☐ Abb. 18.1 dargestellt.

18.2 Arbeitsmedizinische Vorsorgeuntersuchung

☐ Abb. 18.2 stellt den Ablaufplan der arbeitsmedizinischen Vorsorgeuntersuchung G20 (**Siebtest**) dar.

Die arbeitsmedizinische **Vorsorgeuntersuchung** »**Lärm**« ist vom Arbeitgeber zu veranlassen (Pflichtuntersuchung), wenn bei Tätigkeiten an Arbeitsplätzen der obere Auslösewert des Tages-Lärm-Expositionspegels $L_{EX,8h}$ = 85 dB(A) oder des Spitzenschalldruckpegels $L_{pC,peak}$ = 137 dB(C) erreicht oder überschritten wird. Sie ist vom Arbeitgeber anzubieten (Angebotsuntersuchungen), wenn die unteren Auslösewerte $L_{EX,8h}$ = 80 dB (A) oder $L_{pC,peak}$ = 135 dB (C) überschritten werden.

Die Ergänzungsuntersuchung (Lärm II) ist erforderlich, wenn

— im Siebtest der Erstuntersuchung
  — auf mindestens einem Ohr bei mehr als einer der Testfrequenzen (1–6 kHz) ein Luftlei-

tungshörverlust vorliegt, der größer als der entsprechende Hörverlustgrenzwert nach ☐ Tab. 18.1 ist
— im Siebtest der Nachuntersuchung
  — gegenüber der letzten Hörprüfung auf mindestens einem Ohr eine Luftleitungsverschlechterung innerhalb eines Zeitraums von höchstens 3 Jahren um mehr als 30 dB als Summe der Hörverluste bei 2,3 und 4 kHz festgestellt wurde
  — oder der Luftleitungshörverlust bei 2 kHz auf mindestens einem Ohr 40 dB erreicht oder überschreitet
  — oder die Summe der Luftleitungshörverluste bei 2, 3 und 4 kHz auf mindestens einem Ohr den entsprechenden Grenzwert nach ☐ Tab. 18.2 überschreitet
— in der Erstuntersuchung oder erstmals in der Nachuntersuchung Anhaltspunkte vorliegen für
  — Operationen am Mittel- und/oder Innenohr
  — Hörsturz in der Vorgeschichte
  — Hörstörungen oder Ohrgeräusche in Verbindung mit Schwindelanfällen
  — Entzündungen im Gehörgang oder Ohrmuschel

Eine **erweiterte Ergänzungsuntersuchung (Lärm III)** ist erforderlich, wenn der im Rahmen der Nachuntersuchung nach Lärm II festgestellte Hörverlust auf beiden Ohren bei 2 kHz 40 dB erreicht oder überschreitet.

Die erste **Nachuntersuchung** hat vor Ablauf von 12 Monaten zu erfolgen, die weiteren nach jeweils 36 Monaten.

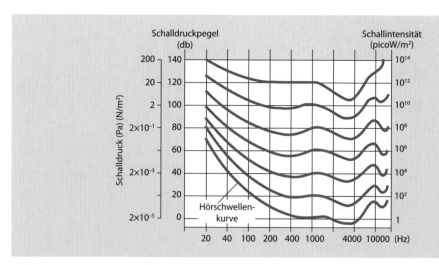

☐ **Abb. 18.1** Hörschwellenkurve und Kurven gleicher Lautstärke in Abhängigkeit von der Frequenz der Schallwellen. Die oberste Kurve stellt die Unbehaglichkeitsschwelle (Schmerzgrenze) dar

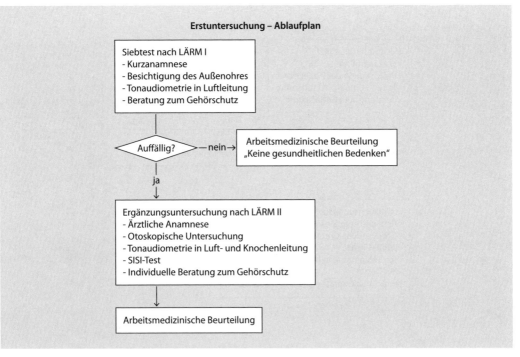

Abb. 18.2 Ablaufplan der arbeitsmedizinischen Vorsorgeuntersuchung G20 »Lärm I–II«-Erstuntersuchung dar

Im Gegensatz zur Mittelohrschwerhörigkeit befindet sich bei der Lärmschwerhörigkeit (Innenohrschädigung) kein Unterschied zwischen Luft- und Knochenleitung. Um ein »Überhören« zu verhindern, ist im Rahmen des Hörtests ggf. das besser hörende Ohr mit einem Geräusch zu vertäuben.

Zur Begutachtung einer Lärmschwerhörigkeit (BK Nr. 2301) wird auch der **SISI-Test** (»short increment sensitivity index«) eingesetzt. Hiermit wird das sog. »recruitment« nachgewiesen: Ein geschädigtes Innenohr weist einen Wegfall der physiologischen Verstärkung des Schallempfindens und damit einen Hörver-

Tab. 18.1 Hörverlustwerte für Erstuntersuchungen. Die Werte gelten für Luftleitung; bei Schallleitungsstörung gilt die Tabelle für die Knochenleitung

Lebensalter	Frequenz in kHz				
	1	2	3	4	6
	(Hörverluste in dB)				
≤30 Jahre	15	15	20	25	25
>30 und ≤35 Jahre	15	20	25	25	30
>35 und ≤45 Jahre	15	20	25	30	35
>40 und ≤45 Jahre	20	25	30	40	40
>45 Jahre	20	25	35	45	50

Tab. 18.2 Hörverlustgrenzwerte für Nachuntersuchungen. Die Werte gelten für Luftleitung: bei Schallleitungsstörung gilt die Tabelle für die Knochenleitung

Lebensalter	Summe der Hörverluste bei 2, 3 und 4 kHz
≤20 Jahre	65
>20 und ≤25 Jahre	75
>25 und ≤30 Jahre	85
>30 und ≤35 Jahre	95
>35 und ≤40 Jahre	105
>40 und ≤45 Jahre	115
>45 und ≤50 Jahre	130
>50 Jahre	140

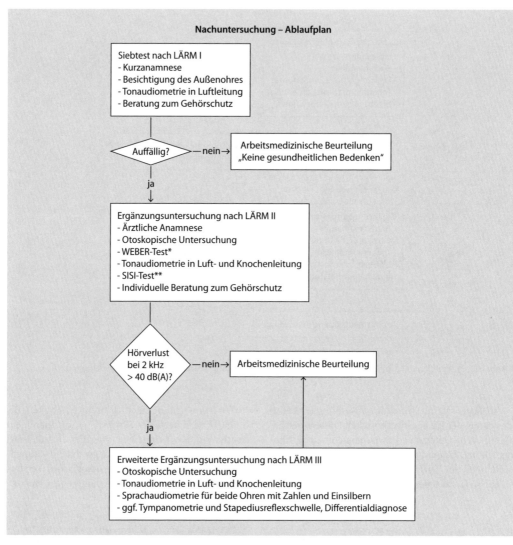

Nachuntersuchung – Ablaufplan

Siebtest nach LÄRM I
- Kurzanamnese
- Besichtigung des Außenohres
- Tonaudiometrie in Luftleitung
- Beratung zum Gehörschutz

Auffällig? —nein→ Arbeitsmedizinische Beurteilung „Keine gesundheitlichen Bedenken"

ja

Ergänzungsuntersuchung nach LÄRM II
- Ärztliche Anamnese
- Otoskopische Untersuchung
- WEBER-Test*
- Tonaudiometrie in Luft- und Knochenleitung
- SISI-Test**
- Individuelle Beratung zum Gehörschutz

Hörverlust bei 2 kHz > 40 dB(A)? —nein→ Arbeitsmedizinische Beurteilung

ja

Erweiterte Ergänzungsuntersuchung nach LÄRM III
- Otoskopische Untersuchung
- Tonaudiometrie in Luft- und Knochenleitung
- Sprachaudiometrie für beide Ohren mit Zahlen und Einsilbern
- ggf. Tympanometrie und Stapediusreflexschwelle, Differentialdiagnose

◘ Abb. 18.3 Ablaufplan der arbeitsmedizinischen Vorsorgeuntersuchung G20 »Lärm I–III«-Nachuntersuchung

lust bei geringem Schall (d. h. einen Anstieg der Hörschwelle) und gleichzeitig einen Wegfall der physiologischen Dämpfung des starken Schalls auf; dadurch kommt es zu einem schnelleren Lautheitsanstieg im verbliebenen Hörbereich (recruitment) zwischen der individuellen Hörschwelle und Unbehaglichkeitsschwelle, also einem besseren Unterscheidungsvermögen für geringgradige Unterschiede der Lautheit als im gesunden Ohr.

> **Ein Hörverlust von über 20 dB(A) gilt als Maß für eine BK-Anzeige.**

Im versicherungsrechtlichen Sinn wird ein alterskorrigierter Hörverlust des besser hörenden Ohres von 20 dB bei 2000 Hz als relevanter Hörverlust bewertet, falls er in der erweiterten Ergänzungsuntersuchung nach Lärm III (◘ Abb. 18.3) bestätigt wird (Versicherungsfall). Die MdE wird anhand von Tabellen ermittelt; ab 40 dB Hörverlust bei 2000 Hz i. d. R. eine MdE ≥20% gewährt. Eine Indikation für ein Hörgerät, wenn gleichzeitig das Einsilbenverstehen bei 65 dB auf 80% oder weniger reduziert ist. Die Lärmschwerhörigkeit zählt zu den häufigsten Berufskrankheiten (ca. 11.000 Anzeigen und ca. 5600 Anerkennungen jährlich).

18

Die gutachterliche Untersuchung involviert

- Eigen-, Familien- und Arbeitsanamnese, Spiegeluntersuchung einschließlich Prüfung der Beweglichkeit der Trommelfelle und der Tubendurchgängigkeit
- Stimmgabelprüfung nach Rinne und Weber
- Tonschwellenaudiometrie
- differenzialdiagnostische Untersuchungen (SISI-Test u. a. m.)
- Sprachaudiometrie (monaural für Zahlwörter und Einsilber)
- Hörweitenprüfung
- Prüfung auf Spontan- und Provokationsnystagmus

Gesetzliche Vorgaben und nachgeordnete Regularien zum Gesundheitsschutz bei der Arbeit

X. Baur

Die gesetzlichen Rahmenbedingungen des Gesundheits-schutzes sind in ▶ Kap. 2.2 dargestellt. In diesem Kapitel wird auf die allgemeinen und in Bezug auf bestimmte ge-fährdende Tätigkeiten bzw. Expositionen speziellen ar-beitsmedizinischen Vorsorgeuntersuchungen detailliert eingegangen.

19.1 Zur Verordnung zur arbeitsmedizinischen Vorsorge (ArbMedVV)

In der Verordnung zur arbeitsmedizinischen Vorsorge (ArbMedVV) vom 18.12.2008 wurden mehrere Ver-ordnungen (BioStoffVerordnung, Gentechniksicher-heitsverordnung, Gefahrstoffverordnung, Bildschirm-arbeitsverordnung, Lärm- und Vibrations- Arbeits-schutzverordnung), die bis dahin die arbeitsmedizini-sche Vorsorge geregelt hatten, zusammengeführt.

- Arbeitsmedizinische Vorsorgeuntersuchungen werden bei einer Belastung durch Gefahrstoffe durch die **Gefahrstoffverordnung** gefordert.
- Die ArbMedVV regelt, bei welchen Gefährdun-gen arbeitsmedizinische Vorsorgeuntersuchun-gen durchzuführen oder anzubieten sind.
- Bei einem möglicherweise gefährlichen Umgang mit biologischen Arbeitsstoffen schreibt die **Bio-stoffverordnung** entsprechende Vorsorgeunter-suchungen vor. Im Bereich der Gentechnik gilt entsprechend die **Gentechnik-Sicherheitsverord-nung**.
- Der Verhütung lärmbedingter Erkrankungen, ins-besondere der Lärmschwerhörigkeit, sowie Er-krankungen durch Ganzkörper- oder Hand-Arm-Schwingungen gelten die Regelungen der **Lärm- und Vibrations-Arbeitsschutzverordnung**.
- Für Vorsorgeuntersuchungen bei einer Belas-tung durch ionisierende Strahlen gelten die Bestimmungen der **Röntgenverordnung** (§ 12, Abs. 5) und der **Strahlenschutzverord-nung** (§ 24, Abs. 3).

19.1.1 Allgemeine und spezielle Vorsorgeuntersuchungen

- **Allgemeine Vorsorgeuntersuchungen:** Die 2013 novellierte ArbMedVV betont die individuelle Aufklärung und Beratung; es gibt keinen Unter-suchungszwang und es geht nicht um den Nach-weis der Eignung. Rechtsgrundlage: § 3 (1) Ar-beitssicherheitsgesetz
- **Spezielle arbeitsmedizinische Vorsorgeunter-suchungen:** Nach staatlichen Rechts- und Unfall-

verhütungsvorschriften der Berufsgenossenschaf-ten sind spezielle arbeitsmedizinische Vorsorge-untersuchungen nach festgelegten Schemata bei bestimmten Personen und Beschäftigten erfor-derlich, deren Arbeit mit außergewöhnlichen Un-fall- und Gesundheitsgefahren verbunden ist, auch bei Einwirkung von Röntgenstrahlen, radio-aktiven Stoffen, Druckluft und bei Beschäftigung von Jugendlichen unter 18 Jahren (❏ Tab. 19.1 und ❏ Tab. 20.1). Man unterscheidet Erstuntersu-chung, Nachuntersuchung (während des Beschäf-tigungszeitraumes) und nachgehende Untersu-chung (nach Beendigung der beruflichen Exposi-tion gegenüber bestimmten kanzerogenen Ar-beitsstoffen wie Asbest). Die Beurteilung der Ergebnisse arbeitsmedizinischer Vorsorgeunter-suchungen nach berufsgenossenschaftlichen Grundsätzen wird wie folgt vorgenommen:
- Keine gesundheitlichen Bedenken
- Keine gesundheitlichen Bedenken unter bestimmten Voraussetzungen
- Gesundheitliche Bedenken befristet
- Dauernde gesundheitliche Bedenken

Biomonitoring (▶ Kap. 5.3.3) ist Bestandteil der arbeits-medizinischen Vorsorgeuntersuchungen, soweit aner-kannte Verfahren und Werte zur Beurteilung, insbe-sondere biologische Grenzwerte, vorhanden sind.

19.1.2 Pflicht-, Angebots-und Wunschuntersuchungen

Neben den bisher gebräuchlichen Pflicht- und Ange-botsuntersuchungen wurden 2008 in die Arbeitsmedi-zinische Vorsorgeverordnung (ArbMedVV) Wunsch-untersuchungen aufgenommen.

- **Pflichtuntersuchungen:** Sind arbeitsmedizini-sche Vorsorgeuntersuchungen, die bei besonders gefährdenden Tätigkeiten zu veranlassen sind [§ 2 (3) ArbMedVV]. Sie sind Voraussetzung für eine Beschäftigung.
- **Angebotsuntersuchungen:** Sind arbeitsmedizi-nische Vorsorgeuntersuchungen, die bei be-stimmten gefährdenden Tätigkeiten den Beschäf-tigten anzubieten sind [§ 2 (4) ArbMedVV].
- **Wunschuntersuchungen:** Sind arbeitsmedizini-sche Vorsorgeuntersuchungen, die der Arbeitge-ber den Beschäftigten nach § 11 ArbSchG zu er-möglichen hat [§ 2 (5) ArbMedVV].

Die Untersuchungen erfolgen als **Erstuntersuchung** vor Aufnahme einer bestimmten Tätigkeit, als **Nach-**

untersuchungen** während dieser Tätigkeit oder anlässlich ihrer Beendigung. **Nachgehende Untersuchungen** werden nach Beendigung bestimmter Tätigkeiten, bei denen nach längeren Latenzzeiten Gesundheitsstörungen auftreten können, durchgeführt.

Die ArbMedVV unterscheidet zwischen Tätigkeiten mit Gefahrstoffen, biologischen Arbeitsstoffen, physikalischen Einwirkungen und sonstigen Tätigkeiten und legt fest, wann arbeitsmedizinische Pflichtuntersuchungen vorzunehmen sind, wann Angebotsuntersuchungen vorzuhalten sind, ferner, dass auf Wunsch des Arbeitnehmers arbeitsmedizinische Untersuchungen zu erfolgen haben.

19.1.3 Tätigkeiten mit Gefahrstoffen (Teil 1 in der ArbMedVV)

Werden Arbeitsplatzgrenzwerte nach der Gefahrstoffverordnung für in der Anlage genannte Gefahrstoffe nicht eingehalten, oder sind die genannten Gefahrstoffe hautresorptiv bzw. besteht Gesundheitsgefährdung durch direkten Hautkontakt, sind **Pflichtuntersuchungen** zu veranlassen. Pflichtuntersuchungen bestehen auch bei:

- Feuchtarbeit von regelmäßig vier Stunden oder mehr je Tag
- Schweißen und Trennen von Metallen bei Überschreitung einer Luftkonzentration von 3 mg/m^3 Schweißrauch
- Tätigkeiten mit Exposition gegenüber Getreide- und Futtermittelstäuben bei Überschreitung einer Luftkonzentration von 4 mg/m^3 einatembarem Staub
- Tätigkeiten mit Exposition gegenüber Isocyanaten, bei denen ein regelmäßiger Hautkontakt nicht vermieden werden kann oder eine Luftkonzentration von 0,05 mg/m^3 überschritten wird
- Tätigkeiten mit einer Exposition mit Gesundheitsgefährdung durch Labortierstaub in Tierhaltungsräumen und -anlagen
- Tätigkeiten mit Benutzung von Naturgummilatexhandschuhen mit mehr als 30 µg Protein/g im Handschuhmaterial
- Tätigkeiten mit dermaler Gefährdung oder inhalativer Exposition mit Gesundheitsgefährdung, verursacht durch unausgehärtete Epoxidharze

Werden die Grenzwerte eingehalten, besteht aber eine Exposition zu den genannten Gefahrstoffen, sind Untersuchungen anzubieten. Des Weiteren sind **Angebotsuntersuchungen** anzubieten bei sonstigen Tätigkeiten mit Gefahrstoffen:

- Schädlingsbekämpfung nach Anhang I Nummer 3 der Gefahrstoffverordnung
- Begasungen nach Anhang I Nummer 4 der Gefahrstoffverordnung
- Tätigkeiten mit folgenden Stoffen oder deren Gemischen: n-Hexan, n-Heptan, 2-Butanon, 2-Hexanon, Methanol, Ethanol, 2-Methoxyethanol, Benzol, Toluol, Xylol, Styrol, Dichlormethan, 1,1,1-Trichlorethan,Trichlorethen, Tetrachlorethen
- Tätigkeiten mit krebserzeugenden oder erbgutverändernden Stoffen oder Zubereitungen der Kategorie 1 oder 2 im Sinne der Gefahrstoffverordnung
- Feuchtarbeit von regelmäßig mehr als zwei Stunden je Tag
- Schweißen und Trennen von Metallen bei Einhaltung einer Luftkonzentration von 3 mg/m^3 Schweißrauch
- Tätigkeiten mit Exposition gegenüber Getreide- und Futtermittelstäuben bei Überschreitung einer Luftkonzentration von 1 mg/m^3 einatembarem Staub

> Werden Tätigkeiten mit krebserzeugenden oder erbgutverändernden Stoffen oder Zubereitungen der Kategorie 1 oder 2 im Sinne der GefStoffV ausgeübt, sind nach ArbMedVV Vorsorgeuntersuchungen anzubieten.

19.1.4 Tätigkeiten mit biologischen Arbeitsstoffen einschließlich gentechnischer Arbeiten mit humanpathogenen Organismen (Teil 2 in der ArbMedVV)

Als biologische Arbeitsstoffe werden Mikroorganismen, Zellkulturen, humanpathogene Endoparasiten sowie Erreger der BSE eingeordnet. Sensibilisierende und toxische Wirkungen sind zusätzlich zu berücksichtigen und auch hierfür geeignete Schutzmaßnahmen festzulegen. Bei allen Tätigkeiten wird zwischen gezielten und nicht gezielten unterschieden.

Um gezielte Tätigkeiten handelt es sich, wenn die biologischen Arbeitsstoffe mindestens der Art nach bekannt sind, die Tätigkeit auf die biologischen Arbeitsstoffe unmittelbar ausgerichtet ist und die Exposition im Normalfall bekannt oder abschätzbar ist.

Bei nicht gezielten Tätigkeiten wird mindestens eine der vorgenannten Voraussetzungen nicht erfüllt, das sind in der Praxis mehr als 90% der Expositionsbereiche.

◘ **Tab. 19.1** Arbeitsmedizinische Vorsorgeuntersuchungen bei Tätigkeiten mit Gefahrstoffen. *G* Grundsatz für Arbeitsmedizinische Vorsorgeuntersuchung (DGUV; http://www.libri.de/shop/action/productDetails/10852769/dguv_grundsaetze_fuer_arbeitsmedizinische_vorsorgeuntersuchungen_3872477331.html). *H* Grundsatz für Arbeitsmedizinische Vorsorgeuntersuchung (LandwirtschaftsBG)

Bezeichnung	Regelung	Zweck	Beurteilungskriterien	Standards
Acrylnitril, Alkylquecksilber, aromatische Nitro- und Aminoverbindungen, Arsen/-verbindungen, Asbest, Benzol, Beryllium, Blei/-verbindungen, Cadmium/-verbindungen, Chrom-VI-Verbindungen, Dimethylformamid, Fluor/-verbindungen, Glycerintrinitrat/Glykoldinitrat, Hartholzstaub, Kohlenstoffdisulfid, Kohlenmonoxid, Mehlstaub, Methanol, Nickel/-verbindungen, polyzyklische aromatische Kohlenwasserstoffe, weißer Phosphor, Platinverbindungen, Quecksilber/-verbindungen, Schwefelwasserstoff, Silikogene u. a. Stäube, Styrol, Tetrachlorethan, Toluol, Trichlorethen, Vinylchlorid, Xylol	ArbMedVV	Vorbeugung	Biomonitoring, Früherkennung von Schäden. Untersuchung und Beurteilung richten sich nach dem Gefahrstoff oder -gemisch.	Diverse BG-Grundsätze
n-Hexan, n-Heptan, 2-Butanon, 2-Hexanon, Ethanol, 2-Methoxyethanol, Dichlormethan, 1,1,1-Trichlorethan, Trichlorethen, Tetrachlorethen	ArbMedVV	Vorbeugung	Biomonitoring, Früherkennung von Schäden. Untersuchung und Beurteilung richten sich nach dem Gefahrstoff oder -gemisch	Diverse BG-Grundsätze
Feuchtarbeit	ArbMedVV	Vorbeugung	Untersuchung der Haut	G24
Schweißen	ArbMedVV	Vorbeugung	Lunge, Atemwege, Röntgen, evtl. Biomonitoring	G39
Getreide-/Futtermittelstaub	ArbMedVV	Vorbeugung	Lunge, Atemwege, Röntgen, evtl. allergologische Untersuchung	G23, H6
Labortierstaub	ArbMedVV	Vorbeugung	Lunge, Atemwege, Röntgen, evtl. allergologische Untersuchung	G23
Isocyanate	ArbMedVV	Vorbeugung	Lunge, Atemwege, Röntgen, evtl. Laborwerte	G27
Naturgummilatexhandschuhe	ArbMedVV	Vorbeugung	Haut, Lunge, Atemwege, evtl. allergologische Untersuchung	G23, 24
Unausgehärtete Epoxidharze	ArbMedVV	Vorbeugung	Haut, Lunge, Atemwege, evtl. allergologische Untersuchung	G23, 24
Schädlingsbekämpfung, Begasung	ArbMedVV	Eignung, Vorbeugung, Tragen von Atemschutz	Geruchsvermögen, Farbwahrnehmung, Haut, Lunge, Atemwege, Herz/Kreislauf, evtl. Labor	TRGS 512, 513, 522, 523, G26, H2, evtl. G40

19

◻ Tab. 19.1 (Fortsetzung)

Bezeichnung	Regelung	Zweck	Beurteilungskriterien	Standards
Krebserzeugende oder erb-gutverändernde Stoffe oder Zubereitungen	ArbMedVV	Vorbeugung	Biomonitoring, Früherkennung von Schäden	G4, 40, 44
Lärm	ArbMedVV	Vorbeugung	Früherkennung von Gehör-schäden	G20, H1
Ganzkörper- und Hand-Arm-Vibrationen	ArbMedVV	Vorbeugung	Früherkennung von Wirbelsäulen- bzw. Gelenkschäden oder Durch-blutungsstörungen	Merkblät-ter ärztli-che Unter-suchung
Kältearbeiten	ArbMedVV	Vorbeugung, Eignung	Herz/Kreislauf, Atmungsorgane, Haut, Nervensystem, Gelenke, Nieren, Ausschluss von Suchter-krankungen, evtl. Laborwerte u. a.	G21
Säureschäden der Zähne	Entfällt	Vorbeugung	Zähne, Zahnfleisch, Mundhöhle	G22
Obstruktive Atemwegserkran-kungen durch Allergene, chemisch-irritative oder toxische Stoffe	Entfällt	Vorbeugung	Lunge, Atemwege, ggf. Röntgen, evtl. allergologische Diagnostik u. a.	G23
Hauterkrankungen (mit Aus-nahme von Hautkrebs)	ArbMedVV	Vorbeugung	Untersuchung der Haut, evtl. dermatologisch-allergologische Diagnostik	G24
Fahr-, Steuer- und Überwachungstätigkeiten	Arbeitsan-weisungen, Binnenschif-ferpatentver-ordnung, Rheinschif-ferpatentver-ordnung u. a.	Eignung	Herz/Kreislauf, Nervensystem, Psyche, Einnahme von Medika-menten, Ausschluss von Suchter-krankungen, Seh- und Hörvermö-gen, Laborwerte (Urin-, evtl. Blutuntersuchung), bei Flurförder-fahrzeugen ist eine Perimetrie-Untersuchung erforderlich (alle 6 Jahre)	G25
Atemschutzgeräte	ArbMedVV	Vorbeugung, Eignung	Leistungsfähigkeit bzw. Belast-barkeit von Herz, Kreislauf und Atmung. Nervensystem, Psyche, Einnahme von Medikamenten, Ausschluss von Suchterkrankun-gen, Seh- und Hörvermögen, ggf. Röntgen, ggf. Laborwerte und weitere Parameter. Unter-suchungsumfang und Beurteilung richten sich nach der Art der Atemschutzgeräte (Gruppe 1–3) und der Belastung beim Einsatz	G26

◘ Tab. 19.1 (Fortsetzung)

Bezeichnung	Regelung	Zweck	Beurteilungskriterien	Standards
Hitzearbeiten	ArbMedVV	Vorbeugung, Eignung	Leistungsfähigkeit bzw. Belastbarkeit von Herz, Kreislauf. Innere Organe, Augen, Nervensystem, Psyche, Einnahme von Medikamenten, Ausschluss von Suchterkrankungen, ggf. Röntgen, ggf. Laborwerte und weitere Parameter	G30
Überdruck	Druckluftverordnung	Vorbeugung, Eignung	Leistungsfähigkeit bzw. Belastbarkeit von Herz, Kreislauf und Atmungsorganen. Innere Organe, Augen, Ohren, Nervensystem, Psyche, Einnahme von Medikamenten, Ausschluss von Suchterkrankungen, Laborwerte, ggf. Röntgen und weitere Parameter	G31, behördlich ermächtigte Ärzte
Arbeitsaufenthalt im Ausland unter besonderen klimatischen und gesundheitlichen Belastungen	ArbMedVV	Vorbeugung, Eignung	Information über besondere klimatische und gesundheitliche Belastungen am Einsatzort. Malaria- und Impfprophylaxe. Früherkennung von Erkrankungen. Laborwerte, auch im Hinblick auf Infektionserkrankungen. Herz, Kreislauf, innere Organe, Haut, Augen, Ohren, Nervensystem, Psyche, Einnahme von Medikamenten, Ausschluss von Suchterkrankungen, ggf. Röntgen, weitere Parameter, ggf. ergänzende tropenmedizinische Untersuchungen	G35
Bildschirmarbeit	ArbMedVV	Vorbeugung	Sehschärfe (Ferne, Nähe, arbeitsplatzbezogen), beidäugige Sehfunktionen, zentrales Gesichtsfeld, ggf. Farbensinn. Bewegungsapparat, Nervensystem u. a.	G37
Arbeiten mit Absturzgefahr	Betriebliche Arbeitsanweisungen	Vorbeugung, Eignung	Leistungsfähigkeit bzw. Belastbarkeit von Herz, Kreislauf. Gleichgewichtsfunktionen, Seh- und Hörvermögen, innere Organe, Nervensystem, Psyche, Einnahme von Medikamenten, Ausschluss von Suchterkrankungen, Laborwerte, ggf. weitere Parameter	G41
Tätigkeiten mit Infektionsgefährdung	ArbMedVV	Vorbeugung, Eignung	Früherkennung von Erkrankungen, Einnahme von Medikamenten, Immun- und Impfstatus, Laborwerte, Impfung, ggf. weitere Parameter. Untersuchung und Beurteilung richten sich nach dem biologischen Arbeitsstoff bzw. Erreger.	G42

19

◻ **Tab. 19.1** (Fortsetzung)

Bezeichnung	Regelung	Zweck	Beurteilungskriterien	Standards
Biotechnologie	Gentechnik-Sicherheits-verordnung	Vorbeugung	Früherkennung von Erkrankungen, Einnahme von Medikamenten, Immun- und Impfstatus, Laborwerte, Impfung, ggf. weitere Parameter. Untersuchung und Beurteilung richten sich nach dem biologischen Arbeitsstoff bzw. Erreger.	TRBA 310, G43
Belastungen des Muskel- und Skelettsystems	Lastenhand-habungsver-ordnung	Vorbeugung	Früherkennung von Erkrankungen, Halte- und Bewegungsapparat, Nervensystem, Durchblutung, Gelenke, ggf. Laborwerte, ggf. weitere Parameter	G46
Pflanzenschutzmittel	UVV der landwirt-schaftlichen BGen	Vorbeugung, Tragen von Atemschutz	Früherkennung von Erkrankungen, Haut, innere Organe, Reproduktion, Nervensystem, Psyche, Laborwerte, ggf. weitere Parameter	H2
Arbeiten im Forst	UVV der landwirt-schaftlichen BGen	Vorbeugung, Eignung	Früherkennung von Erkrankungen. Leistungsfähigkeit bzw. Belastbarkeit von Herz, Kreislauf und Atmung. Gleichgewichtsfunktionen, Seh- und Hörvermögen, Innere Organe, Nervensystem, Psyche, Einnahme von Medikamenten, Ausschluss von Suchterkrankungen, Laborwerte, ggf. Röntgen und weitere Parameter	H8, GUV-I 8520
Baumarbeiten	UVV der landwirt-schaftlichen BGen	Vorbeugung, Eignung	Früherkennung von Erkrankungen. Leistungsfähigkeit bzw. Belastbarkeit von Herz, Kreislauf und Atmung. Gleichgewichtsfunktionen, Seh- und Hörvermögen, innere Organe, Nervensystem, Psyche, Einnahme von Medikamenten, Ausschluss von Suchterkrankungen, Laborwerte, ggf. Röntgen und weitere Parameter	H9
Arbeiten in Kompostierungs-anlagen	UVV der landwirt-schaftlichen BGen, Arb-MedVV	Vorbeugung, Eignung	Früherkennung von Erkrankungen. Lunge, Atemwege, Immunsystem, Haut. Röntgen, Laborwerte, ggf. weitere Parameter	H10
Berufliche Strahlenexposition oder Röntgenexposition	Strahlen-schutzver-ordnung, Röntgenver-ordnung	Vorbeugung	Früherkennung von Schädigungen. Untersuchung und Beurteilung richten sich nach der Art der Exposition.	Behördlich ermächtigte Ärzte

Pflichtuntersuchungen sind bei gezielten Tätigkeiten mit Erregern der Spalte 1 der Tabelle der ArbMedVV, bei nicht gezielten Tätigkeiten der Schutzstufe 4 der BioStoffV oder mit den in der Tabelle genannten biologischen Arbeitsstoffen in den in Spalte 2 bezeichneten Bereichen unter den Expositionsbedingungen der Spalte 3 zu veranlassen (◘ Tab. 19.2).

Angebotsuntersuchungen werden auf gezielte Tätigkeiten mit biologischen Arbeitsstoffen der Risikogruppe 3 und nicht gezielte Tätigkeiten der Schutzstufe 3 bezogen. Das gilt auch für nicht gezielte Tätigkeiten der Risikogruppe 2 bzw. Schutzstufe 2, es sei denn, es ist nach der Gefährdungsbeurteilung und den getroffenen Schutzmaßnahmen nicht von einer Infektionsgefährdung auszugehen.

Angebotsuntersuchungen sind den Beschäftigten außerdem zu ermöglichen, wenn als Folge einer Exposition gegenüber biologischen Arbeitsstoffen
- mit einer schweren Intoxikation oder Erkrankung gerechnet werden muss und Maßnahmen der Postexpositionsprophylaxe möglich sind oder
- eine Infektion erfolgt ist und
- am Ende einer Tätigkeit, bei der eine Pflichtuntersuchung zu veranlassen war. Das gilt nicht für Tätigkeiten mit impfpräventablen biologischen Arbeitsstoffen

Gentechnische Arbeiten Pflicht- und Angebotsuntersuchungen gelten nach ArbMedVV Anlage Teil 2 (3) bei gentechnischen Arbeiten mit humanpathogenen Organismen. Sie werden mit den Untersuchungen wegen Tätigkeit mit biologischen Arbeitsstoffen verbunden.

19.1.5 Tätigkeiten mit physikalischen Einwirkungen (Teil 3 in der ArbMedVV)

Pflichtuntersuchungen sind erforderlich bei
- Tätigkeiten mit extremer Hitzebelastung, die zu einer besonderen Gefährdung führen können
- Tätigkeiten mit extremer Kältebelastung (−25°C und kälter)
- Tätigkeiten mit Lärmexposition, wenn die oberen Auslösewerte von Lex,8h = 85 dB(A) bzw. LpC,peak = 137 dB(C) erreicht oder überschritten werden. Bei der Anwendung der Auslösewerte nach Satz 1 wird die dämmende Wirkung eines persönlichen Gehörschutzes der Beschäftigten nicht berücksichtigt
- Tätigkeiten mit Exposition durch Vibrationen, wenn die Expositionsgrenzwerte

- A(8) = 5 m/s² für Tätigkeiten mit Hand-Arm-Vibrationen oder
- A(8) = 1,15 m/s² in X- und Y-Richtung und A(8) = 0,8 m/s² in Z-Richtung für Tätigkeiten mit Ganzkörpervibrationen erreicht oder überschritten werden
- Tätigkeiten in Druckluft (Luft mit einem Überdruck von mehr als 0,1 bar). Tätigkeitsvoraussetzung für Druckluftarbeiten im Sinne von § 1 Abs. 1 i. V. m. § 2 Abs. 2 der Druckluftverordnung ist, dass die gesundheitliche Unbedenklichkeit nach § 4 Abs. 2 Satz 2 innerhalb von zwölf Wochen vor der Aufnahme der Beschäftigung und anschließend vor Ablauf von zwölf Monaten bescheinigt ist. § 11 der Druckluftverordnung bleibt unberührt
- Tätigkeiten unter Wasser, bei denen der oder die Beschäftigte über ein Tauchgerät mit Atemgas versorgt wird (Taucherarbeiten)
- Tätigkeiten mit Exposition durch künstliche optische Strahlung, wenn am Arbeitsplatz die Expositionsgrenzwerte nach § 6 der Arbeitsschutzverordnung zu künstlicher optischer Strahlung vom 19. Juli 2010 (BGBl. I S. 960) in der jeweils geltenden Fassung überschritten werden

Angebotsuntersuchungen sind vorzuhalten bei
- Tätigkeiten mit Lärmexposition, wenn die unteren Auslösewerte von Lex,8h = 80 dB(A) beziehungsweise LpC,peak = 135 dB(C) überschritten werden. Bei der Anwendung der Auslösewerte nach Satz 1 wird die dämmende Wirkung eines persönlichen Gehörschutzes der Beschäftigten nicht berücksichtigt
- Tätigkeiten mit Exposition durch Vibrationen, wenn die Auslösewerte von A(8) = 2,5 m/s² für Tätigkeiten mit Hand-Arm-Vibrationen oder
  - A(8) = 0,5 m/s² für Tätigkeiten mit Ganzkörpervibrationen überschritten werden
- Tätigkeiten mit Exposition durch künstliche optische Strahlung, wenn am Arbeitsplatz die Expositionsgrenzwerte nach § 6 der Arbeitsschutzverordnung zu künstlicher optischer Strahlung vom 19. Juli 2010 (BGBl. I S. 960) in der jeweils geltenden Fassung überschritten werden können

19.1.6 Sonstige Tätigkeiten (Teil 4 in der ArbMedVV)

Pflichtuntersuchungen sind erforderlich bei
- Tätigkeiten, die das Tragen von Atemschutzgeräten der Gruppen 2 und 3 erfordern

◨ Tab. 19.2 Verpflichtende arbeitsmedizinische Vorsorgeuntersuchungen bei Tätigkeiten mit biologischen Arbeitsstoffen

Biologischer Arbeitsstoff	Bereich nicht gezielter Tätigkeiten	Expositionsbedingungen
Biologischer Arbeitsstoff der Risikogruppe 4	Kompetenzzentren zur medizinischen Untersuchung, Behandlung und Pflege von Menschen Pathologie Forschungseinrichtungen/ Laboratorien	Tätigkeiten mit Kontakt zu erkrankten oder krankheitsverdächtigen Personen Obduktion, Sektion von verstorbenen Menschen oder Tieren, bei denen eine Erkrankung durch biologische Arbeitsstoffe der Risikogruppe 4 oder ein entsprechender Krankheitsverdacht vorlag Regelmäßige Tätigkeiten mit Kontaktmöglichkeit zu infizierten Proben oder Verdachtsprobe bzw. zu erregerhaltigen oder kontaminierten Gegenständen oder Materialien
Bordetella pertussis*, Masernvirus*, Mumpsvirus*, Rubivirus*, Varizella-Zoster-Virus (VZV)*	Einrichtungen zur medizinischen Untersuchung, Behandlung und Pflege von Kindern sowie zur vorschulischen Kinderbetreuung Forschungseinrichtungen/ Laboratorien	Regelmäßiger, direkter Kontakt zu Kindern Regelmäßige Tätigkeiten mit Kontaktmöglichkeit zu infizierten Proben oder Verdachtsprobe bzw. zu erregerhaltigen oder kontaminierten Gegenständen oder Materialien
Hepatitis-A-Virus (HAV)*	Einrichtungen für behinderte Menschen, Kinderstationen Stuhllaboratorien Forschungseinrichtungen/ Laboratorien	Tätigkeiten mit regelmäßigem Kontakt mit Stuhl im Rahmen der Pflege von Kleinkindern bzw. der Betreuung von behinderten Menschen Regelmäßige Tätigkeiten mit Stuhlproben Regelmäßige Tätigkeiten mit Kontaktmöglichkeit zu infizierten Proben oder Verdachtsproben bzw. zu erregerhaltigen oder kontaminierten Gegenständen oder Materialien
Hepatitis-B-Virus (HBV)* Hepatitis-C-Virus (HCV)	Einrichtungen zur medizinischen Untersuchung, Behandlung und Pflege von Menschen und Betreuung von behinderten Menschen einschließlich der Bereiche, die der Versorgung bzw. der Aufrechterhaltung dieser Einrichtungen dienen. Notfall- und Rettungsdienste Pathologie Forschungseinrichtungen/ Laboratorien	Tätigkeiten, bei denen es regelmäßig und in größerem Umfang zu Kontakt mit Körperflüssigkeiten, -ausscheidungen oder -gewebe kommen kann; insbesondere Tätigkeiten mit erhöhter Verletzungsgefahr oder Gefahr von Verspritzen oder Aerosolbildung Regelmäßige Tätigkeiten mit Kontaktmöglichkeit zu infizierten Proben oder Verdachtsprobe bzw. zu erregerhaltigen oder kontaminierten Gegenständen oder Materialien
Mycobacterium tuberculosis, Mycobacterium bovis	Tuberkuloseabteilungen und andere pulmologische Einrichtungen Forschungseinrichtungen/ Laboratorien	Tätigkeiten mit regelmäßigem Kontakt zu erkrankten oder krankheitsverdächtigen Personen Regelmäßige Tätigkeiten mit Kontaktmöglichkeit zu infizierten Proben oder Verdachtsproben bzw. zu erregerhaltigen oder kontaminierten Gegenständen oder Materialien
Salmonella typhi	Stuhllaboratorien	Regelmäßige Tätigkeiten mit Stuhlproben

* impfpräventabel

- Tätigkeiten in Tropen, Subtropen und sonstige Auslandsaufenthalte mit besonderen klimatischen Belastungen und Infektionsgefährdungen. Abweichend von § 3 Abs. 2 Satz 1 in Verbindung mit § 7 dürfen auch Ärzte oder Ärztinnen beauftragt werden, die zur Führung der Zusatzbezeichnung Tropenmedizin berechtigt sind

Angebotsuntersuchungen sind vorzuhalten bei
- Tätigkeiten an Bildschirmgeräten. Die Pflicht zum Angebot einer Untersuchung beschränkt sich auf eine angemessene Untersuchung der Augen und des Sehvermögens. Erweist sich auf Grund der Ergebnisse dieser Untersuchung eine augenärztliche Untersuchung als erforderlich, so ist diese zu ermöglichen. § 5 Abs. 2 gilt entsprechend für Sehbeschwerden. Abweichend von § 3 Abs. 2 Satz 1 in Verbindung mit § 7 Abs. 1 kann die Durchführung eines Sehtests auch durch andere fachkundige Personen erfolgen. Den Beschäftigten sind im erforderlichen Umfang spezielle Sehhilfen für ihre Arbeit an Bildschirmgeräten zur Verfügung zu stellen, wenn Untersuchungsergebnis ist, dass spezielle Sehhilfen notwendig und normale Sehhilfen nicht geeignet sind
- Tätigkeiten, die das Tragen von Atemschutzgeräten der Gruppe 1 erfordern.

19.2 Arbeitsmedizinische Vorsorgeuntersuchungen, die nicht in der neuen Arbeitsmedizinischen Vorsorgeverordnung geregelt sind

Tätigkeiten mit Nacht- und Schichtarbeit (nach Arbeitszeitgesetz – ArbZG) Um Gesundheitsstörungen, die durch Nachtarbeit, insbesondere durch Wechselschicht, entstehen können, zu verhindern oder frühzeitig zu erkennen, haben Nachtarbeitnehmer das Recht, sich vor Beginn der Beschäftigung und danach in regelmäßigen Abständen arbeitsmedizinisch untersuchen und beraten zu lassen (§ 6 ArbZG).

Der Arbeitnehmer soll vom untersuchenden Arzt über allgemeine und individuelle Gesundheitsgefahren und deren Vorbeugung beraten werden. Der Arbeitgeber ist in Fragen der Einsetzbarkeit von Arbeitnehmern, bei denen Bedenken gegen einen Einsatz bei Nachtarbeit bestehen, vom Betriebsarzt zu beraten.

Eine Mitteilung gesundheitlicher Bedenken an den Arbeitgeber erfolgt jedoch nur auf Wunsch des Arbeitnehmers.

(Untersuchungen für Beschäftigte mit Nacht- und Schichtarbeit wurden nicht in die neue ArbMedVV überführt, da das Arbeitszeitgesetz nicht durch eine Verordnung geändert werden kann.)

19

Aufgaben der Betriebsärzte im Einzelnen

X. Baur

Zu den Aufgaben der Betriebsärzte gehören neben der Durchführung der arbeitsmedizinischen Vorsorgeuntersuchungen, Beurteilungen und Beratungen der Arbeitnehmer die Dokumentation und Auswertung der Untersuchungsergebnisse (§ 3 ASiG) sowie die arbeitsmedizinische Beratung der Arbeitgeber (z. B. bei der Gefährdung bezüglich eines Berufsasthmas). Hierbei sind die in ▶ Kap. 2 dargestellten gesetzlichen und regulatorischen Rahmenbedingungen sowie spezielle Gesundheitsschutzaspekte des Betriebes und des einzelnen Beschäftigten zu berücksichtigen; ▶ entsprechende Vorgaben im Mutterschutzgesetz, Jugendarbeitsschutzgesetz, Arbeitszeitgesetz u. a.m.

Spezielle arbeitsmedizinische Vorsorgeuntersuchungen sind als **Pflichtuntersuchungen** im Anhang V Nr. 1,2.1 der Gefahrstoffverordnung (§ 16 [1,2]), Biostoffverordnung (§ 15), Anhang VI der Gentechniksicherheitsverordnung (§ 12), Strahlenschutzverordnung (§ 60), Röntgenverordnung (§ 37) und in der Anlage 1 der Unfallversicherungsvorschrift »Arbeitsmedizinische Vorsorge« (GUV; 0.6 § 63) festgelegt. Im Falle der ärztlichen Bescheinigung gesundheitlicher Bedenken oder der Nichtteilnahme des Beschäftigten an der Untersuchung greifen Verbote für die Aufnahme bzw. Fortsetzung der Tätigkeit (◘ Tab. 20.1 und 20.3). Die Untersuchungen erfolgen ggf. unter Berücksichtigung der in der GefStoffV aufgeführten Stoffe vor der Aufnahme der Tätigkeit, während der gefährdenden Tätigkeit und sind – sofern es sich um krebserzeugende Gefahrstoffe handelt – nach Beendigung der Exposition regelmäßig durchzuführen. Für viele Stoffe und Tätigkeiten wurden berufsgenossenschaftliche Grundsätze erarbeitet, in denen der Untersuchungsumfang und die Beurteilungskriterien vorgegeben sind. Eine zunehmende Bedeutung gewinnt der Nachweis der Giftstoffe oder bestimmter, durch sie veränderte Parameter im biologischen Material (Blut, Urin; ▶ BAT- und EKA-Werte). Zu beachten sind Beschäftigungsverbote und -beschränkungen bei bestimmten Einwirkungen für Jugendliche sowie werdende und stillende Mütter. Die Zuständigkeit liegt beim Arbeitgeber. Ein Teil der speziellen arbeitsmedizinischen Vorsorgeuntersuchungen sind Angebotsuntersuchungen, z. B. die G37-Untersuchung nach der Bildschirmarbeitsverordnung (▶ Kap. 17). Die Nichtteilnahme an derartigen Untersuchungen hat keine auch nur mittelbaren rechtlichen Nachteile zur Folge.

Allgemeine arbeitsmedizinische Vorsorgeuntersuchungen bietet der Betriebsarzt nach § 3 Arbeitssicherheitsgesetz an; sie erfolgen in der Regel **auf Wunsch** des Beschäftigten (§ 11 Arbeitsschutzgesetz, § 6 Absatz 3 Arbeitsschutzgesetz). Der Beschäftigte erhält somit die Möglichkeit und das Recht, sich

◘ **Tab. 20.1** Grundsätze für arbeitsmedizinische Vorsorgeuntersuchungen (http://www.dguv.de/inhalt/praevention/themen_a_z/arbmed/documents/Liste_Grundsaetze.pdf)

G1.1	Mineralischer Staub, Teil 1: Silikogener Staub
G1.2	Mineralischer Staub, Teil 2: Asbestfaseraltiger Staub
G1.3	Mineralischer Staub, Teil 3: Künstlicher mineralischer Faserstaub
G1.4	Staubbelastung
G2	Blei oder seine Verbindungen (mit Ausnahme der Bleialkyle)
G3	Bleialkyle
G4	Gefahrstoffe, die Hautkrebs hervorrufen
G5	Glykoldinitrat oder Glycerintrinitrat
G6	Schwefelkohlenstoff (Kohlenstoffdisulfid)
G7	Kohlenmonoxid
G8	Benzol
G9	Quecksilber oder seine Verbindungen
G10	Methanol
G11	Schwefelwasserstoff
G12	Phosphor (weißer)
G14	Trichlorethen (Trichlorethylen) und andere Chlorkohlenwasserstoff-Lösungsmittel
G15	Chrom-VI-Verbindungen
G16	Arsen oder seine Verbindungen
G19	Dimethylformamid
G20	Lärm
G21	Kältearbeiten
G22	Säureschäden der Zähne
G23	Obstruktive Atemwegserkrankungen
G24	Hauterkrankungen (mit Ausnahme von Hautkrebs)
G25	Fahr- Steuer- und Überwachungstätigkeiten
G26	Atemschutzgeräte
G27	Isocyanate
G29	Toluol und Xylol
G30	Hitzearbeiten
G31	Überdruck

20

☒ **Tab. 20.1** (Fortsetzung)	
G32	Cadmium oder seine Verbindungen
G33	Aromatische Nitro- oder Aminoverbindungen
G34	Fluor oder seine anorganischen Verbindungen
G35	Arbeitsaufenthalt im Ausland
G36	Vinylchlorid
G37	Bildschirmarbeitsplätze
G38	Nickel oder seine Verbindungen
G39	Schweißrauche
G40	Krebserzeugende und erbgutverändernde Gefahrstoffe - allgemein
G41	Arbeiten mit Absturzgefahr
G42	Tätigkeiten mit Infektionsgefährdung
G44	Hartholzstäube
G45	Styrol
G46	Belastungen des Muskel- und Skelettsystems einschließlich Vibrationen

je nach den Gefahren für Sicherheit und Gesundheit bei der Arbeit regelmäßig untersuchen zu lassen.

Einstellungsuntersuchungen sollen im Auftrag des Unternehmers klären, ob die gesundheitliche Leistungsfähigkeit eines Bewerbers mit dem Anforderungsprofil der vorgesehenen Tätigkeit in Einklang steht. Dabei sind nur Fragen in unmittelbarem Sachzusammenhang mit dem geplanten Arbeitsverhältnis zulässig. Es muss also objektiv ein berechtigtes, billigenswertes und schutzwürdiges Interesse an der Beantwortung einer Frage für das Arbeitsverhältnis bestehen.

Bei den **Eignungs-** und **Tauglichkeitsuntersuchungen** stehen vorrangig Arbeitgeber- oder Drittinteressen im Vordergrund. Hier kann der Unternehmer ohne ärztliche Untersuchung nicht von der Eignung des Mitarbeiters ausgehen und damit nicht seiner Fürsorgepflicht für die gefährdete Mitarbeiterschaft, seinen Verpflichtungen gegenüber Dritten oder seinem Schutzinteresse für wesentliche Sachgüter gerecht werden. Die Teilnahme ist in der Regel Voraussetzung für die weitere Tätigkeit. Häufig handelt es sich gleichzeitig um spezielle arbeitsmedizinische Untersuchungen, z. B. G25 »Fahr-, Steuer- und Überwachungstätigkeit«, G35 »Arbeitsaufenthalt im Ausland«.

☒ Tab. 20.1 listet die Grundsätze für arbeitsmedizinische Vorsorgeuntersuchungen auf.

Arbeitstoxikologie

L. T. Budnik

21

Die Arbeitstoxikologie ist eine Disziplin der Arbeitsmedizin, die aus Toxikologie und Hygiene hervorging. Hauptaufgaben der Arbeitstoxikologie sind die Bestimmung der Toxizität chemischer Substanzen am Arbeitsplatz (Risikoabschätzung), die Festlegung von Grenzwerten (z. B. MAK-Werte), die Erarbeitung von Probenahme- und Analyseverfahren für Schadstoffe und deren Metaboliten etc. in der Luft bzw. im biologischen Material sowie von sensitiven diagnostischen Verfahren zur arbeitsmedizinischen Überwachung schadstoffexponierter Personen, die Angabe von Arbeitsschutzregimen sowie die Entwicklung spezifischer therapeutischer Vorgehensweisen bei Intoxikationen ▶ siehe auch Kap. 7.1.

Die Arbeitstoxikologie setzt zur Lösung ihrer Aufgaben experimentelle (In-vitro-Tests, Tierversuche, streng kontrollierte Studien an freiwilligen Probanden) und epidemiologische Untersuchungsverfahren ein (Beispiel in ◧ Tab. 21.1). Charakteristisch ist die inhalative bzw. perkutane Substanzaufnahme bei akuter bis chronischer Exposition. Chemische Substanzen wirken am Arbeitsplatz vorwiegend in Kombination mit anderen Schadstoffen bzw. Umweltfaktoren auf den Arbeitenden ein ▶ siehe Kap. 7 und ▶ Kap 22.

◧ **Tab. 21.1** Die niedrigsten in verschiedenen Untersuchungsverfahren ermittelten Blutbleikonzentrationen, die spezifische Effekte auslösen. (Nach Skerfving u. Bergdahl 2007)

Organe	Effekte	Blei im Blut [µg/l]
Zentrales Nervensystem	Enzephalopathie, leichte neurobehaviorale Störungen	>828 310–414
Peripheres Nervensystem	Neurophysiologische Systeme	310
Blut	Anämie, verminderte Hämoglobinkonzentration, beeinträchtigter Hämmetabolismus	621 414 20,7
Nieren	Tubuläre und glomeruläre Schädigungen	310 414
Kardiovaskuläres System	Blutdruckanstieg, Herzfrequenzvariabilitätabnahme	310 310
Immunsystem	Immunsuppression	414
Endokrines System	Störungen der Hypothalamus-Hypophysen-Achse sowie der Schilddrüse-Nebennieren-Achse	310–414
Mutagenität, Krebs	Chromosomenanomalien. Mikronuklei-Bildung, SCE, hochdifferenzierte Nierenadenome, Lunge	?
Reproduktionssysteme	Spermienzahlverminderung	414
Gastrointestinaltrakt	Abdominalschmerz, Obstipation	>621

Klinische Umweltmedizin

X. Baur, L.T. Budnik

Die klinische Umweltmedizin befasst sich mit den Ursachen, der Diagnostik und Behandlung von umweltbedingten Gesundheitsstörungen, deren Zahl zunimmt. Gesichert ist u. a. das gehäufte Auftreten von Atemwegs- und kardiovaskulären Erkrankungen sowie von Lungenkrebsfällen durch Luftverschmutzung, auch des Hautkrebses durch die vermehrte Sonnenlichtexposition in der Freizeit. Demgegenüber lassen sich in der Regel bei den so genannten Umweltsyndromen (MCS, CFS, SBS etc.) weder klinisch, laborchemisch noch apparativ im naturwissenschaftlichen Sinn Zusammenhänge sichern und pathologische Befunde erfassen, auch wenn sehr umfangreiche, teure, zumeist von dem Patienten selbst zu finanzierende Untersuchungen erfolgten. Eine Reihe von Studien zeigt, dass hier häufig umweltbezogene somatoforme Störungen, auch psychosomatische, affektive oder Angst-Störungen vorliegen. Diskutiert wird eine individuell erhöhte Suszeptibilität, für die es bisher aber keine naturwissenschaftlich abgesicherten Belege gibt. Umweltsyndrome sind eine Herausforderung in der medizinischen Praxis. Sie erfordern, ebenso wie die zweifelsohne bestehende Gesundheitsgefährdung durch aktuelle Umweltbelastungen und in diesem Zusammenhang offene Fragen, eine seriöse Herangehensweise, wissenschaftliche Analysen und Studien.

Umweltbezogene Gesundheitsstörungen

- Eine Reihe umweltbezogener Belastungen ist mit einem Gesundheitsrisiko (vor allem bezüglich Atemwegs- und Krebserkrankungen) verbunden.
- Die zahlreichen diesbezüglich offenen Fragen und sich fortlaufend ändernde Belastungsfaktoren erfordern detaillierte medizinisch-wissenschaftliche Untersuchungen und gegebenenfalls geeignete Präventionsmaßnahmen.
- Umweltkatastrophen sind durch eine massive Kontamination der Umwelt mit toxischen Chemikalien, radioaktiven Stoffen oder Infektionserreger bedingt.
- So genannte Umweltsyndrome wie MCS, CFS, SPS, CS weisen keine pathologischen Befunde im medizinisch-naturwissenschaftlichen Sinn auf.
- Häufig liegen hierbei somatoforme Störungen, auch psychosomatische, affektive oder Angst-Störungen vor.
- Inwieweit hierbei eine erhöhte individuelle Suszeptibilität eine Rolle spielt, ist noch unklar.

▼

- Umweltbezogene Gesundheitsstörungen erfordern eine Ausschlussdiagnostik (auszuschließen sind vor allem Anämie, psychische und psychiatrische Krankheitsbilder, Diabetes mellitus, Elektrolytstörungen, Tumorerkrankungen, progressive neurologische Erkrankungen, Knochenmarks- und Autoimmunerkrankungen, hormonelle Störungen, Zöliakie, Mangel-und Fehlernährung, chronische Infektionserkrankungen wie Aids, Hepatitis).

22.1 Gesundheitskatastrophen durch Umweltbelastungen

Freisetzungen großer Mengen toxischer Stoffe in die Umwelt wie Dioxine (Seveso-Katastrophe), Schwermetalle (Itai-Itai-Krankheit, Minamata-Krankheit), Isocyanate (Bhopal-Katastrophe), toxisches Öl mit polychlorierten Bisphenolen (PCB) in Lebensmitteln (Yusho-Krankheit), speziell in PCB- kontaminiertem Reisöl), radioaktiver Verbindungen (Reaktorkatastrophen von Tschernobyl und Fukushima) waren wiederholt mit Massenerkrankungen und Tausenden von Todesfällen verbunden.

22.2 Gesundheitsgefährdung durch Belastungen in der Umwelt und Lifestyle-Faktoren

Beispiele für gesundheitsgefährdende Umweltbelastungen sind inhalative und kutane Expositionen gegenüber Lösemitteln (dazu gehören Benzin und Heizöl), Schwermetallen, Asbest, Kunststoffkomponenten wie Weichmacher (Phthalate), Dioxinen, Pestizide, darunter Putz- und Desinfektionsmittel, polyzyklischen aromatischen Kohlenwasserstoffen und anderen Verbrennungsprodukten.

22.2.1 Biozide

Insektizide, Fungizide, Herbizide, Nematozide, Rodentizide etc. Zur Zeit sind ca. 1000 Biozidpräparate in Deutschland zugelassen (auf Basis von 200 Wirkstoffen). Trotz der Verbote (PCB, PCP, HCB, Lindan, Asbest) gelangen durch den Import immer noch belasteter Produkte (Holz, Textilien, Leder) auf den deutschen Markt. Aufgrund der Persistenz einiger Stoffe wie z. B. PCB, PCP können auch nach vie-

▫ **Tab. 22.1** Beispiele gesicherter Zusammenhänge zwischen Umweltbelastungen und Krebsrisiken	
Umweltbelastung	**Krebsart**
Rauchen, auch Passivrauchen	Lungenkrebs, Blasenkrebs
Sonnenlicht (UV-B-Strahlen)	Hautkrebs (Plattenepithelkarzinom, Basaliom)
Radon, andere Strahlungen	Lungenkrebs
Feinstaub, Asbest, Quarz	Lungenkrebs
Nahrungsmittelbestandteile	Gastrointestinale Tumoren

len Jahren z. T. erhebliche Konzentrationen in behandelten Materialien nachgewiesen werden. So finden sich in belasteten Böden, Gewässern, in der Landwirtschaft, Forstwirtschaft, Gartenbau Biozide und chlorierte zyklische Kohlenwasserstoffe (Aldrin, Dieldrin, Heptachlor, DDT [Dichlordiephenyltrichlorethan]).

22.2.2 Schwermetalle: Cadmium und Blei

Cadmium ist eines der bedeutendsten Umweltgifte. Es gelangt über Müllverbrennung und Klärschlämme in die Böden, wo es sich ansammelt und über Pflanzen- und Tiere in den menschlichen Organismus kommt. Quellen sind: Nahrung, insbesondere Getreide und Kartoffeln, Zigarettenrauch, Getränke, Instantkaffee, Konservendosen, Gelatine, Austern und Muscheln aus verseuchten Gewässern, Rostschutzmittel, Insektizide und Farben (insbesondere Rot- und Gelbtöne).

Neben Cadmium gehört Blei zu den wichtigen Umweltgiften (Wirkung/Symptome: Anämie, Erkrankungen des Nervensystems).

Typische Beispiele bekannter nichtberuflicher Bleivergiftungen (aus Fachliteratur oder eigenen Labormessungen in den letzten 5 Jahren):

 — Bleisulfid in Marihuana
 — Blei in Kirscheis
 — Blei in Schnupftabak
 — Blei in Heilerde
 — Tibetische Heilkraut-Pillen
 — Indisches Rheumamittel
 — Bleihaltige Wasserrohre

Bezüglich der Gesundheitsgefährdung und Diagnostik
► Kap. 7, 13, 21, 22.

22.2.3 Krebserkrankungen durch Umweltbelastungen sowie Fehlernährung

Laut einem Bericht der WHO ist davon auszugehen, dass etwa 70–80% aller Krebserkrankungen auf Umweltbelastungen zurückgeht und hiervon wiederum jede zweite auf arbeitsbedingte Belastungen. ▫ Tab. 22.1 listet beispielhaft gesicherte Zusammenhänge zwischen umweltbedingten Belastungen und erhöhten Krebsrisiken auf.

In Deutschland erkranken jährlich etwa 400.000 Menschen an **Hautkrebs**; das im Vordergrund stehende Plattenepithelkarzinom weist eine Assoziation mit der Sonnenlichtexposition auf; wahrscheinlich gilt dies auch für das Basaliom. Auch Solarien/Bräunungsstudios älterer Bauart können die ursächlichen UV-B-Strahlen emittieren. Erfolg versprechende präventive Maßnahmen umfassen einen reduzierten Aufenthalt im Freien während der Mittagszeit im Sommer, vor allem von Kindern, das Tragen von Haut-bedeckender Kleidung und Kopfbedeckung, die Verwendung von Sonnenschutzmitteln mit hohem Lichtschutzfaktor.

In manchen Gegenden emittiert die Erde in erheblichem Umfang **Radon**, welches sich in Häusern ansammeln kann. Hier sind Messungen und gegebenenfalls geeignete Sanierungsmaßnahmen empfehlenswert.

Übergewicht als Folge von Fehl- und Überernährung ist nicht nur mit einem erhöhten kardiovaskulären Risiko und einer kürzeren Lebenserwartung verbunden, sondern auch mit Tumorerkrankungen des Ösophagus, Kolon, Rektum, der Mamma, des Uterus, der Niere und des Ovar.

Exzessiver **Alkoholgenuss** weist eine Assoziation mit Krebserkrankungen der Mundhöhle, des Pharynx, Larynx, der Leber und der Mama auf.

Das **Brustkrebsrisiko** wird durch exzessiven Alkoholgenuss, Östrogen-Progesteron-haltige Kontrazeptiva Xenoöstrogene, Diethylstilbestrol, Röntgen- und Gamma-Strahlenbelastung erhöht.

Aktives Zigarettenrauchen verursacht den Großteil der häufigen Lungenkrebserkrankungen und ist mit einem erhöhten Blasenkrebs-, COPD- und kardiovaskulären Erkrankungsrisiko (KHK, arterielles Verschlussleiden, Apoplex) verbunden.

Anhaltende **Passivrauch-Exposition** geht ähnlich wie das aktive Zigarettenrauchen (allerdings Dosis bedingt in deutlich niedrigerer Häufigkeit) u. a. mit einem erhöhten Lungenkrebs- und COPD-Risiko einher.

22

Es gibt zunehmende Zahlen an epidemiologischen Daten, die auf den Zusammenhang zwischen dem Pestizideinsatz und den Krebserkrankungen hinweisen (z. B. Retrospektive Kohortenstudie, USA »Upper Cape Cod Incidence Study«, OR 2.05). Die östrogenartige Verbindungen Xenoöstrogene (s. oben) können sowohl durch die Nahrung als auch aus der Luft (in landwirtschaftlich intensiv genutzten Gegenden, z. B. Studien aus Kalifornien, Iowa, USA) aufgenommen werden.

22.2.4 Luftverschmutzung und endo-
toxinhaltige organische Stäube

Luftverschmutzung oder »Pollution« inkludiert neben dem im Wesentlichen durch **Nanopartikel** bestehenden Feinstaub auch reizende Gase wie **Ozon, NO$_X$, Schwefelverbindungen**. Die wesentlichen Quellen sind Industrieabgase, Auto- und Schiffsverkehr, andere Verbrennungen fossiler Brennstoffe und die Müllverbrennung.

Übereinstimmend ergeben sich aus großen Umweltstudien positive Assoziationen zwischen der Konzentration dieser Luftschadstoffe und der Expositionsdauer einerseits und einer erhöhten Morbidität und Mortalität hinsichtlich respiratorischer, kardiovaskulärer und Lungenkrebserkrankungen, einer gehäuften Krankenhauseinweisung von chronisch Lungenkranken sowie einer beeinträchtigten Lungenfunktion, vor allem im Kindesalter, andererseits.

Außerdem korreliert die in den letzten vier Jahrzehnten weltweit festgestellte Verdopplung von Typ-I-Allergien mit dem Grad der Luftverschmutzung. Dabei findet sich auch eine negative Assoziation mit der **Endotoxinbelastung**, die einen Parameter der allgemeinen mikrobiellen Besiedlung der Umgebung darstellt.

22.2.5 Gesundheitsrelevante Aus-
wirkungen von hormonartig
wirkenden Chemikalien

Verschiedene, strukturell verwandte Chemikalien wie polychlorierte Biphenyle (PCB, u. a. in Hydraulikölen, in Dichtungsmassen als Weichmacher) und DDT weisen östrogenartige Wirkungen auf und verursachen bei wild lebenden Tieren Störungen der Keimdrüsen-, Schilddrüsen-und Nebennierenrindenhormonproduktion. Dies geht mit einer Verringerung der Fruchtbarkeit, Verweiblichung der männlichen Tiere, Missbildungen und einem veränderten Sexualverhalten

einher. In gleichem Kontext wird auch die angestiegene Zahl von Fertilitätsstörungen, die Abnahme der Spermienzahl sowie die Zunahme von Brust- von Hodenkrebs beim Mann diskutiert. Nach der sog. Östrogen-Hypothese kommen außerdem ursächlich Ausscheidungsprodukte der synthetischer Östrogene in der »Pille«, die über den Urin in die allgemeine Umwelt und damit auch in die Nahrungsmittelkette gelangen, ferner pflanzliche Östrogene (z. B. Beispiel in Sojapflanzen) für die vorgenannten Fortpflanzungs- und Entwicklungsstörungen in Frage. Derartige Wirkungen hängen auch von der Persistenz (d. h. lange Halbwertszeit im Körper) und Lipophilie (Anreicherung in fetthaltigen Nahrungsmitteln, auch im Fettgewebe) der hormonartig wirkenden Substanzen ab.

22.2.6 Kontaminationen von Nahrungs-,
Nahrungsergänzungs- und
Genussmitteln sowie Wasser

Von den oben aufgeführten Umweltkatastrophen durch Lebensmittelbelastungen sind Intoxikationen durch chronische Expositionen zu unterscheiden. Beispiele für Letztere sind Quecksilber- und Arsenbelastungen von Fischen, Blei im Trinkwasser, welches aus alten bleihaltigen Rohren kommt, Konservierungsstoffe in Lebensmitteldosen, Weichmacher aus Kunststoffbeschichtungen von Lebensmittelverpackungen. Bezüglich der gegebenenfalls indizierten speziellen Analytik wird auf ▶ Kap. 2 verwiesen.

22.2.7 Die wichtigsten Lösemittel im
Umweltbereich

Toluol (Methylbenzol) wird im Fettgewebe, Knochenmark, der weißen Substanz des Gehirns, im Blut, in der Leber und in den Nieren angereichert. Toluol kann die Plazenta passieren und sich in fetalem Gewebe anreichern und dort reproduktionstoxisch wirken. Toluol Ist ebenfalls neurotoxisch. Es verursacht verzögertes intrauterines Wachstum, verlangsamte kognitive und motorische Entwicklung, kraniofaziale Anomalien, Fehlbildungen des Herzens, der Niere, des Gastrointestinaltraktes sowie morphologische Veränderungen des sich entwickelnden Gehirns.

Dichlormethan ist ein organisches Lösemittel und dient z. B. zur Metallentfettung, als Abbeizmittel zur Entfernung von Farben und als Extraktionsmittel in der Lebensmittelindustrie). Es kann durch die Lunge, Haut, peroral aufgenommen werden (Kontamination von Luft, Lebensmitteln, Trinkwasser). Dichlormethan ist ebenfalls plazentagängig. Dichlormethan dämpft das menschliche Zentralnervensystem (verringerte Aufmerksamkeit und Leistungsminderungen, signifikante Unterschiede in visuellen Leistungstests). Dichlormethan ist kardiotoxisch: Bei hoher Dichlormethankonzentration wurden kardiale Ischämien und ventrikuläre Ektopien beobachtet.

22.2.8 Elektrosmog

Elektromagnetische Felder werden u. a. von Radarwellen, Stromleitungen, Sendeanlagen, Mobiltelefonen, WLAN, Bluetooth, Induktionskochplatten und Mikrowellengeräten, generiert. Für die Beurteilung von möglichen gesundheitlichen Auswirkungen wird die **spezifische Absorptionsrate** (SAR) herangezogen; diese gibt die am Körper absorbierte Strahlungsenergie pro Zeitintervallen und Körpergewicht in Watt pro Kilogramm (W/kg) an. Smartphones wie das iPhone 4 erzeugen am Ohr etwa 1,1 W/kg. Durch Verwendung eines Headsets lässt sich eine Verringerung des SAR-Wertes am Kopf um einen Faktor von 8–20 im Vergleich zum telefonieren mit einem Mobiltelefon erreichen.

❯❯ Eine Reihe von Untersuchungen haben bisher keinen gesicherten Zusammenhang zwischen der Exposition gegenüber elektromagnetischen Feldern und angeschuldigten Beschwerden wie Kopfschmerzen und Schwindel ergeben. Mehrere Arbeiten weisen auf ein erhöhtes Gehirntumorrisiko hin; die Beurteilung einer möglichen kausalen Verbindung erfordert weitere Studien.

22.2.9 Umweltassoziierte Symptomkomplexe

Es handelt sich im Wesentlichen um auf physikalische, chemische und/oder biologische Faktoren zurückgeführte Krankheitssymptome und Befindlichkeitsstörungen von erheblichem Krankheitswert. Meist sind mehrere Organe betroffen. Die Krankheitsbilder gehen mit psychischen und psychosozialen Komponenten primär und/oder sekundär einher. Allgemein akzeptierte Definitionen fehlen bisher; in der ICD gibt es bisher keine diesbezüglichen Diagnoseschlüssel, sondern nur Zusatznummern. Ursächlich wird vor allem eine individuell erhöhte Sensibilität auf bestimmte Noxen angenommen. Für genetisch bedingte Ursachen, etwa bestimmten Enzympolymorphismen, gibt es bisher keinen Anhalt.

Die im Folgenden dargestellten Syndrome sind **Ausschlussdiagnosen**. In jedem einzelnen Erkrankungsfall sind Konsultationen der für die befallenen Organe zuständigen Fachärzte und eine eingehende klinische Diagnostik zum Ausschluss organischer oder psychischer/psychiatrischer Erkrankungen erforderlich.

Sick-Building-Syndrom (SBS) Ausdünstungen in bestimmten Räumen und Gebäuden werden von Betroffenen als Ursache von Haut- und Schleimhautreizungen, Atembeschwerden, Störungen des Geruchs und der Geschmackswahrnehmung, von Kopfschmerzen, Schwächegefühl, allgemeiner Müdigkeit und Leistungsminderung und dergleichen mehr angesehen. Die Beschwerden klingen typischerweise nach dem Verlassen der als ursächlich angesehenen Räumlichkeiten rasch ab.

Multiple Chemikalienüberempfindlichkeit (MCS) Betroffene klagen über eine erhöhte Empfindlichkeit gegenüber meist mehrere verwandten Stoffen, die in den vorliegenden Konzentrationen üblicherweise keine Symptome auslösen. Vorwiegend handelt es sich um organische Lösemittel, Abgase, Pestizide, Duftstoffe, Lebensmittelzusätze, Tabakrauch, elektromagnetische Felder. Die nicht selten ganze Organsysteme betreffenden Symptome treten in Abhängigkeit von meist olfaktorisch wahrnehmbaren oder vermuteten Expositionen auf. Im Vordergrund stehen Kopfschmerzen, Abgeschlagenheit, Leistungsminderung, Konzentrationsstörungen, ungerichteter Schwindel, unspezifische Schmerzen des Bewegungsapparates, Schleimhautreizungen der Augen, der Nase und des Pharynx, uncharakteristische Atemnotzustände.

Chronic-fatigue-Syndrom (CFS) Im Vordergrund dieses auch chronisches Erschöpfungssyndrom bezeichneten Krankheitsbildes steht eine uncharakteristische persistierende lähmende geistige und körperliche Erschöpfung, oft verbunden mit diffusen Schmerzen, Konzentration-und Gedächtnisstörungen, die bis zur Behinderung führen kann, ohne dass eine Ursache und pathologische Organbefunde feststellbar sind.

Candida-Syndrom (CS) Dieses auch Candida-Hypersensitivität-Syndrom bezeichnete Beschwerdebild zeichnet sich durch Verdauungsstörungen jeder Art aus, aber auch durch uncharakteristische Herzbeschwerden, Atemnot, Heißhungerattacken, chronische Müdigkeit, verschiedene Hautkrankheiten sowie Kopf- und Gliederschmerzen. Als Ursache wird dabei eine Besiedlung des unteren Dünndarmes mit Candida-Arten infolge einer Abwehrschwäche durch Ein-

22

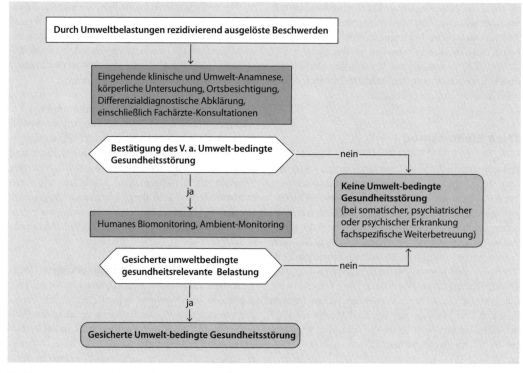

Durch Umweltbelastungen rezidivierend ausgelöste Beschwerden

Eingehende klinische und Umwelt-Anamnese, körperliche Untersuchung, Ortsbesichtigung, Differenzialdiagnostische Abklärung, einschließlich Fachärzte-Konsultationen

Bestätigung des V. a. Umwelt-bedingte Gesundheitsstörung — nein

ja

Keine Umwelt-bedingte Gesundheitsstörung (bei somatischer, psychiatrischer oder psychischer Erkrankung fachspezifische Weiterbetreuung)

Humanes Biomonitoring, Ambient-Monitoring

Gesicherte umweltbedingte gesundheitsrelevante Belastung — nein

ja

Gesicherte Umwelt-bedingte Gesundheitsstörung

◻ **Abb. 22.1** Diagnostisches Procedere bei Verdacht auf umweltbedingte Gesundheitsstörung

nahme von Antibiotika, Kortikosteroide, Ovulationshemmern, eine zu einseitige Ernährung, Stress oder Umweltschadstoffe angesehen. Dies ist nicht überzeugend, da eine Dünndarm-Besiedlung mit Candida-Arten bei den meisten gesunden Menschen vorliegt.

Fibromyalgie-Syndrom Ähnlich wie bei Vorgenannten ist die Ursache unbekannt. Geklagt wird über wechselhafte diffuse Schmerzen, vor allem des muskuloskelettalen Systems, Muskelschwäche, vermehrte Müdigkeit und allgemeine Leistungsminderung. Auch psychische Symptome wie Angst- und Panikattacken, Depression können hinzutreten.

Amalgamsyndrom (Synonym: Amalgamüberempfindlichkeit) Dieses Syndrom ist nicht zu verwechseln mit Quecksilber- und anderen Schwermetallintoxikationen (▶ Kap. 7.2.11). Verschiedenartigste Beschwerden (Migräne, Gleichgewichtsstörungen, Lähmungserscheinungen, Erschöpfungszustände, Müdigkeit, Appetitlosigkeit Atemprobleme, Schwindel, Vergesslichkeit, Gefühlsstörungen und Krämpfe, Infektanfälligkeit, Entzündungen der Schleimhäute, Muskelschwäche, gastrointestinale und gynäkologische Be-

schwerden) werden auf von Amalgam-Zahnfüllungen freigesetzte Komponenten zurückgeführt. Amalgam ist eine Legierung aus etwa 50% Quecksilber, 20% Silber, 14% Zinn und anderen Bestandteilen. Untersuchungen ergeben aber unter Betroffenen nur gelegentlich leicht erhöhte, aber keine im toxischen Bereich liegende Blutkonzentrationen von Quecksilber und anderen chemischen Stoffen. Patienten mit Amalgamängsten weisen überhäufig Somatisierungsstörungen und depressive Verstimmungen auf und geben vermehrt psychische Belastungen an.

Gesundheitsstörungen durch Holzschutzmittel- und Toneremissionen Hierzu gilt im Wesentlichen das Vorgenannte. Für die meist berichteten Multiorgansymptome werden Ausdünstungen wie Dichlor-Diphenyl-Trichlorethan (DDT), Formaldehyd, Lindan, Pentachlorphenol (PCP), Pyrethroide bzw. Tonerpartikel mit Schwermetallen, flüchtigen organischen Verbindungen und Ozon verantwortlich gemacht, ohne dass im naturwissenschaftlich-medizinischen Sinn ein Zusammenhang belegt werden kann. Differenzialdiagnostisch sind Intoxikationen durch Pestizide, Bakterizide, Herbizide, Fungizide abzugrenzen (▶ Kap. 7.4).

22.3 Umweltmedizinische Diagnostik

◼ Abb. 22.1 gibt eine Übersicht zum diagnostischen Procedere. Dieses stellt eine Modifikation des im ▶ Kap. 5.3.4 dargestellten Vorgehens bei Verdacht auf eine arbeitsbedingte Erkrankung, zum Beispiel ein Asthma bronchiale, dar.

sche Krankheitsbilder, Diabetes mellitus, Tumorerkrankungen, Knochenmarks- und Autoimmunerkrankungen, hormonelle Störungen, Zöliakie, Mangel- und Fehlernährung, Elektrolytstörungen, chronische Infektionserkrankungen wie Aids, Hepatitis?

22.3.1 Anamnese

Ähnlich wie arbeitsbedingte Gesundheitsstörungen erfordern durch die allgemeine Umwelt vermeintlich oder tatsächlich hervorgerufene Beschwerdebilder eine akribische klinische Anamnese und Expositionsanamnese. Dabei ist besondere Sorgfalt auf den örtlichen und zeitlichen Bezug sowie den Verlauf der Symptome und den Einfluss psychischer Belastungen zu legen. Die Übersicht gibt Anhaltspunkte zum Vorgehen bei der allgemeinen klinischen Anamnese, auch bezüglich multifaktorieller Symptome und Syndrome, umweltmedizinische Zusammenhangsfragen und differenzialdiagnostische Aspekte.

> **Umweltmedizinische Anamneseerhebung**
> - Expositionsbezug der Gesundheitsstörungen (tages-, jahreszeitliche Rhythmik, umschriebenes oder großräumiges Auftreten, Verlauf, v. a. unter variabler Expositionshöhe und Expositionsminderung)?
> - Art, Höhe und Dauer der Exposition gegenüber den mutmaßlichen/angeschuldigten Noxen wie definierten Chemikalien, flüchtigen organischen Verbindungen, Duftstoffen, Tabakrauch etc.
> - Veränderungen in der Umgebung, z. B. im Wohnbereich oder am Arbeitsplatz?
> - Mitbetroffensein von ebenfalls exponierten Familienangehörigen, Kollegen oder Mitbewohnern?
> - Hinweise auf eine individuell erhöhte Empfindlichkeit der/des Betroffenen unter Bezug auf gesundheitsbasierte Referenzwerte?
> - Hinweise auf subjektive Krankheitstheorien, psychosozialen Stressoren, Aggravation, psychiatrische Erkrankungen, primäre und sekundäre psychische Störungen?
> - Hinweise auf chronische Organerkrankungen wie Atemwegsleiden, Anämie, neurologische, neuromuskuläre psychiatrische oder psychi-
> ▼

22.3.2 Begehung von Wohn- und Aufenthaltsräumen

Eine Ortsbegehung ist in unklaren Belastungssituationen indiziert. Gegebenenfalls sollten Staub- und/oder Luftproben zur speziellen Laboranalytik hinsichtlich Art und Konzentration von Schadstoffen genommen werden.

22.3.3 Ambient-Messungen

▶ Kap. 7.1. Häufig werden Analysen von flüchtigen organischen Verbindungen, Pestiziden, Schwermetallen angefordert. Hinzuweisen ist auf die im Vergleich zu Arbeitsplätzen meist wesentlich niedrigeren Luftkonzentrationen und entsprechende Richtwerte, ▶ http://www.lgl.bayern.de/gesundheit/arbeitsplatz_umwelt/chemische_umweltfaktoren/beurteilungswerte.htm.

22.3.4 Human-Biomonitoring (HBM)

Die innere Belastung durch eine Reihe von Umweltstoffen ist durch Analysen von Urin- und/oder Blutproben objektivierbar und quantifizierbar. Der Nachweis solcher Fremdstoffe aber ist nicht gleichbedeutend mit einer Vergiftung oder gar Diagnose; allerdings weist die Höhe der Konzentration im Organismus eine Assoziation mit dem Erkrankungsrisiko auf. Eine Orientierung zur Beurteilung solcher Laborbefunde geben die sog. **HBM-Werte:** Das Überschreiten des HBM-I-Wertes (Prüfwert, Vorsorgewert) sollte Anlass sein, nach spezifischen Belastungen des Betroffenen zu suchen und gegebenenfalls Präventionsmaßnahmen zu initiieren, anschließend sollte eine Kontrolluntersuchung erfolgen. Wird der HBM-II-Wert (Interventionswert) überschritten, sind gesundheitliche Beeinträchtigungen möglich und es besteht Handlungsbedarf hinsichtlich der Ursachenermittlung und Expositionsreduktion. Im Einzelnen ▶ Kap. 7.1.

Bei Belastung durch verschiedene, in ihrer Wirkung kumulierenden Stoffen, z. B. flüchtige organische

22

Verbindungen in Lösemittelgemischen, sollte nicht nur die einzelne Komponente, sondern der Summenindex (total volatile organic compounds) bewertet werden (▶ Empfehlungen der Ad-hoc-Arbeitsgruppe der Innenraumlufthygiene-Kommission des Umweltbundesamtes und der Arbeitsgruppe Innenraumluft des Umwelthygieneausschlusses der Arbeitsgemeinschaft der Obersten Landesgesundheitsbehörden).

Prüfungsfragen

Anmerkung: Bei den Multiple-Choice-Fragen ist nur eine Antwort richtig!

23.1   Fragen

23.1.1   Kap. 2

Frage 1: Todesfälle infolge von Berufskrankheiten treten in Deutschland vorwiegend auf in Folge
1. Berufsasthmaerkrankungen
2. Steinstaublungenerkrankungen (Silikose)
3. Asbestbedingter Erkrankungen
4. Berufsbedingter Infektionskrankheiten
5. Holzstaubbedingter Tumoren der Nase und Nasennebenhöhlen

Frage 2: Bei welchen arbeitsbedingten Erkrankungen handelt es sich um die häufigsten in Deutschland anerkannten Berufskrankheiten?
1. Irritativ bedingte obstruktive Atemwegserkrankungen
2. Exogen-allergische Alveolitiden
3. Hautkrankheiten
4. Wirbelsäulenerkrankungen
5. Asbestose und asbestbedingte Pleuraplaques

23.1.2   Kap. 3

Frage 1: Welche Aussage zur körperlichen Leistungsfähigkeit ist falsch?
1. Statische Muskelarbeit sollte vermieden werden.
2. Die berufliche Dauerbelastung sollte nicht oberhalb einer Leistung entsprechend 30% der maximalen Sauerstoffaufnahme liegen.
3. Der Trainingseffekt für die Muskelkraft beginnt erst ab Einsatz von 30% der Maximalkraft.
4. Die Muskelkraft der oberen Extremitäten von Frauen beträgt etwa 80% der von Männern.

Frage 2: Welche Aussagen zur Pausengestaltung sind richtig?
1. Mehrere Kurzpausen sind arbeitsphysiologisch günstiger als eine kumulierte Langpause.
2. Maskierte Pausen zählen zur Arbeitszeit.
3. Willkürliche Pausen zählen nicht zur Arbeitszeit.
4. Die Erholung in der Pause folgt einer Linearfunktion.

Antworten:
a. Alle sind richtig.
b. 1 und 2 sind richtig.
c. 1, 2 und 4 sind richtig.
d. 1 und 4 sind richtig.
e. Nur 2 und 4 sind richtig.

Frage 3: Welche Aussagen zur zirkadianen Rhythmik sind falsch?
1. Im Laufe des Lebens passt sich die innere Uhr an die äußeren Zeitgeber an.
2. Ein physiologisches Leistungstief findet sich nachmittags zwischen 16 und 18 Uhr.
3. Der Cortisolgehalt im Blut verläuft in etwa parallel zur physiologischen Leistungskurve.
4. Bei Flügen wird die West-Ost-Verschiebung besser vertragen als die Ost-West-Verschiebung.

Antworten:
a. Alle Aussagen sind falsch.
b. Keine Aussagen ist falsch.
c. 1, 2 und 4 sind falsch.
d. 2 und 3 sind falsch.
e. 1, 3 und 4 sind falsch.

23.1.3   Kap. 4

Frage 1: Welche Aussage zur Klimatisierung am Arbeitsplatz ist falsch?
1. Bei sitzender Tätigkeit sollte die Raumtemperatur nicht 20°C unterschreiten.
2. Zuglufterscheinungen am Arbeitsplatz werden ab ca. 0,2 m/s häufiger beklagt.
3. Die relative Luftfeuchte sollte nicht unter 35% und nicht über 65% liegen.
4. Bei Raumtemperaturen von > 30°C ist der Arbeitsplatz in Büros nicht mehr zum Arbeiten geeignet.

Frage 2: Welche Aussage zum Farbsehen, zur Farbgestaltung ist richtig?
1. Farbsehstörungen sind bei Männern und Frauen gleich häufig.
2. Bei der Farbgestaltung am Arbeitsplatz sollten vornehmlich Aspekte des Wohlbefindens zwecks Steigerung der Arbeitsleistung berücksichtigt werden.
3. Farbenblinde sind grundsätzlich nicht in der Lage, Farbtöne zu unterscheiden.
4. Rotschwäche ist bei Männern häufiger als Blauschwäche.

Frage 3: Welche Regeln sollten bei Bildschirmarbeit eingehalten werden?
1. Positivdarstellung der Buchstaben auf dem Bildschirm erforderlich.
2. Ärztliche Angebotsuntersuchungen zu Lasten des Arbeitgebers.
3. Es ist auf eine genügend große Arbeitsfläche zu achten.
4. Der Bildschirm muss flimmerfrei sein.
5. Für die Bildschirmarbeit sollten Gleitsichtbrillen zur Verfügung gestellt werden.

Antworten:
a. 1 bis 4 ist richtig.
b. 3 und 4 sind richtig.
c. 2, 4 und 5 sind richtig.
d. Alle sind richtig.

Frage 4: Welche Aussagen zur Nacht- und Schichtarbeit sind falsch?
1. Mit dem Lebensalter nimmt die Anpassung an Schichtarbeit ab.
2. Nachtarbeit führt zu einer erheblichen Störung der zirkadianen Rhythmik.
3. Durch längere Nachtarbeitsphasen stellt sich die endogene Rhythmik besser um.
4. Morgentypen haben eher als Abendtypen mit der Nachtschicht Problem.
5. Der Samstag hat für die Planung von Freischichten eine größere soziale Bedeutung als der Sonntag.

Antworten:
a. Nur 3 und 5 sind falsch.
b. Nur 1, 4 und 5 sind falsch.
c. Nur 1, 2 und 4 sind falsch.
d. Nur 3 ist falsch.

23.1.4   Kap. 5

Frage 1: Welche Aussage zum »Healthy-worker-Effekt« ist falsch?
1. Es handelt sich um eine spezielle Form der Auswahlverzerrung (Selektions-Bias) in epidemiologischen Studien in der Arbeitswelt.
2. Anfällige oder Kranke werden häufig keinen starken Belastungen ausgesetzt oder verlassen vor Manifestation der Erkrankung vorzeitig ihren Arbeitsplatz.
3. Aufgrund des »Healthy-worker-Effekt« entsteht der Eindruck, dass Beschäftigte häufiger gesund sind als die Allgemeinbevölkerung.

4. Der »Healthy-worker-Effekt« kann zur Unterschätzung von beruflichen Gesundheitsgefährdungen führen.
5. Der »Healthy-worker-Effekt« belegt den gesundheitsfördernden Effekt von Arbeit.

Frage 2: Eine epidemiologische Studie zeigt einen Zusammenhang zwischen einem Arbeitsstoff und Lungenkrebs. Was spricht gegen einen kausalen Zusammenhang?
1. Der Nachweis eines starken Zusammenhangs
2. Der Nachweis von Dosis-Wirkungs-Beziehungen
3. Störfaktoren (= Confounder), die nicht berücksichtigt wurden
4. Die biologische Plausibilität
5. Die Konsistenz der Befunde

Frage 3: Ein 65-jähriger Patient, der 30 Jahre lang im Steinkohlenbergbau gegenüber quarzhaltigen Grubenstäuben exponiert war, hat folgende Lungenfunktionswerte: Vitalkapazität 3,3 L (unterer Sollgrenzwert 4,0 L), FEV_1 2,0 L (unterer Sollgrenzwert 2,8 L), FEV_1/VC 60% (unterer Sollgrenzwert 68%). Um welchen Lungenfunktionsbefund handelt es sich?
1. Normalbefund
2. Obstruktive Ventilationsstörung
3. Restriktive Ventilationsstörung
4. Kombinierte (obstruktive und restriktive Ventilationsstörung)
5. Verteilungsstörung

23.1.5   Kap. 6

Frage 1: Welche Antwort ist falsch?
Beanspruchungen in Folge arbeitsbedingter psychischer Belastungen sind abhängig von …
1. den individuellen Bewältigungsstrategien der Betroffenen;
2. aktuellen persönlichen Voraussetzungen der Betroffenen wie z. B. Vulnerabilität und individueller Leistungsbereitschaft;
3. vorbestehenden psychischen Erkrankungen;
4. einer möglichen Anerkennung der Beanspruchung oder einer arbeitsbedingten psychischen Folgeerkrankung als Berufskrankheit;
5. dem Verhältnis von Gratifikation und Leistungsanforderung am Arbeitsplatz.

Frage 2: Beschreiben Sie bitte den Unterschied zwischen einer arbeitsbedingten psychischen Belastung und einer arbeitsbedingten psychischen Beanspruchung!

23

Frage 3: Nennen Sie bitte fünf zeitlich unmittelbar an arbeitsbedingte Belastungen gebundene physiologische Beanspruchungssymptome, die mit einer Verschlechterung der Aufgabenbewältigung verbunden sind und die nach Beendigung der Arbeit und bei Einhaltung angemessener Erholungsphasen in der Regel remittieren.

Frage 4: Bitte nennen Sie sechs arbeitsbedingte psychische Belastungsfaktoren, die das individuelle Risiko arbeitsbedingter psychischer Beanspruchungen erhöhen können.

Frage 5: Bitte ordnen Sie diese Begriffe in folgendem Text richtig zu:
Emotionale (1), Gratifikationskrise (2), Bezahlung (3), Reziprozität (4), hohe (5), sozialen (6)

Das Modell des »Effort-Reward-Imbalance« basiert auf dem Grundprinzip der [ ] [ ]. Erhält eine Person für [ ] Verausgabung oder Leistung keine angemessene Belohnung, so kommt es zu intensiven Stresserfahrungen und zur [ ]. Belohnung umfasst dabei nicht nur die [ ], sondern auch [ ] Anerkennung, Wertschätzung, Aufstiegschancen, betriebliche Sicherheit und Status.

Frage 6: Welche Antwort ist falsch?
Gesundheitliche Risiken bei hohen Arbeitsanforderungen am Arbeitsplatz …
1. können durch eine hohe individuelle Verausgabungsneigung (overcommitment) reduziert werden;
2. können durch Zeitdruck sowie durch hohe informatorische Belastungen hervorgerufen werden;
3. können in Abhängigkeit von individuellen Dispositionen durch soziale Unterstützung kompensiert werden;
4. können in Abhängigkeit von individuellen Dispositionen durch eigenverantwortliche Tätigkeit und Handlungsspielräume kompensiert werden;
5. können durch eine zu große Diskrepanz zwischen der Höhe der Anforderungen und der Höhe des persönlichen Nutzens der Arbeit (Bezahlung, Anerkennung, Möglichkeiten beruflicher Weiterentwicklung) erhöht werden.

23.1.6   Kap. 7

Frage 1: Welche/r Arbeitsstoff/e kann/können eine toxische Enzephalopathie verursachen?
1. Quarz
2. Arsen
3. Asbest
4. Lösungsmittelgemische
5. Aromatische Amine

Frage 2: Beschreiben Sie die drei wichtigsten Symptome der lösungsmittelbedingten toxischen Enzephalopathie. (Es werden nur die ersten 3 Antworten bewertet!)

Frage 3: Neurotoxische Effekte von Lösemitteln
1. lassen sich mit labortechnischen Methoden erfassen;
2. lassen sich am besten mit bildgebenden Verfahren identifizieren;
3. müssen von Lästigkeitsreaktionen getrennt werden;
4. treten normalerweise auf einem Expositionsniveau oberhalb arbeitsmedizinischer Grenzwerte der Lösemittel auf;
5. werden im Falle der toxischen Enzephalopathie normalerweise durch kurzfristige hohe Exposition hervorgerufen;
6. werden im Falle der toxischen Enzephalopathie unter Einschätzung prämorbider Leistungen diagnostiziert.

Antworten:
a. Nur 1, 2 und 3 sind richtig.
b. Nur 1, 2 und 4 sind richtig.
c. Nur 2, 3 und 5 sind richtig.
d. Nur 3, 4 und 6 sind richtig.

23.1.7   Kap. 8

Frage 1: An einem Prüfstand für Verbrennungsmotoren herrschten beim Betrieb eines Motors 85 dB(A). Nach Rekonstruktion können jetzt gleichzeitig 4 baugleiche Motoren geprüft werden. Welchem Gesamtlärmpegel ist jetzt der Prüftechniker ausgesetzt?
1. 88 dB(A)
2. 89 dB(A)
3. 91 dB(A)
4. 95 dB(A)
5. 105 dB(A)

23.1.8 Kap. 9

Frage 1: Beschäftigte im Gesundheitswesen besitzen ein erhöhtes Risiko bezüglich der folgenden Infektionskrankheiten (Nennen Sie mindestens drei):

_____

_____

_____

Frage 2: Nennen Sie fünf vom Tier auf den Menschen in Folge beruflicher Exposition übertragbare Infektionskrankheiten:

_____

_____

_____

_____

_____

23.1.9 Kap. 10

Frage 1: Die Asbestose ist im Röntgenbild charakterisiert durch:
1. Zwerchfellverwachsung
2. Einseitige Pleuraverkalkung
3. Streifig-netzartige Zeichnungsvermehrung
4. Veränderungen der Herzsilhouette
5. Vermehrte Strahlentransparenz der Lunge

Frage 2: Die Silikose ist im Röntgenbild charakterisiert durch:
1. Zwerchfellverwachsung
2. Pleuraverkalkung
3. Disseminierte rundliche Fleckschatten
4. Veränderungen der Herzsilhouette
5. Vermehrte Strahlentransparenz der Lunge

Frage 3: Ein 68-jähriger gelernter Rohrschlosser arbeitete von 1955 bis 1987 im Schiffbau. Er war dabei mit Montage- und Demontagearbeiten von Rohrleitungen und Heizungsanlagen beschäftigt, verarbeitete Asbestplatten, -dichtungen und -isolierungen. Bei Schweißarbeiten wurden Asbestmatten zum Schutz der umgebenden Flächen ausgelegt. Es bestand ein Nikotinabusus von insgesamt 20 Pack-Years. Gegenüber welcher Erkrankung besteht bei der vorgenannten Anamnese kein erhöhtes Risiko:

1. Asbestose
2. Bronchialkarzinom
3. Pleuraplaques
4. Silikose
5. Mesotheliom

Frage 4: Welcher Befund weist nicht auf eine Farmerlunge hin:
1. Pricktest-Reaktion auf Gräserpollen
2. Zeitverzögerung von 4–12 h zwischen Antigenkontakt und akuten Krankheitssymptomen
3. Präzipitierende IgG-Antikörper gegen thermophile Aktionomyzeten
4. Fieber und Schüttelfrost
5. Feinblasige Rasselgeräusche über der Lungenbasis

Frage 5: Eine Floristin hat anamnestisch seit einigen Monaten arbeitsplatzbezogene Atembeschwerden (Husten, Luftnot). Die körperliche Untersuchung ist unauffällig. Die Spirometrie bei Ihnen in der Praxis zeigt eine normale Lungenfunktion. Ein von der Patientin mitgebrachtes Thorax-Röntgenbild aus dem letzten Monat ist unauffällig. Bitte geben Sie vier aktuell indizierte weiterführende diagnostische Maßnahmen an! (Es werden nur die ersten 4 Antworten bewertet!)

_____

_____

_____

_____

Frage 6: Ein 49-jähriger Landwirt klagt 4–8 h nach dem Verfüttern von schimmeligem Heu über Husten, Atemnot, Gliederschmerzen, Schüttelfrost und erhöhte Temperatur. Welche Diagnose ist wahrscheinlich?
1. Exogen-allergisches Asthma bronchiale
2. Chemisch-irritatives Asthma bronchiale
3. COPD
4. Exogen-allergische Alveolitis
5. Aspergillom

Frage 7: Durch welchen Arbeitsstoff werden obstruktive Atemwegserkrankungen nicht ausgelöst?
1. Steinkohlengrubenstaub nach langjähriger Exposition
2. chemisch irritativ oder toxisch wirkende Arbeitsstoffe
3. Blei
4. Allergene
5. Schweißrauch

Frage 8: Welcher der folgenden Stoffe zählt nicht zu den eindeutig krebsauslösenden Arbeitsstoffen (Kategorie 1 und 2)?
1. Asbest
2. Aromatische Amine
3. Ionisierende Strahlung
4. Latex
5. Nickel

23.1.10   Kap. 11

Frage 1: Arbeitsbedingte allergische Hauterkrankungen sind häufig. Welche Arten von Allergie-Hauttestungen zur Identifizierung ursächlicher Berufsantigene sind Ihnen bekannt? Bitte nennen Sie drei. (Es werden nur die ersten 3 Antworten bewertet!)

_____

_____

_____

Frage 2: Welche der folgenden Berufsgruppen unterliegt einem hohen arbeitsbedingten Ekzemrisiko?
1. Verwaltungsberufe
2. Friseure
3. Medientechnische Berufe
4. Akademische Berufe
5. Sozialarbeiter

Frage 3: Welcher Test ist für die Ursachenerkennung eines berufsbedingten allergischen Kontaktekzems besonders wichtig?
1. Pricktest
2. CAP-Test (IgE-Antikörpernachweis)
3. Scratchtest
4. Epikutantest
5. Hautfunktionstest

Frage 4: Kontaktekzeme treten nur bei einer begrenzten Zahl von exponierten Personen auf. Welcher Einflussfaktor ist dabei unbedeutend?
1. Konzentration der schädigenden Substanz in Bezug zur Größe der exponierten Hautfläche
2. Häufigkeit und Dauer des Kontaktes
3. Permeabilität und allergene Potenz der Substanz
4. der Zustand der exponierten Haut
5. die Tageszeit des Kontaktes (Nacht-/Tagschicht)

Frage 5: Nennen Sie zu 3 unterschiedlichen Allergietypen (nach Gell u. Coombs) jeweils eine arbeitsbedingte klinische Erkrankungsform. (Es wird

□ Tab. 23.1 Lungenfunktionsuntersuchung eines 50-jährigen Bergmanns

		Ist-Wert	%Ist-/ Soll-Wert	Soll-Wert
Rt	(kPa × s/L)	0,59	268	0,22
TLC	(L)	11,46	160	7,14
RV	(L)	6,90	323	2,14
IGV	(1)	8,96	249	3,60
VC	(L)	4,56	93	4,89
ERV	(L)	2,06	151	1,36
FEV_1	(L)	1,25	33	3,80
FEV_1/VC	(%)	27,34	35	78,75

Rt Atemwegswiderstand; *TLC* totale Lungenkapazität; *RV* Residualvolumen; *IGV* intrathorakales Gasvolumen; *VC* Vitalkapazität; *ERV* exspiratorisches Reservevolumen; *FEV_1* absolute Einsekundenkapazität

jeweils nur 1 Allergietyp und 1 Erkrankungsform gewertet.)

_____

_____

_____

Frage 6: Nennen Sie 3 arbeitsbedingte Ursachen für Hautkrebs:

_____

_____

_____

Frage 7: Beurteilen Sie die Lungenfunktion eines 50-jährigen Bergmanns (□ Tab. 23.1, □ Abb. 23.1). Welche Messwerte des Patienten sprechen für eine Obstruktion?
1. TLC
2. VC
3. RV
4. Rt, FEV_1/VC%
5. ERV

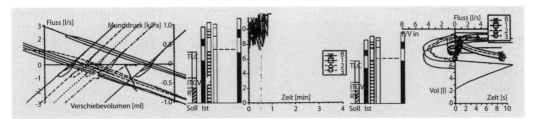

Abb. 23.1 Grafische Darstellung der Lungenfunktionsmanöver, aus der die Werte von ▪ Tab. 23.1 abgeleitet sind

23.1.11 **Kap. 13**

Frage 1: Was ist kein wesentlicher Schritt der Kanzerogenese?
1. Exposition gegenüber einem Karzinogen
2. Initiation
3. Promotion
4. Progression
5. Obstruktion

Frage 2: An welche berufliche Schadstoffbelastung ist bei folgenden malignen Tumoren in erster Linie zu denken? Nennen Sie bitte jeweils nur eine Belastung/einen Stoff! (Es wird jeweils nur die erste Antwort gewertet.)
1. Adenokarzinom der Nasennebenhöhlen:

   _____

2. Pleuramesotheliom: _____
3. Harnblasenkrebs: _____
4. Leukämie: _____

Frage 3: Welche malignen Organtumoren werden durch Buchen- und Eichenholzstaub ausgelöst?
1. Hauttumoren
2. Bronchialkarzinom
3. Nasen- und Nasennebenhöhlentumoren
4. Pleuramesotheliom
5. Non-Hodgkin Lymphom

23.1.12 **Kap. 14**

Frage 1: Ordnen Sie den verschiedenen Allergietypen (▪ Tab. 14.1 und 14.2)
1. jeweils eine Erkrankung zu
2. jeweils einen geeigneten Allergietest zu

Frage 2: Wodurch unterscheiden sich pathogenetisch irritative und toxische von allergischen Atemwegserkrankungen?

23.1.13 **Kap. 22**

Frage 1: Was ist die häufigste Ursache des Plattenepithelkarzinoms der Haut?
1. Arsen
2. Exzessive Anwendung von Kosmetika
3. UV-B-Strahlung des Sonnenlichts
4. Kontakt mit teerhaltigen Produkten
5. Kontakt mit nickelhaltigen Schmuck

Frage 2: Luftverschmutzung ist **nicht** verbunden mit
1. einer schlechteren Lungenfunktion im Kindesalter
2. erhöhter respiratorischer und kardiovaskulärer Mortalität
3. gehäuften Krankenhauseinweisungen von chronisch Lungenkranken
4. einem erhöhten Lungenkrebsrisiko
5. pathologischen Leberwerten

Frage 3: Welche Aussage/n ist/sind in Bezug auf Umweltsyndrome wie MCS, SBS, CSS, CS **falsch**?
1. Es handelt sich durchwegs um ICD-10-Diagnosen.
2. Typischerweise liegen keine pathologischen Organbefunde vor.
3. Schwermetall-Konzentrationen im Blut sind häufig erhöht.
4. Es handelt sich um Ausschlussdiagnosen.
5. Häufig bestehen somatoforme Störungen.

Antworten:
a. 4 und 5 sind falsch.
b. Nur 5 ist falsch.
c. Nur 2 ist falsch.
d. Nur 1 ist falsch.
e. 1 und 3 sind falsch.

23.2   Antworten

23.2.1   Kap. 2

Frage 1: 3
Frage 2: 5

23.2.2   Kap. 3

Frage 1: 4
Frage 2: b
Frage 3: a

23.2.3   Kap. 4

Frage 1: 4
Frage 2: 4
Frage 3: a
Frage 4: d

23.2.4   Kap. 5

Frage 1: 5
Frage 2: 3
Frage 3: 4

23.2.5   Kap. 6

Frage 1: 4
Frage 2:
- Belastung: Einwirkung von außen; Gesamtheit aller arbeitsbedingten Einflüsse
- Beanspruchung: Wirkung der Belastung im Individuum; zeitlich unmittelbar; abhängig von Vulnerabilität, Disposition und Bewältigungsstrategien (Coping); kann einen chronischen Verlauf nehmen und zu psychosomatischen Störungen und Krankheiten führen.

Frage 3: arbeitsbedingte Ermüdung, Stress, Monotonie, herabgesetzte Vigilanz, psychische Sättigung
Frage 4: Zeitarbeit, monotone Arbeit, Einförmigkeit, geringer Handlungsspielraum, negatives Betriebsklima, geringe soziale Unterstützung, Unterbrechungen und Störungen während der Arbeit, interpersonelle Konflikte, Mobbing, Zeitdruck, hohe Arbeitsdichte, prekäres Einkommen, Missverhältnis zwischen Verausgabung und Belohnung (Gratifika-

tionskrise), Schichtarbeit, fehlende organisationale Gerechtigkeit, Überstunden, Überforderung, Unterforderung, Rollenkonflikte, Gefährdung des Arbeitsplatzes (…)
Frage 5: 6, 4, 5, 2, 3, 1.
Frage 6: 1

23.2.6   Kap. 7

Frage 1: 4
Frage 2: Akut rauschartige Zustände, chronisch Konzentrationsschwäche, depressive Stimmungslage, Koordinationsstörung
Frage 3: d

23.2.7   Kap. 8

Frage 1: 3

23.2.8   Kap. 9

Frage 1: Hepatitis B, Hepatitis C, AIDS, Tbc
Frage 2: u. a. Bruzellose, Lyme-Borreliose, Tuberkulose, Tollwut, Frühsommer-Meningoenzephalitis, Toxoplasmose

23.2.9   Kap. 10

Frage 1: 3
Frage 2: 3
Frage 3: 4
Frage 4: 1
Frage 5: Methacholintest, Lungenfunktions-(PEF)-Monitoring am Arbeitsplatz, inhalativer Provokationstest, Prick-Hauttest, spezifische IgE-Antikörperbestimmung (CAP)
Frage 6: 4
Frage 7: 3
Frage 8: 4

23.2.10   Kap. 11

Frage 1: Pricktest, Prick-to-Prick-Test, Provokationstest (Tragetest, Handschuhtragetest), Epikutantest (Läppchentest), Reibetest, Intrakutantest, Scratchtest
Frage 2: 2
Frage 3: 4
Frage 4: 5

Frage 5:
- Typ-I-Soforttyp (IgE): Kontakturtikaria, Rhinitis, Konjunktivitis, Asthma bronchiale, z. B. durch Latex- oder Mehlallergene
- Typ III (IgG): Exogen-allergische Alveolitis
- Typ IV (T-Zellen): Kontaktekzem, z. B. durch chromathaltigen Zementstaub

Frage 6: UV-Licht, Arsen, Teerprodukte, Ruß
Frage 7: 4

23.2.11 Kap. 13

Frage 1: 5
Frage 2:
1. Holzstaub (Eiche oder Buche), auch Nickel, Chrom
2. Asbest
3. Aromatische Amine (bzw. Benzidin, Naphthylamin, Aminodiphenyl, Chlortoluidin; Azofarbstoffe
4. Benzol oder ionisierende/radioaktive Strahlung; Zytostatika

Frage 3: 3

23.2.12 Kap. 14

Frage 1: ◻ Tab. 14.1 und 14.2
Frage 1: primäre Schleimhautschädigung ohne Beteiligung von spezifischen IgE-Antikörpern

23.2.13 Kap. 22

Frage 1: 3
Frage 2: 5
Frage 3: e

Kasuistiken

24.1   1. Fall: J.K., 45 Jahre, Landwirt

■■ Beschwerdebild

Seit 15 Jahren während der Wintermonate Husten mit wenig Auswurf, Fieberschübe bis knapp 40°C, vor allem nachts, verbunden mit Atemnotzuständen. Seit über 5 Jahren leicht zunehmende Belastungsdyspnoe (zwei bis drei Stockwerke). Seither lösen praktisch alle Stäube (z. B. vom Mähdrescher, von Kartoffeln) und Tabakrauch akut Hustenreize aus.

■■ Fragen

1. Verdachtsdiagnose?
2. Differenzialdiagnosen?
3. Welchen Befund erwarten Sie bei der körperlichen Untersuchung?
4. Welche weitergehenden Untersuchungen sind erforderlich?

■■ Körperliche Untersuchungsbefunde

— Größe 180 cm, Gewicht 87,0 kg
— Keine Zyanose, keine Ruhedyspnoe, keine Ödeme, keine Lungenknotenvergrößerungen
— Lungengrenzen an typischer Stelle und normal atemverschieblich. Über den basalen Lungenabschnitten beidseits feinblasige Rasselgeräusche
— Herztöne über allen Ostien rein, keine Extratöne, keine pathologischen Herzgeräusche. RR 140/70 mmHg, HF 66 Schläge/min regelmäßig
— Abdominelle Organe, Wirbelsäule und Extremitäten sowie neurologischer Status regelrecht

■■ Laborchemische Befunde

— BSG 10/20 mm n.W. Leukozyten 12/nL; Stabkernige 8/nL. Linksverschiebung, rotes Blutbild unauffällig. Gesamt IgE 52 kU/L (Norm <100). Gesamt-Protein 8,5 g/dL, g Globuline 25%

■ Tab. 24.1 Ergebnis der Bestimmung antigenspezifischer IgG-Antikörper – Positive Befunde

Antigen	Messwert*
Saccharopolyspora rectivirgula	124,9%
Penicillium notatum	147,9%
Aspergillus fumigatus	151,7%
Schimmelpilzmischung	152,3%
*Norm <130%	

■ Tab. 24.2 Allergiehauttest (Prick)

	Allergen	Hersteller	Durchmesser Quaddel/Erythem
1.	Kontrolle		∅
2.	Histamin		5/25
3.	Derm. farinae	ALK	∅
4.	Derm. pteronyssinus	ALK	∅
5.	Hundehaare	ALK	∅
6.	Pferdehaare	ALK	∅
7.	Katzenhaare	ALK	∅
8.	Federtiere	HAL	∅
9.	Tierepithelien	HAL	∅
10.	Alternaria tenius	ALK	∅
11.	Aspergillus fum.	ALK	∅
12.	Cladoosporium herb	ALK	2/0
13.	Bäume I	HAL	∅
14.	Bäume II	HAL	∅
15.	Bäume III	HAL	∅
16.	Sträucher	HAL	∅
17.	Kräuter	HAL	∅
18.	Gräser	ALK	∅
19.	Hühnereiweiß	ALK	∅
20.	Kuhmilch	ALK	∅
21.	Mehle	HAL	∅
22.	Latex	Eigene Herstellung 0,01 mg/mL	∅
23.	Chironomus Chi t I	Eigene Herstellung 0,1 mg/mL	∅
24.	Küchenschabe	Allergo pharma	∅
25.	Asp. oryzae	Fa. Maser	∅

◘ Tab. 24.3 Lungenfunktionsprüfung des 45-jährigen Patienten. Einzelmessung mit allen Versuchen

		V1	V2	V3	V4	V5	Best	%Best/S	Soll
R_t	[kPa*s/L]	0,14	0,14	0,16	0,16	0,14	0,14	66	0,22
R_{eff}	[kPa*s/L]	0,14	0,07	0,10	0,12	0,13	0,12	55	0,22
sR_t	[kPa*s]	0,49	0,46	0,56	0,55	0,48	0,49	64	0,77
sR_{eff}	[kPa*s]	0,48	0,25	0,35	0,42	0,44	0,42	54	0,77
TLC	[L]	3,10	6,18	5,35	5,31		5,36	73	7,30
RV	[L]	3,10	3,03	2,11	2,20		2,12	100	2,12
RV%TLC	[%]		49,02	39,39	41,41		39,47	125	31,51
VC_{max}	[L]	3,15	3,15	3,24	3,11		3,24	64	5,07
IVC	[L]		3,15	3,24	3,11		3,24	64	5,07
ERV	[L]				0,84	0,86	0,86	61	1,41
FEV_1	[L]	2,45	2,06	2,24			2,45	62	3,95
$FEV_1\%VC_{max}$	[%]	77,72	65,32	69,09			75,49	95	79,11
FVC	[L]	3,03	2,67	2,81			3,03	62	4,86
PEF	[L/s]	3,69	4,56	3,96			3,69	40	9,27
MEF_{75}	[L/s]	3,50	4,11	3,98			3,50	43	8,05
MEF_{50}	[L/s]	2,67	1,60	2,01			2,67	53	5,08
MEF_{25}	[L/s]	0,90	0,48	0,61			0,90	41	2,19
ATS-Akzeptiert	[1=ja]	0,00	0,00	0,00			0,00		
ATS-Fehlercode		100,0	10,00	110,0			106,0		
V Rückextrapolation	[L]	0,20	0,12	0,24			0,20		
FET	[s]	6,52	5,88	5,68			6,52		

Mitarbeit: 1 – 2 – 3 – **4** – 5

- Keine IgE-Antikörper gegen Tierhaare und -epithelien, Schimmelpilze, Cerealien
- Antigenspezifische IgE-Antikörper: ◘ Tab. 24.1

▪▪ Hauttest (Prick)

◘ Tab. 24.2.

▪▪ Lungenfunktionsprüfung

◘ Tab. 24.3 und ◘ Tab. 24.4.

▪▪ Röntgenbefund

Röntgenaufnahme des Thorax in zwei Ebenen: ◘ Tab. 24.5.

▪▪ Bronchoalveoläre Lavage

◘ Tab. 24.6. Beurteilung: Die Differenzialzytologie zeigt bei erhöhter Gesamtzellzahl eine starke Erhöhung der Granulozyten an. Sowohl die neutrophilen als auch die eosinophilen Granulozyten sind auffällig stark erhöht. Immunozytometrisch wird auch eine Vermehrung und auch Aktivierung der T-Zellen deutlich. Der Anteil der $CD8^+$-Zellen ist erhöht und der CD4-Zellanteil erniedrigt; daraus resultiert ein CD4/CD8-Quotient unterhalb des Normbereiches. Die Expression von $CD57^+$ liegt im Normbereich, wohingegen die Expression von CD56, ein zusätzlicher Marker von NK-Zellen, mit 17,7% recht hoch liegt, so dass man nun von einer Vermehrung der NK-Zellen ausgehen kann. Die Expression von CD23 liegt im Normbereich.

24

▣ Tab. 24.4 Blutgasanalysen in Ruhe und unter ergometrischer Belastung

		Ist	%Ist/S	Soll	SollUG
Blutgase in Ruhe					
PaO$_2$	[mmHg]	95,10	109	87,20	73,03
PaCO$_2$	[mmHg]	42,25	106	40,00	36,00
HCO$_3$	[mmol/L]	24,10	94	25,77	23,22
BE	[mmol/L]	−0,70	78	−0,90	−2,01
pH		7,38	100	7,40	7,38
1. Belastung (125 W, 3 min)					
PaO$_2$	[mmHg]	72,30	82	87,96	74,91
PaCO$_2$	[mmHg]	41,50	104	40,00	36,00
HCO$_3$	[mmol/L]	22,10	86	25,77	23,22
BE	[mmol/L]	−3,10	344	−0,90	−2,01
pH		7,35	99	7,40	7,38
2. Belastung (175 W, 3 min)					
PaO$_2$	[mmHg]	68,10	77	87,96	74,91
PaCO$_2$	[mmHg]	41,00	103	40,00	36,00
HCO$_3$	[mmol/L]	20,90	81	25,77	23,22
BE	[mmol/L]	−4,60	511	−0,90	−2,01
pH		7,33	99	7,40	7,38

Sollwerte sind Mittelwerte [Soll] und Grenzwerte n.E.C.
Blutgase n. Ulmer (1983/1986); (Matthys et al. 1995)

▣ Tab. 24.5 Röntgenaufnahmen der Thoraxorgane in zwei Ebenen

Struktur	Befundung
Zwerchfell-kuppeln	Die Zwerchfellkuppeln sind beidseits glatt abzugrenzen, leicht abgeflacht. Die rechte steht ca. 1 cm höher als die linke. Die Sinus phrenicocostales sind beidseits gering stumpfwinklig entfaltet. In Inspiration stehen die Zwerchfellkuppeln links in Höhe des 10., rechts in Höhe des 9. Interkostalraumes
Pleurabe-gleitstreifen	Über beiden Spitzenoberfeldern zeigt sich eine schmalsaumige Verbreiterung und Verdichtung von ca. 2–3 mm, die unregelmäßig konturiert und leicht arkadenartig zu den Spitzenobergeschossen begrenzt ist. Die übrigen Pleurabegleitstreifen in den Mitteluntergeschossen sind glatt abgrenzbar, hier kein Hinweis auf umschriebene Verdichtungen
Lungen-felder	Die Lungenobergeschosse zeigen seitendifferent, rechts mehr als links, eine teils wabige, teils fleckige Verdichtungsstruktur, wobei im rechten Lungenobergeschoß die wabigen Strukturen dickere und dichtere Septen zeigen. Die Mittel- und Untergeschosse zeigen ebenfalls teils streifige, teils angedeutet wabige Verdichtungsstrukturen, rechts mehr als links. Kein Hinweis auf aktuelle fleckig-konfluierende Verdichtungen. Die Gefäße erscheinen zur Peripherie regelrecht. Der Retrokardialraum zeigt eher eine vermehrte Strahlentransparenz
Lungenhill	Die Lungenhill stehen an typischer Stelle, sind nicht verbreitert, etwas unscharf abgrenzbar und vermehrt schattengebend. Die Aufzweigungen der Pulmonalarterien erscheinen jedoch regelrecht

Tab. 24.6 BAL-Analyse mittels Durchflusszytometrie und Lichtmikroskopie. Gesamtzellzahl: $14,6\times10^6$ (Norm Nichtraucher $<13\times10^6$), Zellaktivität: 97%, Farbe: leicht blutig

	Ergebnis	Norm
Differenzialzytologie (%)		
Makrophagen	56,9	<84
Lymphozyten	5,8	<13
Granulozyten	37,3	<3
– Neutrophile	31,8	<3
– Eosinophile	5,5	<0,5
– Mastzellen	/	<0,5
Plasmazellen	/	0
– Bakterien		
Riesenmakrophagen		
Lymphozytenmarker (in % der Lymphozyten)		
B-Zellen (B1) CD19	n.d.	<4
T-Zellen (CD3)	95,3	63–83
CD4 (T-Helfer/Inducer)	38,3	40–70
CD8 (T-Zytotoxine)	56,7	20–40
Quotient: CD4/CD8	0,67	1,1–3,5
NK-Zellen (Leu7; CD57)	2,8	2–14
Aktivierte T-Lymphozyten (HLA-DR)	31,9	<5
IL-2-Rezeptor-positiv (Tac)	3,5	<6
TCR ($\alpha+\beta$) CD3$^+$	83,4	
TCR ($\gamma+\delta$) CD3$^+$	16,3	
CD23-positiv	2,2	
CD56	17,7	
CD2	90,8	

Diese Befunde (CD4/CD8-Quotient unterhalb des Normbereiches, T-Zellvermehrung und -aktivierung, Erhöhung der NK-Zellen) ließen sich recht gut mit einer exogen-allergischen Alveolitis vereinbaren. Akut entzündliche Veränderungen müssen berücksichtigt werden (akute Reaktion am Vortag nach Heustaubexposition).

▪▪ Bronchoskopie

– Prämedikation: 1 Amp. Dormicum 5 mg, 1 Amp. Atropin, 1 Amp. Silomat i.v.

– Indikation: Verdacht auf exogen-allergische Alveolitis (Farmerlunge)

– Anästhesie: Inhalationsanästhesie mit Xylocain 1%ig

– Befund: Komplikationslose transorale Intubation, Kehlkopf anatomisch und funktionell unauffällig. Unauffälliger Trachealbefund. Hauptcarina mittelständig und regelrecht, Zunächst wird das rechte Bronchialsystem inspiziert. Hier sind alle Lappen- und Segmentostien nach Lage, Form und Aufteilung regelrecht. Kein Anhalt für intramurales oder intraluminales Tumorwachstum. Im Anschluss an die Inspektion des rechten Bronchialsystems wird im Mittellappen (S4) eine BAL durchgeführt.
Auch im linken Bronchialsystem sind alle Lappen- und Segmentostien gut zu differenzieren und frei einsehbar. Auch hier makroskopisch kein malignomverdächtiger Befund.
Die gesamte Tracheobronchialschleimhaut ist leichtgradig gerötet und leicht vulnerabel. Im Übrigen Zeichen der chronischen Bronchitis. Normale bronchiale Sekretion. Komplikationslose Beendigung der Untersuchung.

– Beurteilung: Zeichen der floriden, chronischen Bronchitis. Makroskopisch kein malignomverdächtiger Befund

– Entnahme/Einsendung von Untersuchungsmaterial: Spülsekret zur bakteriologischen Untersuchung auf pathogene Keime, TBC mikroskopisch und kulturell

▪▪ Arbeitsbezogener Expositionstest mit Heu

Tab. 24.7. Beschwerden: nach 20 min Nasenkribbeln, Niesreiz; nach 40 min etwas Atembeschwerden mit Hustenreiz, nach 45 min Niesen; nach 8 h auskultatorisch beidseits basal diskrete feinblasige Rasselgeräusche; klinisch: vermehrter Hustenreiz, Patient fühlte sich körperlich schlecht, Gliederschmerzen, Frösteln.

▪▪ Fragen

1. Abschließende Diagnose?
2. Berufskrankheit?
3. Minderung der Erwerbsfähigkeit (MdE) in %?
4. Sekundärpräventive Maßnahmen nach § 3 der Berufskrankheitsverordnung (BKV)?
5. Weitergehende Sekundärprävention erforderlich?
6. Tertiärpräventive Maßnahmen (medizinische und berufliche Rehabilitation)?

24

◘ Tab. 24.7 Arbeitsbezogener Heu-Expositionstest. Inhalative Provokation: Nativ angeschimmeltes Heu. Expositionsdauer: 60 min

	Leerwert	30 min nach Provokation	2 h	4 h	6 h	Kontrolle nach 5 min	7 h	9 h	Kontrolle nach 5 min	24 h
sR_t (kPa/L/s)	0,333	0,187	0,211	0,294	0,288		0,000	0,236		0.212
IGV (mL)	2892	3672	3172	3351	3413		3413	3351		3295
IGV (% Soll)	72	91	79	83	85		85	83		82
Spirometrie										
IVC (L)	3,64			3,81	3,32		3,02	3,34		3,57
FEV_1 (L)	3,16			3,04	3,00		2,12	2,84		3,12
FEV_1 (% Soll)	77			74,3	73,3		70,4	69,4		76,3
PEF (L/s)	7,83			10,2	6,31		8,52	6,65		6,69
MEF_{75} (L/s)	7,74			5,86	7,30		6,44	5,74		6,38
MEF_{50} (L/s)	3,54			3,19	3,10		3,14	2,92		3,80
MEF_{25} (L/s)	1,32			1,34	1,16		1,19	1,34		1,52
Blutgasanalyse										
P_{a+O2} (mmHg)	76,1	90,4	67,1	78,0	68,5	71,0	76,0	(50,2)	64,0	75,5
P_{a+CO2} (mmHg)	41,9	40,8	44,9	44,2	42,1	42,4	32,3	36,0	30,4	39,9

Rhinomanometrie

	Leerwert	30 min nach Provokation	2 h	4 h
Flow links	62	177	79	28
(cm^3/s) rechts	103	84	447	42

Temperatur (postexpositionelle Zeit)

0 h	3 h	4 h	5,5 h	6,5 h	7,5 h	9,5 h	10,5 h	11,5 h	14,5 h	20 h
36,6	36,6	36,6	36,9	37,6	37,9	38,8	38,5	38,9	37,2	36,6

24.2   2. Fall: E.D., 29 Jahre, Bergmann

■ ■ Berufsanamnese und Beschwerdebild

Seit 10 Jahren als Hauer vor Kohle (Steinkohlenbergbau) tätig. Seit 6 Jahren immer wieder grippeähnliche Beschwerden mit Rhinorrhö, blockierter Nasenatmung und Konjunktivitis, vor allem wenn in der Nähe seines Arbeitsplatzes isocyanathaltige Gebirgsverfestiger (Bevedan®/Bevedol®) verarbeitet werden. Im weiteren Verlauf zusätzlich thorakales Engegefühl, verbunden mit pfeifenden Atemgeräuschen. An Wochenenden und arbeitsfreien Zeiten regelmäßig wesentliche Besserung.

■ ■ Bericht des technischen Aufsichtsbeamten der Berufsgenossenschaft

Untertage-Tätigkeit primär im Bereich der Haupt- bzw. Hilfsantriebe. Kein direkter Kontakt mit isocyanathaltigen Stoffen (Bevedan® = Härter des Gebirgsverfestigers), jedoch indirekte Exposition, da deren Anwendung in der Nähe des Arbeitsplatzes stattfindet.

Tab. 24.8 Bestimmung spezifischer IgE-Antikörper gegen Isocyanat-Konjugate im Serum (Norm <0,35 kU/L)

Antikörper	Wert
TDI-HSA	1,51 kU/L
MDI-HSA	4,26 kU/L
HDI-HSA	1,30 kU/L

Körperlicher Untersuchungsbefund

- Körpergröße 175 cm, Körpergewicht 85 kg, RR 130/80 mmHg, Puls 72 Schläge/min
- 27-jähriger Versicherter in leicht übergewichtigem Ernährungszustand und sonst normalen Allgemeinzustand
- Haut und sichtbare Schleimhäute gut durchblutet, keine kardiopulmonalen Auffälligkeiten Keine Hautveränderungen, keine Zyanose, kein Ikterus. Die peripheren Lymphknotenstationen sind frei
- Kopf- und Halsorgane, Thoraxorgane, Bauchorgane, Skelett- und Bewegungsapparat, Nerven- und Gefäßsystem sind zum Untersuchungszeitpunkt unauffällig

Laborchemische Befunde

- BSG 4/12 mm n.W. Rotes Blutbild einschließlich Differenzialausstrich unauffällig; Kreatinin, Harnstoff, Harnsäure, Elektrolyte, Transaminasen, γ-GT, AP, Gesamteiweiß, Elektrophorese und Urinstatus unauffällig
- Gesamt-IgE unauffällig. Nachweis spezifischer IgE-Antikörper (CAP-System) auf die Isocyanate HDI, MDI und TDI (Einzelwerte Tab. 24.8). Keine spezifischen IgG-Antikörper auf die Disocyanate HDI, MDI und TDI

EKG

- Unauffälliger Stromkurvenverlauf
- Begründung der Untersuchung: Screening zum Ausschluss eines Asthma kardiale bzw. signifikanter Herzvitien; Ausschluss von signifikanten Kammerendteilveränderungen vor dem Belastungstest bei der Lungenfunktionsprüfung

Hauttest (Prick)

- Tab. 24.9 und Tab. 24.10
- Begründung der beiden Hauttests: Diagnostik von ubiquitären Sensibilisierungen und deren Abgrenzung gegenüber Berufsallergien

Tab. 24.9 Allergiehauttest (Prick)

	Allergen	Hersteller	Durchmesser Quaddel/Erythem
1.	Kontrolle		∅
2.	Histamin		5/30
3.	Derm. farinae	ALK	∅
4.	Derm. pteronyssinus	ALK	∅
5.	Hundehaare	ALK	2/0
6.	Pferdehaare	ALK	∅
7.	Katzenhaare	ALK	∅
8.	Federtiere	HAL	∅
9.	Tierepithelien	HAL	∅
10.	Alternaria tenius	ALK	∅
11.	Aspergillus fum.	ALK	∅
12.	Cladoosporium herb	ALK	2/0
13.	Bäume I	HAL	∅
14.	Bäume II	HAL	∅
15.	Bäume III	HAL	∅
16.	Sträucher	HAL	∅
17.	Kräuter	HAL	∅
18.	Gräser	HAL	∅
19.	Hühnereiweiß	ALK	∅
20.	Kuhmilch	ALK	∅
21.	Mehle	HAL	∅
22.	Latex	Eigene Herstellung 0,01 mg/mL	∅
23.	Chironomus Chi t I	Eigene Herstellung 0,1 mg/mL	∅
24	Küchenschabe	Allergo pharma	∅

◘ Tab. 24.10 Allergiehauttest (Prick) mit speziellen Berufsallergenen

Allergen (Konjugat)	Durchmesser Quaddel/ Erythem
TDI-HSA	2/0
MDI-HSA	3/11
HDI-HSA	∅

▪▪ Röntgenbefund

▬ Röntgenaufnahme des Thorax in zwei Ebenen: altersentsprechender unauffälliger Herz-, Lungen- und Gefäßbefund

▬ Begründung der Untersuchung: Ausschluss von gravierenden Lungen- oder Herzerkrankungen (Screening); Ausschluss einer Silikose

▪▪ Lungenfunktionsprüfung

▬ In Ruhe und ohne Medikation bodyplethysmographisch normaler Atemwegswiderstand. Intrathorakales Gasvolumen und Residualkapazität innerhalb der Sollgrenzen. Fluss-Volumen-Kurve normal. Statische und dynamische Parameter unauffällig. CO-Transferfaktor normal, kein Hinweis auf eine Gasaustauschstörung

▬ Sowohl in Ruhe als auch unter körperlicher Belastung mit 150 W über 4 min bzw. 75 W über 2 min normaler Sauerstoffpartialdruck und Kohldioxidpartialdruck (Normokapnie und Normoxämie)

▬ Im unspezifischen bronchialen Provokationstest mit Methacholin unter einer kumulativen Dosis von 0,09 mg überschießende bronchokonstriktive Reaktion als Zeichen einer starken unspezifischen bronchialen Hyperreaktivität (◘ Tab. 24.11, ◘ Tab. 24.12 und ◘ Tab. 24.13 sowie ◘ Abb. 24.1).

▬ Zusammenfassend unspezifische bronchialen Hyperreaktivität, ansonsten normale Lungenfunktion.

▪▪ Fragen

1. Verdachtsdiagnose?
2. Handelt es sich bei dem Krankheitsbild um eine allergisch vermittelte Symptomatik oder eine chemisch irritative/toxische Symptomatik? Bitte begründen Sie Ihre Antwort.
3. Differenzialdiagnosen?
4. Welchen auffälligen Befund erwarten Sie bei der körperlichen Untersuchung ca. 1 Jahr nach Aufgabe der Tätigkeit?
5. Welche lungenfunktionsanalytischen Methoden zur Erfassung der Atemmechanik, des Gasaustausches und der bronchialen Reaktivität kennen Sie und welche von diesen Methoden halten Sie im vorliegenden Fall diagnostisch für indiziert?
6. Bei dem Patienten liegt offenbar eine Sensibilisierung vom Soforttyp auf das Isocyanat MDI vor, welches sich im Pricktest und serologisch (spezifische IgE-Antiköper) nachvollziehen lässt. MDI ist ein Inhaltsstoff des Härters des Gebirgsverfestigers (Bevedan®). Darüber hinaus besteht eine »unspezifische« bronchiale Hyperreaktivität im Methacholintest. Welche zusätzlichen diagnostischen Maßnahmen halten Sie für erforderlich?

◘ Tab. 24.11 Bodyplethysmographie – Methacholin-Provokationstest. Kumulierte Dosis: 0,29 mg

		Basis	%Ba/S	maxMCH	%max/Ba	Soll	SollOG
R_t	[kPa*s/L]	0,21	95	0,60	284	0,22	0,30
R_{eff}	[kPa*s/L]	0,19	85	0,57	304	0,22	0,30
sR_t	[kPa*s]	0,82	118	2,59	317	0,69	1,06
sR_{eff}	[kPa*s]	0,73	105	2,48	339	0,69	1,06
IGV (Ulmer)	[L]	3,52	110	3,67	104	3,20	3,82
IVC (Body)	[L]	5,40	102	0,91	17	5,27	6,19
RV	[L]	1,75	106	3,29	188	1,66	2,33
TLC	[L]	7,14	103	4,20	59	6,90	8,05
RV%TLC	[%]	24,47	100	78,37	320	24,49	33,44
ERV (Body)	[L]	1,78	112	0,38	21	1,59	1,59

☐ Tab. 24.12 Inhalativer 4-Stufen-Provokationstest mit Methacholin

	Kumulativ	R_t	sR_t	sR_{eff}	IGV	Zeit
Soll		0,22	0,69	0,69	3,20	
Ist1		0,21	0,82	0,73	3,52	11:00
Ist2	0,1 mg	0,25	1,00	0,88	3,52	11:51
Ist3	0,29 mg	0,60	2,59	2,48	3,67	11:54
Ist4	2 Hübe	0,32	1,09	0,97	3,20	12:00
Ist5						
Ist6						
% Ist2/Ist1		118	122	121	100	
% Ist3/Ist1		284	317	339	104	
% Ist4/Ist1		153	134	133	91	
% Ist5/Ist1						
% Ist6/Ist1						

☐ Tab. 24.13 Blutgasanalysen in Ruhe und unter ergometrischer Belastung

		Ist	%Ist/S	Soll	SollUG
Blutgase in Ruhe					
PaO_2	[mmHg]	107,60	118	91,49	77,32
$PaCO_2$	[mmHg]	40,50	101	40,00	36,00
HCO_3	[mmol/L]	22,20	86	25,77	23,22
BE	[mmol/L]	−2,60	289	−0,90	−2,01
pH		7,36	99	7,40	7,38
1. Belastung (75 W, 2 min)					
PaO_2	[mmHg]	94,80	103	92,16	79,10
$PaCO_2$	[mmHg]	41,90	105	40,00	36,00
HCO_3	[mmol/L]	22,40	87	25,77	23,22
BE	[mmol/L]	−2,70	300	−0,90	−2,01
pH		7,35	99	7,40	7,38
2. Belastung (150 W, 4 min)					
PaO_2	[mmHg]	94,40	102	92,16	79,10
$PaCO_2$	[mmHg]	39,20	98	40,00	36,00
HCO_3	[mmol/L]	21,90	85	25,77	23,22
BE	[mmol/L]	−2,50	278	−0,90	−2,01
pH		7,37	100	7,40	7,38

Sollwerte sind Mittelwerte [Soll] und Grenzwerte n.E.C.
Blutgase n. Ulmer (1983/1986)

24

□ Tab. 24.14 Arbeitsbezogener Expositionstest mit MDI. Inhalative Provokation: MDI. Expositionsdauer: 3 min

Zeit	Leerwert	3 ppb MDI	Spasmolyse 10 min	Nachmessung 30 min	60 min	120 min	180 min	240 min	300 min	360 min	Kontrolle 20 h
R_t (kPa/L/s)	0,173	0,90	0,368	0,22	0,198	0,302	0,302	0,169	0,311	0,220	0,358
sR_t (kPa/xs)	0,672	4,53	1,42	3,35	3,31	3,709	3,04	3,68	3,84	4,02	4,52
IGV (L)	3,39	3,42	3,42	3,35	3,35	3,709	3,04	3,68	3,84	4,02	4,52
Spirometrie											
VCin (L)	5,69		4,95			5,68		5,57		5,51	5,16
FEV_1 (L)	5,28		4,40			5,56		4,88		4,72	4,04
FEV_1 (% Soll)	124		103			131		115		111	95
PEF (L/s)	12,2		8,44			13,8		8,02		6,61	5,43
MEF_{75} (L/s)	11,7		7,94			13,7		8,02		6,61	5,16
MEF_{50} (L/s)	8,03		4,95			8,67		6,71		5,27	4,19
MEF_{25} (L/s)	2,85					3,34		3,28		3,42	2,03
Blutgasanalyse											
P_{a+O2} (mmHg)	100,4							103		97	91,9
P_{a+CO2} (mmHg)	38,6							36,1		37,4	38
Pulsoxymeter											
Rhinomanometrie											
Flow links (cm³/s)	44	0						154		59	
Flow rechts (cm³/s)	0	0						603		717	
T_{LCO}%	112%									106%	

Anlage 4b

Inhalativer 4-Stufen-Provokationstest mit Methacholin

Alter:	27 Jahre	Identifikation:	ED260767
Geschlecht:	männlich	Journalnummer:	E02088-94
Größe:	175,0 cm		
Gewicht:	85,0 kg		

	Kumul.	Rt	sRt	sReff	IGV	Datum	Zeit
Soll		0.22	0.69	0.69	3.20		
Ist1		0.21	0.82	0.73	3.52	19.09.1994	11:00
Ist2	0.1 mg	0.25	1.00	0.88	3.52	19.09.1994	11:51
Ist3	0.29 mg	0.60	2.59	2.48	3.67	19.09.1994	11:54
Ist4	2 Hübe	0.32	1.09	0.97	3.20	19.09.1994	12:00
Ist5							
Ist6							
%Ist2/Ist1		118	122	121	100		
%Ist3/Ist1		284	317	339	104		
%Ist4/Ist1		153	134	133	91		
%Ist5/Ist1							
%Ist6/Ist1							

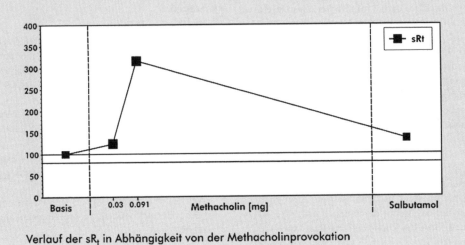

Verlauf der sR$_t$ in Abhängigkeit von der Methacholinprovokation

◻ **Abb. 24.1** Verlauf der sR$_t$ in Abhängigkeit von der kumulativen Methacholindosis

■■ **Arbeitsplatzbezogener inhalativer Expositionstest mit MDI (◻ Tab. 24.14 und ◻ Abb. 24.2)**

— Methodik: In einer 9 m³ großen Kammer ohne
natürliche Belüftungsverhältnisse wird der Patient über 15 min einer Atmosphäre von 3 ppb,
über 45 min von 5 ppb und über 10 min von
10 ppb MDI ausgesetzt. Die Luftkonzentrationen

des MDI werden kontinuierlich mit einem Photo-
meter bestimmt und entsprechend nachreguliert.
Eine Lungenfunktionsmessung erfolgt vor dem
Provokationstest, nach den entsprechenden Stei-
gerungen der Luftkonzentrationen sowie in
stündlichen Abschnitten nach der Provokation
bzw. bei auftretenden Beschwerden.

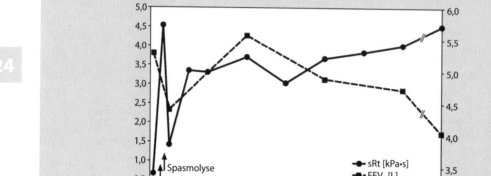

Abb. 24.2 Verlauf von sR_t und FEV_1 nach MDI-Exposition

— Beschwerden: nach 3 min starker Niesreiz, Augenbrennen, nach 4 min. Gesichtsrötung und starke Atemnot: 1 Amp. Solosin, 1 Amp. Decortin 25, 9 Hübe Berotec-Spray

— Beurteilung: Bei normalen lungenfunktionsanalytischen Ausgangswerten zeigte sich nach kurzfristiger Exposition gegenüber MDI eine überschließende bronchiale Obstruktion, die sowohl messtechnisch als auch klinisch erfassbar war. Der Versicherte klagte über erhebliche Atemnot. Auskultatorisch war eine ausgeprägte Bronchospastik zu vernehmen. Es bestand Niesreiz, beidseits Konjunktivitis sowie eine Rötung des Gesichts. Messtechnisch fand sich ein sprunghafter Anstieg des Atemwiderstandes von 0,173 kPa/L/s auf 0,9 kPa/L/s. Die spezifische Resistance stieg von 0,67 kPa × s auf 4,53 kPa × s an. Wegen der ausgeprägten klinischen Symptomatik mussten dem Versicherten Theophyllin und Kortikosteriode intravenös verabreicht werden. Es fand ferner eine Behandlung mit inhalativen β_2-Sympathomimetika und tropischen Kortikosteroiden statt. Im weiteren Verlauf war die isocyanatinduzierte Atemwegsobstruktion in den Nachkontrollen bis 20 h nachweisbar.

— Zusammenfassend handelt es sich um eine starke bronchialobstruktive Reaktion von Soforttyp auf das Isocyanat MDI.

▪▪ **Fragen**

1. Abschließende Diagnosen?
2. Handelt es sich hierbei um eine gelistete Berufskrankheit (falls ja, welche Listennummer der Berufskrankheit) oder um eine berufsbedingte Erkrankung, die nach der Öffnungsklausel § 9 Abs. 2 SGB VII anzuerkennen ist?
3. Wie hoch schätzen Sie die Minderung der Erwerbsfähigkeit (MdE) in % auf dem allgemeinen Arbeitsmarkt ein?
4. Wie kann im konkreten Fall eine sichere Expositionskarenz gegenüber MDI gewährleistet werden?
5. Welche sekundärpräventiven Maßnahmen nach § 3 der Berufskrankheitsverordnung sind angezeigt?

24.3   3. Fall: B.S., 42 Jahre, Schreiner

▪▪ **Beschwerdebild**

Vor zwei Jahren während des Abschleifens von frischem Holz erstmals Atemnotanfall. Diagnose des ärztlichen Notdienstes; spastische Bronchitis. Im Folgenden während Schreinerarbeiten häufig Atemnotbeschwerden. Nach betrieblicher Umsetzung in den Außendienst über ein Jahr bis heute Atemnotbeschwerden unter körperlicher Belastung.

▪▪ Fragen

1. Verdachtsdiagnose?
2. Differenzialdiagnosen?
3. Welchen auffälligen Befund erwarten Sie bei der körperlichen Untersuchung?
4. Welche weitergehenden Untersuchungen sind erforderlich?

▪▪ Körperliche Untersuchungsbefunde

- Größe 172 cm, Gewicht 80 kg
- Keine Zyanose, keine Ruhedyspnoe, keine Ödeme, keine Lymphknotenvergrößerungen
- Knöcherner Thorax regelrecht. Lungengrenzen an typischer Stelle und normal atemverschieblich; über allen Lungenabschnitten sonorer Klopfschall und unauffälliges Atemgeräusch ohne Nebengeräusche
- Herztöne über allen Ostien rein, keine Extratöne, kein pathologisches Geräusch
- RR 185/80 mmHg, HF 80 Schläge/min regelmäßig
- Abdominelle Organe, Wirbelsäule und Extremitäten sowie neurologischer Status regelrecht

▪▪ Laborchemische Befunde

- Gemischte Hyperlipoproteinurie, Erhöhung der γ-GT und GPT; im Differenzialblutbild Leukozytose mit Linksverschiebung; Hämaturie
- Gesamt IgE: 359 kU/L (Norm <100)
- IgE-Antikörper: Hölzer positiv
- Spezifische IgG-Antikörper gegen Schimmelpilze und thermophile Aktinomyzeten
- Hauttest (Prick): ❏ Tab. 24.15
- Lungenfunktionsprüfung: ❏ Tab. 24.16, ❏ Tab. 24.17, ❏ Tab. 24.18, ❏ Tab. 24.19 und ❏ Tab. 24.20
- Röntgenaufnahme des Thorax in zwei Ebenen (fachradiologisches Gutachten):
  - Es zeigt sich ein altersentsprechender kardiopulmonaler Befund. Radiologisch ergeben sich keine Hinweise auf eine Atemwegserkrankung durch allergisierende, chemisch irritative oder toxisch wirkende Stoffe.
  - Es bestehen keine Zeichen eines Lungenemphysems oder einer arteriell-pulmonalen Drucksteigerung.
  - Radiologische Zeichen einer chronischen Bronchitis sind ebenfalls nicht erkennbar. Andersartige pathologische intrapulmonale Verschattungen kommen ebenfalls nicht zur Darstellung.
  - Das Herz ist mittelständig, normal groß und nicht vitiumtypisch konfiguriert. Pathologische Veränderungen des oberen Mediastinums, der Lungenhill sowie des knöchernen Thorax bestehen nicht.

❏ **Tab. 24.15** Allergiehauttest (Prick)

	Allergen	Hersteller	Durchmesser Quaddel/ Erythem
1.	Kontrolle		∅
2.	Histamin		7/30
3.	Derm. farinae	ALK	∅
4.	Derm. pteronyssinus	ALK	∅
5.	Hundehaare	ALK	∅
6.	Pferdehaare	ALK	∅
7.	Katzenhaare	ALK	∅
8.	Federn*	HAL	2/5
9.	Tierepithelien	HAL	∅
10.	Alternaria alternata*	ALK	4/7
11.	Aspergillus fum.	ALK	∅
12.	Cladoosporium herb	ALK	∅
13.	Bäume I	HAL	∅
14.	Bäume II	HAL	∅
15.	Bäume III	HAL	∅
16.	Sträucher	HAL	∅
17.	Sommerkräuter*	HAL	2/10
18.	Gräser*	ALK	8/25 PS
19.	Hühnereiweiß	ALK	∅
20.	Kuhmilch	ALK	∅
21.	Mehle	HAL	∅
22.	Latex	Eigene Herstellung 0,01 mg/mL	∅
23.	Chironomus Chi t 1-9	Eigene Herstellung 0,1 mg/mL	∅
24.	Küchenschabe	Hycor	

* Positiv/grenzwertige Rektion
PS Pseudopodien

24

⬛ **Tab. 24.16** Bodyplethysmographie – Bronchospasmolysetest

		Ist	%Ist/S	Spasmo	%Sp/Ist	Soll	SollOG
Rt	[kPa*s/L]	0,49	221	0,25	51	0,22	0,30
R_{eff}	[kPa*s/L]	0,45	206	0,21	46	0,22	0,30
sR_t	[kPa*s]	1,17	168	0,83	71	0,70	1,07
sR_{eff}	[kPa*s]	1,09	157	0,70	64	0,70	1,07
IGV (Ulmer)	[L]	1,83	56	2,74	149	3,27	3,90
IVC (Body)	[L]	4,61	99	4,73	103	4,67	5,58
RV	[L]	1,06	54	1,34	126	1,95	2,62
TLC	[L]	5,67	85	6,07	107	6,66	7,81
RV%TLC	[%]	18,71	62	22,04	118	30,34	39,29
ERV (Body)	[L]	0,77	57	1,40	181	1,37	1,37

⬛ **Tab. 24.17** Spirometrie/Fluss-Volumen-Kurve

		Ist	%Ist/S	Spasmo	Soll	SollUG
VC_{max}	[L]	4,64	99	4,73	4,67	3,75
IVC	[L]	4,61	99	4,73	4,67	3,75
FEV	[L]	4,51	101		4,48	3,47
FEV1	[L]	3,88	105		3,69	2,85
$FEV1\%VC_{max}$	[%]	83,62	105		79,65	67,89
PEF	[L/s]	10,34	116		8,90	6,92
MEF_{75}	[L/s]	8,98	117		7,70	4,90
MEF_{50}	[L/s]	4,21	86		4,87	2,70
MEF_{25}	[L/s]	1,70	83		2,06	0,78

⬛ **Tab. 24.18** CO-Transferfaktor/Diffusionskapazität

		Ist	%Ist/S	Soll	SollUG
RV-He	[L]	1,75	90	1,95	1,27
TLC-He	[L]	6,07	91	6,66	5,51
RV%TLC-He	[%]	28,77	95	30,34	21,39
VIN	[L]	4,32	93	4,67	3,75
VA	[L]	5,92			
T_{LCO} SB	[mmol/min/kPa]	13,69	133	1,31	7,99
T_{LCO}/VA	[mmol/min/kPa/L]	2,31	117	1,97	1,53

☐ Tab. 24.19 Compliance

		Ist	%Ist/S	Soll	SollUG
Compliance st	[L/kPa]	1,97	86	2,30	2,10
Compliance dyn	[L/kPa]	1,90	82	2,30	2,10

☐ Tab. 24.20 Blutgasanalysen in Ruhe und unter ergometrischer Belastung

		Ist	%Ist/S	Soll	SollUG
Blutgase in Ruhe					
PaO_2	[mmHg]	74,85	85	87,76	73,59
$PaCO_2$	[mmHg]	39,50	99	40,00	36,00
HCO_3	[mmol/L]	23,10	90	25,77	23,22
BE	[mmol/L]	−1,40	156	−0,90	−2,01
pH		7,37	100	7,40	7,38
1. Belastung (50 W, 3 min)					
PaO_2	[mmHg]	84,90	96	88,66	75,91
$PaCO_2$	[mmHg]	41,80	105	40,00	36,00
HCO_3	[mmol/L]	22,70	88	25,77	23,22
BE	[mmol/L]	−2,20	244	−0,90	−2,01
pH		7,36	99	7,40	7,38
2. Belastung (100 W, 3 min)					
PaO_2	[mmHg]	101,60	115	88,66	75,61
$PaCO_2$	[mmHg]	36,50	91	40,00	36,00
HCO_3	[mmol/L]	20,80	81	25,77	23,22
BE	[mmol/L]	−3,20	356	−0,90	−2,01
pH		7,38	100	7,40	7,38

Sollwerte sind Mittelwerte [Soll] und Grenzwerte n.E.C.
Blutgase n. Ulmer (83/86)

— Arbeitsbezogener Expositionstest mit eigenem Holzstaub: ☐ Tab. 24.21; Beschwerden nach Provokation leichter Husten, Niesen

■■ **Fragen**

1. Abschließende Diagnose?
2. Berufskrankheitsnummer?
3. Minderung der Erwerbsfähigkeit (MdE): %
4. Sekundärpräventive Maßnahmen nach § 3 der Berufskrankheitsverordnung (BKV)?
5. Weitergehende Sekundärprävention erforderlich?
6. Tertiärpräventive Maßnahmen (medizinische und berufliche Rehabilitation)?

Tab. 24.21 Arbeitsbezogener Expositionstest mit Holzstaub

Zeit	Leerwert	40 min	60 min	120 min	Nachmessung 30 min	Nachmessung 120 min	Nachmessung 240 min	Nachmessung 300 min	Nachmessung 20 h
R_t (kPa/L/s)	0,323	0,316	0,345	0,670	0,579	0,466	0,629	0,470	0,339
sR_t (kPa/xs)	0,958	1,06	1,19	2,71	2,26	1,90	2,16	1,75	1,16
IGV (L)	2,79	3,19	3,07	3,67	3,79	3,85	3,18	3,64	3,25
Spirometrie									
VC (L)	4072			4,15		4,04		4,08	4,63
FEV_1 (L)	3,96			3,60		3,28		3,40	3,96
FEV_1 (% Soll)	107			97,6		88,9		87,4	107
PEF (L/s)	12,9			9,92		9,00		9,70	12,9
MEF_{75} (L/s)	7,93			7,52		6,39		6,65	8,12
MEF_{50} (L/s)	4,31			4,13		3,44		3,55	4,42
MEF_{25} (L/s)	1,78			1,84		3,47		1,55	1,87
Blutgasanalyse									
P_{aO2} (mmHg)	76,8			72,75		61,6		63,3	81,85
P_{aCO2} (mmHg)	39,9			41,4		40,9		38,0	39,25
Pulsoxymeter									
Rhinomanometrie									
Flow li.	182			298					
(cm³/s) re.	116			134					
CO-Transferfaktor									
T_{LCO}%	133							125	

◘ Tab. 24.22 Bodyplethysmographie – Methacholin-Provokationstest. Kumulierte Dosis 0,183 mg

		Basis	%Ba/S	maxMCH	%max/Ba	Soll	SollOG
R_t	[kPa*s/L]	0,31	139	0,64	209	0,22	0,30
R_{eff}	[kPa*s/L]	0,26	118	0,56	214	0,22	0,30
sR_t	[kPa*s]	1,05	149	2,50	237	0,71	1,08
sR_{eff}	[kPa*s]	0,90	127	2,18	243	0,71	1,08
IGV (Ulmer)	[L]	3,03	85	3,48	115	3,59	4,21
IVC (Body)	[L]	3,54	67	2,10	83	3,78	4,70
RV	[L]	1,73	72	2,67	154	2,40	3,07
TLC	[L]	4,27	67	4,77	112	6,34	7,49
RV%TLC	[%]	40,49	103	56,01	138	39,31	48,26
ERV (Body)	[L]	1,30	127	0,81	62	1,03	1,03

Mitarbeit: 1 – **2** – 3 – 4 – 5

24.4   4. Fall: S.H., 65 Jahre, Hilfsarbeiter in der Formsandverarbeitung

▪▪ Beschwerdebild
Seit 1992 Luftnot unter Belastung. 1995 starke Verschlechterung, seither Atemnot bei geringer körperlicher Belastung (ein Stockwerk). Keine Asthmaanfälle oder nächtliche Atemnotzustände.

▪▪ Fragen
1. Verdachtsdiagnose?
2. Differenzialdiagnosen?
3. Welchen Befund erwarten Sie bei der körperlichen Untersuchung?
4. Welche weitergehenden Untersuchungen sind erforderlich?

▪▪ Körperliche Untersuchungsbefunde
– Größe 168 cm, Gewicht 67 kg
– Sehr schlanker Patient; Haut und Schleimhäute gut durchblutet; Teleangiektasien im Gesichtsbereich; keine Zyanose
– Lungengrenzen an typischer Stelle, aber wenig atemverschieblich
– Insgesamt leises Atemgeräusch.
– Herz und Kreislauf: Tachykardie, RR 185/100 mmHg beidseits
– Bauchorgane: unauffälliger Befund
– Wirbelsäule: linkskonvexe Skoliose der BWS, Kyphose

▪▪ Laborchemische Befunde
– Leicht erhöhte γ-GT, Glukosurie (bekannter Diabetes mellitus Typ II)
– Gesamt IgE: 190 kU/L (Norm <100)

▪▪ Hauttest (Prick)
– Kein Nachweis kutaner Reaktionen auf ubiquitäre Inhalationsallergene
– Prick-Test mit Isocyanaten: keine Sensibilisierung

▪▪ Lungenfunktionsprüfung
◘ Tab. 24.22, ◘ Tab. 24.23, ◘ Tab. 24.24, ◘ Tab. 24.25, ◘ Tab. 24.26 und ◘ Tab. 24.27.

▪▪ Röntgenaufnahme und Computertomographie
Unter Berücksichtigung der Voruntersuchung zeigt sich das Bild langsam entwickelnder kleinnodulärer Verdichtungen. Dieser Befund ist zu klassifizieren als 3/3 q/r (beide Oberfelder) B (beide Oberfelder) nach der ILO 2000 (◘ Abb. 10.1). Hinweise für asbestassoziierte Pleuraveränderungen bzw. für eine Asbestose bestehen nicht.

▪▪ Fragen
1. Abschließende Diagnose?
2. Berufskrankheitsnummer?
3. Minderung der Erwerbsfähigkeit (MdE): %
4. Sekundärpräventive Maßnahmen nach § 3 der Berufskrankheitsverordnung (BKV)?

24

◻ Tab. 24.23 Spirometrie/Fluss-Volumen-Kurve

		Basis	%Ba/S	maxMCH	Soll	SollUG
VCmax	[L]	2,54	67	2,10	3,78	2,86
IVC	[L]	2,54	67	2,10	3,78	2,86
FEV	[L]	2,45	67		3,65	2,65
FEV$_1$	[L]	1,68	59		2,85	2,01
FEV$_1$%VC$_{max}$	[%]	66,27	88		75,51	63,75
PEF	[L/s]	5,14	67		7,67	5,69
MEF$_{75}$	[L/s]	3,25	48		6,82	4,01
MEF$_{50}$	[L/s]	1,16	29		4,00	1,84
MEF$_{25}$	[L/s]	0,34	25		1,35	0,08

◻ Tab. 24.24 Blutgasanalysen in Ruhe und unter ergometrischer Belastung

		Ist	%Ist/S	Soll	SollUG
Blutgase in Ruhe					
PaO$_2$	[mmHg]	76,10	92	82,94	68,76
PaCO$_2$	[mmHg]	38,00	95	40,00	36,00
HCO$_3$	[mmol/L]	23,60	92	25,77	23,22
BE	[mmol/L]	0,00	0	−0,90	−2,01
pH		7,41	100	7,40	7,38
1. Belastung (25 W, 3 min)					
PaO$_2$	[mmHg]	62,10	75	83,30	70,24
PaCO$_2$	[mmHg]	38,10	95	40,00	36,00
HCO$_3$	[mmol/L]	23,70	92	25,77	23,22
BE	[mmol/L]	0,20	−22	−0,90	−2,01
pH		7,42	100	7,40	7,38
2. Belastung (50 W, 3 min)					
PaO$_2$	[mmHg]	61,10	73	83,30	70,24
PaCO$_2$	[mmHg]	39,10	98	40,00	36,00
HCO$_3$	[mmol/L]	23,40	91	25,77	23,22
BE	[mmol/L]	−0,30	33	−0,90	−2,01
pH		7,40	100	7,40	7,38

Sollwerte sind Mittelwerte [Soll] und Grenzwerte n.E.C.
Blutgase n. Ulmer (83/86)

◻ Tab. 24.25 CO-Transferfaktor/Diffusionskapazität

		Ist	%Ist/S	Soll	SollUG
RV-He	[L]	1,32	55	2,40	7,73
TLC-He	[L]	3,89	61	6,34	5,20
RV%TLC-He	[%]	33,93	86	39,31	30,36
VIN	[L]	2,57	68	3,78	2,86
VA	[L]	3,74			
FRC-He	[L]	2,62	77	3,43	2,44
F%TLC-HeRC	[%]	67,34	125	54,01	54,01
ERV	[L]	1,30	127	1,03	1,03
T_{LCO} SB	[mmol/min/kPa]	5,35	64	8,34	6,03
T_{LCO}/VA	[mmol/min/kPa/L]	1,43	83	1,72	1,27

Mitarbeit: 1 – **2** – 3 – 4 – 5

◻ Tab. 24.26 Compliance-Messung

		Ist	%Ist/S	Soll	SollUG
Compliance st	[L/kPa]	1,04	55	1,88	1,68
Compliance dyn	[L/kPa]	0,64	34	1,88	1,68
Elastance st	[kPa/L]	0,96	317	0,30	0,30
Elastance dyn	[kPa/L]	1,57	518	0,30	0,30
IC	[L]	1,62			
R_t	[kPa*s/L]	0,31	139	0,22	0,14
R_{eff}	[kPa*s/L]	0,26	118	0,22	0,14
sR_t	[kPa*s]	1,05	149	0,71	0,34
sR_{eff}	[kPa*s]	0,90	127	0,71	0,34
IGV (Ulmer)	[L]	3,03	85	3,59	2,96
VC_{max}	[L]	2,54	67	3,78	2,86

5. Weitergehende Sekundärprävention erforderlich?
6. Tertiärpräventive Maßnahmen (medizinische und berufliche Rehabilitation)?

24.5 5. Fall: S.C., 46 Jahre, Elektrotechniker (überwiegend im Außendienst)

▪▪ Beschwerdebild

▬ Keine wesentlichen Vorerkrankungen, Nichtraucher

▬ Seit einem Jahr rezidivierende Fieberschübe bis 40°C (◻ Abb. 24.3) mit Übelkeit, Kopfschmerzen,

24

◻ Tab. 24.27 Ergebnisse der Ergospirometrie

Parameter	Einheit	Ruhe	Ref.	AT	Aktuell	Maximale Belastung	
						Soll.	Akt./Soll.
Zeit	[min]	02:01	04:00	11:30	12:00		
Watt	[W]			100	100	141	71
V'E	[l/min]	10	10	54	63	89,5	70
VTex	[l]	0,847	0,918	1,817	1,776		
BF	[l/min]	12	10	30	35		
BR	[%]	83	84	12	−3	28	
$V'O_2$	[ml/min]	255	233	1308	1449	1991	73
VO_2/kg	[ml/min/kg]	3,5	3,2	18,2	20,1		
dO_2/dW	[ml/min/Watt]			10,37	0,04		
$VO_2\%m$	[%]	18	16	90	100		
$VO_2\%p$	[%]	13	12	66	73		
HR	[l/min]	83	85	135	136	158	86
O_2/HR	[ml]	3,1	2,7	9,7	10,7	12,6	85
HRR	[l/min]	75	73	23	22		
HR/Vkg	[l/ml/kg]	23,46	26,23	7,43	6,76		
HR_{resp}	[l]			38,3	11,6		
P_{sys}	[mmHg]	119	11	169	169		
P_{dia}	[mmHg]	79	82	80	80		
SaO_2	[%]						
$V'CO_2$	[ml/min]	187	173	1164	1306		
EqCO2		52,5	52,5	44,09	46,6		
EqO2		38,6	38,9	40,0	42,0		
RER		0,73	0,74	0,89	0,90		
VDe/VT	[%]	16	16	22	16		9945
PaO_2	[mmHg]		78,80	66,9	57,30		
$PETO_2$	[kPa]	15,44	15,52	15,56	15,86		
$AaDO_2$	[mmHg]		21,90	36,77	48,26		
$PaCO_2$	[mmHg]		36,50	37,80	37,20		
$PETCO_2$	[kPa]	3,47	3,38	3,82	3,54		
$PaETC_2$	[mmHg]		33,1	11,06	33,7		

Ref Referenz (Sollmittel)-Wert; *AT* anaerobe Schwelle

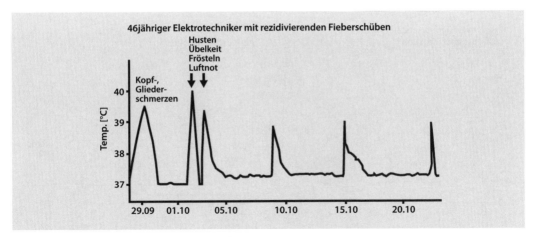

Abb. 24.3 46-jähriger Elektrotechniker mit rezidivierenden Fieberschüben

Hustenreiz, thorakalem Engegefühl, z. T. auch Schüttelfrost; Beginn der Beschwerden meist nachmittags mit Zunahme in den Abendstunden; über Nacht Abklingen der Krankheitssymptome

Arbeitsanamnese (1. Versuch)

- Keine auffällige berufliche oder häusliche Schadstoff- oder Allergenexposition
- Keine Hinweise auf Infektionen, Drogenkonsum oder chronische Organerkrankungen. Kein besonderer Tierkontakt

Unauffällige externe Untersuchungsbefunde

- Oberbauchsonographie, Dünndarmpassage, Koloskopie, Knochenmarksbiopsie, Röntgen (Nasennebenhöhlen, Schädel, Zahnstatus), Skelettszintigramm, Echokardiogramm, Linksherz-Katheter-Untersuchungen mit Koronarangiographie
- CT-Thorax: Verschattung parakardial rechts
- Thorakotomie: benigne, nicht infizierte Perikardzyste

Krankheitsverlauf

- 4 Wochen postoperativ erneut septische Temperaturen, Aufnahme auf die Intensivstation
- Im Röntgenthorax retikulonoduläre Zeichnungsvermehrung in beiden Lungen basal
- Lungenfunktionsanalytisch Nachweis einer restriktiven Ventilationsstörung und Diffusionsstörung (VK 61%, T_{LCO} 50%, leichte Hypoxämie)

Bronchoskopie

- In der bronchoalveolären Lavage Granulozytose (77%), CD4/CD8 0,5; kein Keimnachweis

Tab. 24.28 Bestimmung antigenspezifischer IgG-Antikörper

Antigene	Reaktionsstärke
Thermophile Aktinomyzeten	+
Aspergillus-Schimmelpilze	+
Aureobasidium pullulans	+
Luftbefeuchterwasser	+++

Arbeitsanamnese (2. Versuch mit gezielter Befragung des Arbeitsumfelds anhand der Aufzeichnungen im Auftragsbuch)

- Sämtliche Rezidive traten während oder nach Tätigkeiten im Büro auf, niemals im Außendienst.
- Im Nachbarraum, der durch eine offene Tür verbunden war, befand sich ein verschmutzter Raumbefeuchter.

Bestimmung antigenspezifischer IgG-Antikörper

Tab. 24.28

Arbeitsbezogener inhalativer Expositionstest

Abb. 24.4.

Fragen

1. Abschließende Diagnose?
2. Welchen auffälligen Befund erwarten Sie bei der körperlichen Untersuchung?
3. Was müssen Sie über die Diagnostik hinaus veranlassen?

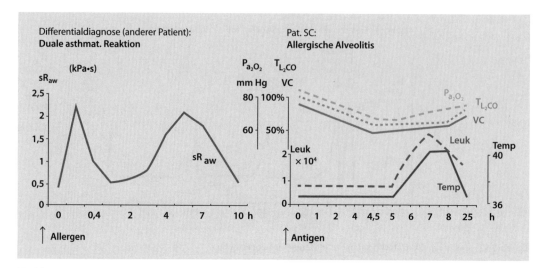

Abb. 24.4 60-minütige Exposition gegenüber Aerosolen des Luftbefeuchters vom Arbeitsplatz (linke Seite zum Vergleich eine duale asthmatische Reaktion eines anderen Patienten)

4. Welchen Behandlung initiieren Sie?
5. Was empfehlen Sie dem Patienten?

24.6   6. Fall: A.L., 28 Jahre, Friseurin

■■ **Beschwerdebild**

Eine Friseurin entwickelt ein klar arbeitsbezogenes Kontaktekzem beider Hände. Prick-Tests zeigen multiple Sensibilisierungen gegenüber Umweltallergenen (aber nicht gegenüber Berufsallergenen) und Epikutantests zeigen keine Sensibilisierungen. Eine schwere Hauterkrankung liegt vor, die Tätigkeit wurde bereits aufgegeben.

■■ **Fragen**

Welche Antwort ist richtig?
1. Es liegt ein anlagebedingtes Leiden vor, eine eventuelle Umschulung ist von der Versicherten selbst zu tragen.
2. Es liegt ein anlagebedingtes Leiden vor, eine eventuelle Umschulung ist von dem Arbeitsamt zu tragen.
3. Es liegt ein anlagebedingtes Leiden vor, eine eventuelle Umschulung ist von der BG zu tragen.
4. Es liegt ein anlagebedingtes Leiden vor, aber aufgrund des gleichzeitig bestehenden anlagebedingten Leidens trägt die BG die Kosten nur teilweise.

24.7   7. Fall: K.D., 56 Jahre, Krankenpfleger

■■ **Beschwerdebild**

Bei einem 56 Jahre alten männlichen Patienten traten Schmerzen im Rücken mit Ausstrahlung in die gesamte rechte Gesäßseite und den rechten Oberschenkel auf.

■■ **Fragen**

Die arbeitstechnischen Voraussetzungen einer Berufskrankheit sind gegeben, wenn der Patient
1. seit 10 Jahren als Lastenträger 500 Sack Kakao à 80 kg pro Schicht getragen hat,
2. seit 20 Jahren als Krankenpfleger mehr als 40 Hebevorgänge á 25 kg pro Schicht verrichtet hat,
3. seit mindestens 10 Jahren im untertätigen Bergbau mehr als 12% der Schicht in extremer Rumpfbeugung gearbeitet hat,
4. seit 35 Jahren als Verwaltungsangestellter überwiegend am Schreibtisch gearbeitet hat.

Antworten:
a. Nur 1 ist richtig
b. 1, 2, 3, 4 sind richtig
c. 1, 2, 3 sind richtig

24.8   8. Fall: O.N., 45 Jahre, Bauzimmermann

▪▪ Beschwerdebild

Bei einem 45 Jahre alten Bauzimmermann, der seit 15 Jahre ca. 1/3 der Arbeitsschicht 25–50 kg schwere Balken gehoben und getragen hat, traten Schmerzen in der Lendenwirbelsäule sowie Gefühlsstörungen im rechten Bein auf.

▪▪ Fragen

Die Verdachtsmeldung auf Vorliegen einer Berufskrankheit ist dann begründet, wenn die folgende Diagnose gestellt wurde:

1. Mono- und polyradikuläre Wurzelsyndrome durch Irritation der Nervenwurzeln L3 bis S1 infolge Bandscheibenlockerung, -volumenänderung, -vorfall
2. Veränderungen im Röntgenbild der Lendenwirbelsäule (Osteochondrose, Spondylarthrose, Spondylose)

24.9   Antwortteil

24.9.1 Fall 1

1. Farmerlunge, unspezifische bronchiale Hyperreaktivität
2. Fieberhafte Atemwegsinfekte, COPD
3. Über den basalen Lungenabschnitten feinblasige Rasselgeräusche
4. Lungenfunktionsdiagnostik, Röntgen-Thorax, Bestimmung spezifischer IgG-Antikörper
5. Farmerlunge (eine Form der exogen-allergischen Alveolitis)
6. BK Nr. 4202 der BKV (► Kap. 10.16)
7. MdE 30%
8. Meidung der ursächlichen Exposition, geeigneter Atemschutz als vorübergehende Maßnahme
9. Ggf. Betriebsumstellung
10. Ggf. Heilbehandlung, Umschulung

24.9.2 Fall 2

1. Isocyanatasthma
2. Allergische Genese
3. Unspezifische irritative Reaktion
4. Normalbefund
5. Spirometrie, Bodyplethysmographie, Blutgasanalyse, Diffusionskapazitäts-Messung (alle indiziert), zusätzlich möglich: Spiroergometrie, Compliance
6. Arbeitsplatzbezogener inhalativer Expositionstest
7. Isocyanatasthma
8. BK Nr. 1315 der BKV (► Kap. 7.4.2)
9. MdE 20%
10. Expositionskarenz z. B. durch Beschäftigung in Bergwerksbereichen, in denen keine Isocyanate zur Gebirgsverfestigung eingesetzt werden, erreichbar
11. Engmaschige betriebsärztliche Verlaufsbeobachtung und Betreuung; Tragen von so effizienten Atemschutzgerät (wegen der hochgradigen Sensibilisierung nicht empfohlen

24.9.3 Fall 3

1. Berufsasthma, Holzstauballergie
2. Unspezifische Hyperreaktivität
3. Giemen und Brummen
4. Lungenfunktionsdiagnostik, Allergietests, spezifischer Provokationstest
5. Allergisches Asthma durch Holzstaub
6. BK Nr. 4301 der BKV (► Kap. 10.18)
7. MdE 20%
8. Sekundärprävention: Meidung der Holzstaubexposition, Tragen geeigneter Atemschutzmasken (nur als vorübergehende Maßnahme bis zur gegebenen Expositionskarenz zu empfehlen)
9. Enge medizinische Betreuung
10. Ggf. Heilbehandlung und Umschulung

24.9.4 Fall 4

1. COPD, Silikose
2. Herzinsuffizienz
3. Trockene oder feuchte Rasselgeräusche über der Lunge, ggf. Zeichen der Lungenblähung
4. Lungenfunktionsprüfung, EKG, Röntgenthorax
5. Silikose
6. BK Nr. 4101 der BKV (► Kap. 10.1)
7. MdE 40%
8. Enge betriebsärztliche Überwachung; Tragen einer effizienten Atemschutzmaske bis Arbeitsplatzwechsel initiiert wird
9. Arbeitsplatzwechsel (konsequente Meidung der Exposition gegenüber silikogenen Stäuben)
10. Stationäre Heilbehandlung

24.9.5 **Fall 5**

1. Befeuchterlunge (eine Form der exogen-allergischen Alveolitis)
2. BK Nr. 4202 der BKV (▶ Kap. 10.16)
3. Fein- bis mittelblasige Rasselgeräusche über der Lungenbasis
4. BK-Meldung beim Unfallversicherungsträger (oder dem staatlichen Amt für Arbeitsschutz)
5. Keine spezielle Behandlung erforderlich, aber konsequente Antigenkarenz
6. Abstellen des Luftbefeuchters

24.9.6 **Fall 6**

Keine Antwort ist richtig, es besteht der Verdacht auf ein subtoxisch-kumulatives Kontaktekzem.

24.9.7 **Fall 7**

c ist richtig.

24.9.8 **Fall 8**

1 und 2 sind richtig.

Anhang

Krebserzeugende Arbeitsstoffe der Kategorie 1 (K1)

Krebserzeugende Arbeitsstoffe der Kategorie 1 (K1) sind »Stoffe, die beim Menschen Krebs erzeugen und bei denen davon auszugehen ist, dass sie einen Beitrag zum Krebsrisiko leisten. Epidemiologische Untersuchungen geben hinreichende Anhaltspunkte für einen Zusammenhang zwischen einer Exposition beim Menschen und dem Auftreten von Krebs. Anderenfalls können epidemiologische Daten durch Informationen zum Wirkungsmechanismus beim Menschen gestützt werden«. (Deutsche Forschungsgemeinschaft [DFG] 2012).

K1-Stoffe
- Aflatoxine
- 4-Aminodiphenyl
- Arsen und anorganische Arsenverbindungen
- Asbest (Chrysotil, Krokydolith, Amosit, Anthophyllit, Aktinolith, Tremolit) (Faserstaub)
- Benzidin
- Benzol
- Beryllium und seine anorganischen Verbindungen
- Bis(chlormethyl)ether (Dichlordimethylether)
- Buchenholzstaub
- 1,3-Butadien
- Cadmium und seine anorganischen Verbindungen (einatembare Fraktion)
- o-Toluidin, α-Chlortoluole: Gemisch aus α-Chlortoluol, α,α-Dichlortoluol, α,α,α-Trichlortoluol und Benzoylchlorid, Chrom(VI)-Verbindungen (einatembare Fraktion)
- 2,2-Dichlordiethylsulfid
- Eichenholzstaub
- Erionit (Faserstaub)
- Faserstäube
- Hartmetall, Wolframcarbid- und Cobalt-haltig (einatembare Fraktion)
- N-Methyl-bis(2-chlorethyl)amin
- Monochlordimethylether
- 2-Naphthylamin
- Nickel und Nickelverbindungen (einatembare Fraktion)
- Passivrauchen am Arbeitsplatz
- Pyrolyseprodukte aus organischem Material
- Siliciumdioxid, kristallin (alveolengängige Fraktion) (Quarz, Cristobalit, Tridymit)
- o-Toluidin
- Trichlorethen, Vinylchlorid

Tabellen zur Einschätzung der MdE

▫ **Tab. 26.1** MdE-Tabelle zu obstruktiven Atemwegserkrankungen (medizinisch-funktionelle Anteile der MdE). Die MdE-Einschätzung ist unter wertender Berücksichtigung aller Teilbereiche vorzunehmen. (Aus: Reichenhaller Empfehlung, Deutsche Gesetzliche Unfallversicherung 2012)

MdE %	Anamnese	Klinik	Lungenfunktion (Spirometrie, Bodyplethysmographie, D_{LCO})	Belastung mit Blutgasbestimmung/ Spiroergometrie	Therapie, indiziert nach aktuellen Leitlinien		MdE %
					Asthma	**COPD**	
10	Geringe Beschwerden, unter Therapie keine Beschwerden	Normalbefund	Grenzbereich	Normaler Sauerstoffpartialdruck bei hoher Belastung** Falls Spiroergometrie durchgeführt: Insuffizienzkriterien# bei hoher Belastung (bei einer O_2 von 80–65% des O_2-Soll§)	Keine oder gelegentlich kurzwirksame Bronchodilatatoren und/oder Antihistaminika	Keine oder bei Bedarf kurzwirksame Bronchodilatatoren	10
20	Keine völlige Beschwerdefreiheit unter Therapie Dyspnoe bei hoher Belastung	Giemen, Pfeifen, Brummen, verlängertes Exspirium	Geringgradige Veränderungen überwiegen		Inhalative Kortikoide in niedriger Dosis	Langwirksame β2-Agonisten (LABA) und/oder Tiotropium (LAMA)	20
30	Asthmaanfälle/Symptome >2× pro Woche, nicht täglich				Täglich inhalative Kortikoide in mittlerer Dosis oder in niedriger Dosis in Kombination mit LABA. Gelegentlich SCS		30
40			Mittelgradige Veränderungen überwiegen	Verminderter* Sauerstoffpartialdruck bei hoher oder mittlerer Belastung Falls Spiroergometrie durchgeführt: Insuffizienzkriterien# bei mittlerer Belastung (bei einer O_2 von <65–50% des O_2-Soll§)			40
50	Dyspnoe bei mittlerer Belastung Tägliche Atembeschwerden	Pulmonale Hypertonie ohne klinisch feststellbare Rechtsherzinsuffizienzzeichen			Inhalative Kortikoide in hoher Dosis und langwirksame Bronchodilatatoren, gelegentlich systemische Kortikosteroide	Kombination von LABA und LAMA mit inhalativen Kortikosteroiden/Roflumilast	50
60							60
70	Dyspnoe bei geringer Belastung Tägliche Asthmaanfälle, regelmäßig nächtliche Atemnotzustände, häufige Exazerbationen (≥ 2×/Jahr)	Pulmonale Hypertonie mit klinisch feststellbaren, reversiblen Rechtsherzinsuffizienzzeichen	Hochgradige Veränderungen überwiegen	Verminderter* Sauerstoffpartialdruck bei leichter Belastung*** Falls Spiroergometrie durchgeführt: Insuffizienzkriterien# bei leichter Belastung (bei einer O_2 von <50% des O_2-Soll§)	Zusätzlich regelmäßig systemische Kortikosteroide (SCS)/weitere zusätzliche Medikation notwendig		70
80							80

MdE						MdE
90	Gehstrecke ohne Pause <100 m oder <8 Stufen	Pulmonale Hypertonie mit irreversiblen Rechtsherzinsuffizienzeichen trotz optimierter Therapie	Hochgradige Veränderungen überwiegen	Belastungsuntersuchung wegen Schwere der Erkrankung nicht möglich	Durchgehende Sauerstofftherapie Trotz maximaler Therapie nicht beherrschbare(s) Asthma/COPD	90
100	Ruhedyspnoe. Täglich schwere oder bedrohliche Anfälle		Forcierte Atemmanöver nicht möglich			100

* vorrangig bei COPD/Emphysem zu erwarten; in Grenzfällen ist der standardisierte P_{a,O_2} zu verwenden
§ Sollwerte nach Wasserman 2005 (Wasserman et al. 2005)
** Hohe Belastung: 80% des Sollwertes nach Reiterer 1975 werden erreicht
# Abweichung von Normwerten, v. a. von $\dot{V}_{O_2max}$, $\dot{V}_{O_2}$, AT, $P_{(A-a),O_2}$, $\dot{V}_E$ und ventilatorische Reserve, Fluss-Volumen-Kurve, Atemäquivalente
*** leichtere Belastung: <40% des Sollwertes nach Reiterer 1975 werden erreicht

► Kap. 2.1.

Die Entschädigung des Versicherten, seiner Angehörigen oder Hinterbliebenen nach § 1 SGB VII ist nach dem Eintritt einer Berufskrankheit (BK) oder eines Arbeitsunfalls (inklusive Wegeunfalls) Aufgabe der gesetzlichen Unfallversicherung. Die Höhe der Rente richtet sich nach der BK-bedingten MdE. Die Wiederherstellung der Gesundheit ist vorrangig vor einer Entschädigung. In Betracht kommende therapeutische und rehabilitative Maßnahmen sind daher ggf. vor der Einschätzung der verbliebenen MdE durchzuführen bzw. zu initiieren.

Die MdE richtet sich nach dem Umfang der sich aus der Beeinträchtigung des körperlichen und geistigen Leistungsvermögens ergebenden verminderten Arbeitsmöglichkeiten auf dem gesamten Gebiet des Erwerbslebens (§ 56 Abs. 2 Satz 1 SGB VII). Dabei ist eine Gesamtschau des Krankheitsbildes erforderlich, also von Anamnese (Beschwerden), relevanten Organbefunden im Verlauf, funktionellen Messparametern, indizierter Therapie sowie der individuellen Betroffenheit, ggf. auch der psychischen Auswirkungen.

Beispiele aktueller MdE-Empfehlungen finden sich in ◙ Tab. 26.1, ◙ Tab. 26.2, ◙ Tab. 26.3, ◙ Tab. 26.5, ◙ Tab. 26.6.

Aus Normalbefunden (unauffällige Befunde, keine Therapieindikation) folgt keine MdE. Nur bei MdE-relevanten Ergebnissen kann sich in der Gesamtschau auch bei teilweisen Normalbefunden eine MdE ergeben.

Eine **Rentenzahlung** kommt in Betracht, wenn die Erwerbsfähigkeit des Versicherten über die 26. Woche nach dem Versicherungsfall hinaus um wenigstens 20% oder infolge mehrerer Berufskrankheiten bzw. Arbeitsunfälle oder anderer im Gesetz aufgeführter Entschädigungsfälle jeweils um mindestens 10% gemindert ist und die Summe der durch die einzelnen Berufskrankheiten bzw. Unfälle verursachten MdE wenigstens 20% beträgt (§ 56 Abs. 1 SGB VII, sog. **Stützrente** bei der letzteren Konstellation). Für landwirtschaftliche Unternehmer, ihre mitarbeitenden Ehegatten und ihre nicht nur vorübergehend mitarbeitenden Familienangehörigen muss die MdE abweichend hiervon wenigstens 30% betragen (§ 80 a SGB VII).

Bei den **obstruktiven Atemwegserkrankungen** und **Hautkrankheiten** wird die MdE frühestens mit dem Tag nach Beendigung der letzten schädigenden Tätigkeit relevant, da der Versicherungsfall der BK-Nrn. 1315, 4301 und 4302 die Aufgabe der gefährdenden Tätigkeit voraussetzt.

Besonderheiten bei obstruktiven Atemwegserkrankungen: Die bronchiale Hyperreaktivität ist Teil

Tab. 26.2 Anhaltspunkte für die Bemessung des medizinisch-funktionellen Anteils der MdE bei Asbestose und Asbest-bedingter Pleurafibrose (BK Nr. 4103). (Nach Baur et al. 2011)

MdE %	Anamnese	Klinik	Lungenfunktion – Spirometrie, Bodyplethysmografie	Lungenfunktion – $D_{L,CO}$	Belastungsuntersuchung mit Blutgasbestimmung	Spiroergometrie***	Therapie, indiziert nach aktuellen Leitlinien	MdE %
10§	Geringe Beschwerden bei ausgeprägter körperlicher Belastung; Husten	Normalbefund	Grenzbereich (einzelne leicht pathologische Befunde)	Grenzbereich (einzelne leicht pathologische Befunde)	Normaler Sauerstoffpartialdruck*	Insuffizienzkriterien# bei hoher Belastung (O_{2max} 80–65% des O_2-Soll)	Keine oder bei Bronchialobstruktion ggf. gelegentlich Bronchodilatatoren	10
20	Geringgradige Belastungsdyspnoe; Husten	Knistern unterschiedlichen Grades	Geringgradige Veränderungen	Geringgradige Verminderung	Normaler Sauerstoffpartialdruck* bei sehr hoher Belastung**		Ggf. Bronchodilatatoren, evtl. inhalative Kortikoide	20
30					Normaler oder verminderter Sauerstoffpartialdruck* bei hoher Belastung**			30
40	Mittelgradige Belastungsdyspnoe; Husten		Mittelgradige Veränderungen	Mittelgradige Verminderung		Insuffizienzkriterien# bei mittlerer Belastung (O_{2max} <65–50% des O_2-Soll)		40
50		Pulmonale Hypertonie ohne Rechtsinsuffizienzzeichen			Verminderter Sauerstoffpartialdruck* bei mittlerer Belastung		Ggf. Bronchodilatatoren, Kortikoide, O_2-Therapie bei Belastung notwendig	50
60								60
70	Hochgradige Belastungsdyspnoe; Husten	Pulmonale Hypertonie mit kompensierter Rechtsherzinsuffizienz	Hochgradige Veränderungen	Hochgradige Verminderung	Verminderter Sauerstoffpartialdruck* bei leichter Belastung	Insuffizienzkriterien# bei leichter Belastung (O_{2max} <50% des O_2-Soll)	Langzeit-O_2-Therapie erforderlich	70
80								80
90	Gehstrecke ohne Pause <100 m oder <8 Stufen	Pulmonale Hypertonie mit dekompensierter Rechtsherzinsuffizienz						90

Linke Tabelle (Fortsetzung)

100	Ruhedyspnoe (Hilfe beim Essen und/oder Kleiden nötig); Husten	Forcierte Atemmanöver wegen der Schwere der Erkrankung nicht möglich	Bestimmung wegen Schwere der Erkrankung nicht möglich	Verminderter Sauerstoffpartialdruck* und Hyperkapnie in Ruhe	Belastungsuntersuchung wegen Schwere der Erkrankung nicht möglich	100

§ ggf. als Stütz-MdE von Bedeutung

* in Grenzfällen ist der standardisierte P_{a,O_2} zu verwenden

** sehr hohe Belastung: 100% des Sollwertes werden erreicht; hohe Belastung: 80% des Sollwertes werden erreicht

\# Abweichung von Normwerten, v. a. von $\dot{V}_{O_2max}$ (maximale Sauerstoffaufnahme), $\dot{V}_{O_2AT}$ (Sauerstoffaufnahme an der anaeroben Schwelle), $P_{(A-a),O_2}$ (alveoloarterielle Sauerstoffpartialdruckdifferenz), $\dot{V}_E$ (expiratorisches Atemminutenvolumen), Slope $\dot{V}_E/\dot{V}_{CO_2}$, ventilatorischer Reserve, Atemäquivalente, Dynamik der Fluss-Volumenkurve unter zunehmender Belastung

*** Sollwerte nach Wasserman (2005)

◘ Tab. 26.3 Minderung der Erwerbsfähigkeit bei Lungenkrebs (BK Nrn. 4104 und 4114). (Nach Baur et al. 2011). http://www.awmf.org/uploads/tx_szleitlinien/002-038l_S2k-Diagnostik_und_Begutachtung_asbestbedingter_Berufskrankheiten_2010-12.pdf

Tumorstadium nach UICC)	Bis 5 Jahre	Nach 5 Jahren**
IA	80(–100%)*	Individuell (0–100%)
IB	100%	Individuell (20–100%)
IIA	100%	Individuell (20–100%)
IIB	100%	Individuell (20–100%)
IIIA	100%	Individuell (20–100%)
IIIB	100%	Individuell (20–100%)
IV	100%	100%

* 100% bei Pneumektomie

** Erläuterungen zur MdE-Einschätzung nach 5 Jahren (Rezidivfreiheit vorausgesetzt)

der medizinischen Definition eines Asthma bronchiale (Bestimmung ► Kap. 24.2, 10.18). Voraussetzungen für die Festsetzung der MdE infolge einer bronchialen Hyperreaktivität sind der kausale Nachweis der arbeitsbedingten Verursachung und die Reproduzierbarkeit des Erkrankungsbildes. Eine asymptomatische bronchiale Hyperreaktivität bedingt eine MdE in Höhe von 10%. Geht die bronchiale Hyperreaktivität mit Beschwerden einher (intermittierendes Asthma) ergibt sich eine MdE von 20%.

Wird der gesundheitliche Zustand des Versicherten durch die verordnete Medikation deutlich gebessert, ist dies bei der Bewertung der MdE zu berücksichtigen, die MdE fällt dann in der Gesamtschau geringer aus als bei einem therapierefraktären Krankheitsbild. Erfolgte bislang keine Medikation, kann ggf. vor der MdE-Einschätzung ein Therapieversuch unternommen werden. Die Therapie soll dabei leitliniengerecht erfolgen, also entsprechend der Anamnese und dem hieraus abzuleitenden Schweregrad der Erkrankung. Darüber hinausgehende Therapien, z. B. regelmäßige orale Steroideinnahme bei nur leichtem Schweregrad, sind zu hinterfragen.

◻ Tab. 26.4 MdE-Einschätzung nach 5 Jahren bei Lungenkrebs

Kategorie a MdE 20–40%	Tumor durch Keilresektion entfernt, keine bis geringe funktionelle Störungen Bis 40 % MdE aufgrund der – Operationsfolgen (z. B. Schmerzen, Bewegungseinschränkung etc.) – möglichen Strahlen- oder Chemotherapiefolgen (z. B. therapieinduzierte Polyneuropathie etc.) – fortbestehenden psychischen Belastung
Kategorie b MdE 40–70%	Tumor durch Lobektomie entfernt Bis 70 % MdE aufgrund der – funktionellen Störungen – Operationsfolgen (z. B. Schmerzen, Bewegungseinschränkung etc.) – möglichen Strahlen- oder Chemotherapiefolgen (z. B. therapieinduzierte Polyneuropathie etc.) – fortbestehenden psychischen Belastung
Kategorie c MdE 70–100%	Tumor durch Pneumektomie entfernt Bis 100% MdE aufgrund der funktionellen Störungen – Operationsfolgen (z. B. Schmerzen, Bewegungseinschränkung etc.) – möglichen Strahlen- oder Chemotherapiefolgen (z. B. therapieinduzierte Polyneuropathie etc.) – fortbestehenden psychischen Belastung

◻ Tab. 26.5 Minderung der Erwerbsfähigkeit bei Kehlkopfkrebs. (Nach Baur et al. 2011)

Kategorie I MdE 20–40%	Tumor durch lokale Exzision (Entfernung eines Stimmbandes, des Kehldeckels o. ä.) oder Klein-feldbestrahlung des Kehlkopfes entfernt, geringe funktionelle Störungen Bis 40% MdE-Einschätzung zu wertende zusätzliche Funktionsstörungen: – Grad der Heiserkeit – Folgen einer Neck dissection
Kategorie II MdE 40–70%	Tumor durch Teilresektion des Kehlkopfes oder Strahlentherapie entfernt, bis 70% MdE-Einschät-zung zu wertende Funktionsstörungen: – Heiserkeit bis Stimmlosigkeit mit erheblicher Beeinträchtigung der Kommunikationsfähigkeit – Schluckstörungen mit wesentlicher Behinderung der Nahrungsaufnahme (Kostform, Essdauer) ohne regelmäßige Aspiration – Folgen einer Neck dissection (einschließlich Funktionsstörung der Schulter z. B. durch Schädi-gung des N. accessorius) – Folgen einer Strahlentherapie des Halses (Dermatitis, Xerostomie, Strahlensyndrom)
Kategorie III MdE 70–100%	Tumor durch Laryngektomie oder ausgedehnte Kehlkopfteilresektion entfernt Anlage eines Tracheostomas oder einer Tracheotomie Bis 100% MdE-Einschätzung zu wertende zusätzliche Funktionsstörungen: – Einschränkung der Ersatzstimme mit erheblicher Beeinträchtigung der Kommunikationsfähig-keit – Schluckstörungen mit erheblicher Behinderung der Nahrungsaufnahme (Beeinträchtigung des Kräfte- und Ernährungszustandes) und/oder häufiger Aspiration – Folgen einer Neck dissection (einschließlich Funktionsstörung der Schulter – N. accessorius) – Folgen einer Strahlentherapie des Halses (Dermatitis, Xerostomie, Strahlensyndrom)

Nach den Urteil des BSG vom 22.06.2004 (B 2 U 14/03 R) sind bei der Schätzung der MdE entsprechend den Verhältnis-sen des Einzelfalls ggf. bestehende besondere Aspekte der Genesungszeit wie das Vorliegen einer Dauertherapie, ein Schmerzsyndrom mit Schmerzmittelabhängigkeit, Anpassung und Gewöhnung an den ggf. reduzierten Allgemeinzu-stand, die notwendige Schonung zur Stabilisierung des Gesundheitszustandes, psychische Beeinträchtigungen usw., die Auswirkungen auf die Erwerbsfähigkeit haben, zu berücksichtigen.
In der Tabelle sind die üblichen Aspekte der Tumorerkrankung, der Behandlungsfolgen und der Genesungszeit berück-sichtigt.
Bei fehlendem Funktionsverlust kann auch eine MdE von unter 20% angemessen sein.

◘ Tab. 26.6 Minderung der Erwerbsfähigkeit bei Mesotheliomen (BK Nr. 4105). (Nach Baur et al. 2011)

Tumortyp	Bis 5 Jahre	Nach 5 Jahren
Maligne Mesotheliome	100%	100%
Maligne Mesotheliome der Tunica vaginalis testis	100%	Individuell (20–100%)
Gut differenzierte papilläre Mesotheliome (WDPM)	Individuell (30–100%)	Individuell (0–100%)
Benigne multizystische peritoneale Mesotheliome (BMPM)	Individuell (20–100%)	Individuell (0–100%)

Integrative MdE-Einschätzung am Beispiel obstruktiver Atemwegserkrankungen: Die Bewertung der Anamnese soll sich an der Schweregradeinteilung des Krankheitsbildes, also der obstruktiven oder restriktiven Atemwegs- bzw. Lungenerkrankung, orientieren; entsprechend wurden in der ◘ Tab. 26.1 die Symptomhäufigkeiten der Schweregradeinteilungen von den aktuellen Asthma- und COPD-Leitlinien aufgenommen (Bundesärztekammer, Kassenärztliche Bundesvereinigung et al. 2006; Bundesärztekammer, Kassenärztliche Bundesvereinigung et al. 2009). Die Spalten »Klinik« berücksichtigen hier insbesondere das Vorliegen einer Rechtsherzinsuffizienz, wobei das Ausmaß der klinischen Zeichen einer Rechtsherzinsuffizienz auch therapieabhängig ist und daher keine weitere Unterteilung ohne Berücksichtigung der Therapie zulässt. In den Spalten »Lungenfunktion« ist bei Vorliegen einer Bronchialobstruktion das Ergebnis eines Reversibilitätstests zu beachten; bei Irreversibilität der Messwerte ist jeweils der höhere Wert der Tabellenspannweite zu berücksichtigen. Eine sehr gute Reversibilität führt hingegen zur Auswahl des niedrigeren Wertes der Prozentspanne.

Besonders aussagekräftig sind die im Rahmen einer Belastungsuntersuchung mit Blutgasbestimmung feststellbaren Änderungen der Messparameter. Die Durchführung einer Spiroergometrie beinhaltet methodisch Blutgasbestimmungen unter Belastung, die hier nach Berechnung in Form der alveoloarteriellen Sauerstoffdifferenzen berücksichtigt werden. Für die Beurteilung der Spiroergometrie wird die Belastungsstufe herangezogen, bei der pulmonale Insuffizienzkriterien festzustellen sind. Die Höhe der Belastung wird mit dem Prozentsatz des individuellen Referenzwertes der maximalen Sauerstoffaufnahme (O_{2max}) angegeben. Die Sauerstoff-Aufnahme und Wattleistung steigen linear an.

Es soll eine zumindest submaximale Belastung angestrebt werden. Diese entspricht ca. 80 % der in den Tabellen der Leitlinie der DGAUM zur Lungenfunktionsprüfung in der Arbeitsmedizin angegebenen Maximalbelastung (Reiterer 1975; Deutsche Gesellschaft für Arbeitsmedizin und Umweltmedizin [DGAUM] 2008). Vielfach werden folgende Formeln für die submaximale Solleistungsfestlegung verwendet:

- Frauen: 2 Watt/kg KG – 10% pro Lebensdekade ab 30 Jahre (Alter auf volle Dekaden gerundet)
- Männer: 2,5 kg Watt/kg KG – 10% pro Lebensdekade ab 30 Jahre (Alter auf volle Dekaden gerundet)

Im Befund sind die tatsächlich erreichte Wattzahl, die Zahl der Belastungsstufen und die Dauer jeder Belastungsstufe anzugeben.

Themen- und Lernzielkatalog »Arbeitsmedizin«

Im Juni 2002 wurde vom Bundesrat eine Novelle der Approbationsordnung für Ärzte (AO) beschlossen. Ziel dieses klinischen Curriculums der Medizin ist u. a. ein fächerübergreifender Unterricht sowie eine verbesserte klinisch-praktische Ausbildung. Gemäß der Approbationsordnung für Ärzte (ÄappO) ist die »Arbeitsmedizin« wie bisher ein eigenständiges Fachgebiet. Zusätzlich ist das Wahlpflichtfach »Arbeits- und Betriebsmedizin« eingeführt worden, welches einen hohen Stellenwert besitzt, da durch den intensivierten Unterricht umfassende Kenntnisse über dieses Fach vermittelt werden können. Studierende, die ein besonderes Interesse an der Arbeitsmedizin zeigen, sollen durch das Angebot dieses Wahlpflichtfachs die Möglichkeit erhalten, einen Schwerpunkt in ihrer Ausbildung zu setzen.

Der Vorstand der Deutschen Gesellschaft für Arbeitsmedizin und Umweltmedizin (DGAUM) hat gemeinsam mit den arbeitsmedizinischen Hochschullehrern einen Lernzielkatalog für das Fach »Arbeitsmedizin« erarbeitet. Der Lernzielkatalog reflektiert eine differenzierte Darstellung der Bedeutung der zu vermittelnden arbeitsmedizinischen Kenntnisse und dient als Grundlage für die Lehrveranstaltungen an den Fakultäten, nicht zuletzt zur Festlegung des prüfungsrelevanten Wissens und der erforderlichen ärztlichen Kompetenzen (Fertigkeiten und Haltung) im Fach Arbeitsmedizin.

Der Lernzielkatalog gliedert sich in
- arbeitsmedizinische Basiskenntnisse
- arbeitsmedizinisch relevante Fertigkeiten
- arbeitsmedizinisch relevante Krankheitsbilder

Die Lernziele »arbeitsmedizinische Basiskenntnisse« und »arbeitsmedizinisch relevante Krankheitsbilder« beschreiben, welche Kompetenzen aus dem ärztlichen Handlungsprozess erwartet werden.
(Letzel et al. 2003)

Anamnesebögen

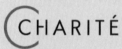

CHARITÉ - UNIVERSITÄTSMEDIZIN BERLIN
FREIE UNIVERSITÄT BERLIN UND HUMBOLDT-UNIVERSITÄT ZU BERLIN

Institut für Arbeitsmedizin
Direktor (komm.):
Prof. Dr. med. Axel Fischer

Leiter der Abteilung „Arbeitsbedingte
Lungenkrankheiten und Allergien":
Prof. Dr. med. Xaver Baur

Institut f. Arbeitsmedizin │ Charité │ Thielallee 69-73 │ 14195 Berlin

Thielalle 69
14195 Berlin-Dahlem

Tel : (030) 450 529 565
Fax: (030) 450 529 952
Irina.koelzow@charite. de
www.charite.de/arbeitsmedizin

Fam.Name   Vorname
Anschrift
Email: Tel.

Datum:

Anamnesebogen

Für Beschäftigte/ Patienten

Mit beruflicher Belastung gegenüber Inhalationsstoffen

Bitte gehen Sie die Fragen der Reihe nach durch und beantworten Sie diese, indem Sie ein

X in das zutreffende ❑ setzen oder die Antwort an die durch einen Strich ……….

Beziehungsweise durch einen grauen Kasten ☐ bezeichnete Stelle schreiben. Bitte achten

sie darauf, dass **alle** Fragen beantwortet werden. Wenn Sie Schwierigkeiten bei der

Beantwortung der Fragen haben,

helfen wir Ihnen gerne. Ihre Antworten unterliegen selbstverständlich der ärztlichen

Schweigepflicht, eine Weitergabe an den Arbeitgeber ist ausgeschlossen.

Ausbildung, Beschäftigung, Arbeitsplatz

1. Haben Sie eine Berufsausbildung abgeschlossen?

❑ Nein, ich bin noch in beruflicher Ausbildung als_____ seit ☐☐☐☐ Jahren

❑ Nein, kein beruflicher Abschluss

❑ Ja, und zwar

    ❑ Lehre/ Ausbildung als _____ von ☐☐☐☐ bis ☐☐☐☐

    ❑ Gesellenprüfung als _____ Abschluss ☐☐☐☐

    ❑ Meisterprüfung als _____ Abschluss ☐☐☐☐

    ❑ Anderer Ausbildungsabschluss (welcher:_____)

2. Sind Sie zur Zeit erwerbstätig? (Unter Erwerbstätigkeit wird jede bezahlte, bzw. mit einem Einkommen verbundene Tätigkeit verstanden, egal welchen zeitlichen Umfang sie hat)

- ❑ Ich bin Vollzeit-erwerbstätig
- ❑ Ich bin Teilzeit-erwerbstätig
- ❑ Ich bin Umschüler/ Auszubildende(r)/ Lehrling
- ❑ Ich bin in Mutterschafts-/ Erziehungsurlaub oder in sonstiger Beurlaubung
- ❑ ich bin zur Zeit nicht erwerbstätig

2a. In welcher Firma bzw. bei welchem Arbeitgeber arbeiten Sie zur Zeit bzw. haben Sie zuletzt gearbeitet?

Name der Firma	Beruf	Art der Tätigkeit	seit (Monat/ Jahr)	
(Bsp.: Firma Blau	*Lagerarbeiter*	*Verpacken von Tee*	*03*	*98*
_____	_____	_____	❑❑	❑❑

3. Haben Sie im Rahmen Ihrer derzeitigen (bzw. letzten) Tätigkeit mit den folgenden Stäuben oder Reizstoffen Kontakt gehabt? (*Mehrfachnennungen sind möglich*)

- ❑ anorganische Stäube (z.B. Stein, Sand, Zement, Asbest, Keramikfasern, Glas-, Steinwolle)
- ❑ organische Stäube (z. B. Latex, Holz, Mehl, Textilien, Bio-, Hausmüll)
- ❑ Lösungsmittel (z.B. Benzol, Toluol, Tri)
- ❑ Farben, Lacke
- ❑ Andere Stoffe, und zwar: _____

3a. Wurden durch die vorher genannten Stoffe Beschwerden ausgelöst? ❑ ja ❑ nein

Falls ja, welche Beschwerden: _____

_____

4. Haben sie früher in anderen Betriebsteilen der Firma gearbeitet? ❑ ja ❑ nein

Falls ja:

Betriebsteil	Tätigkeit	von (Jahr) bis (Jahr)	Dabei belastet durch folgende Stäube, Gase oder Reizstoffe
(Bsp.: Werkstatt	*Lackierer*	*98 - 99*	*Lösungsmittel und Lacke*)
I _____	_____	❑❑ - ❑❑	_____
II _____	_____	❑❑ - ❑❑	_____

5. In welchen Betrieben haben Sie vor Eintritt in die jetzige Firma bzw. Arbeitsstelle gearbeitet?

Firma/ Wirtschaftszweig	Tätigkeit	von (Jahr) bis (Jahr)	Dabei belastet durch folgende Stäube, Gase oder Reizstoffe
(Bsp.: REWE/ Transport	*Fahrer*	*98 - 99*	*Dieselmotorabgase*)
I _____	_____	☐☐ - ☐☐	_____
II _____	_____	☐☐ - ☐☐	_____
III _____	_____	☐☐ - ☐☐	_____

6. Haben Sie während Ihrer derzeitigen (bzw. letzten) Tätigkeit persönliche Schutzmöglichkeiten beim Arbeiten benutzt?   ☐ ja ☐ nein

Falls ja, welche (*Mehrfachnennungen sind möglich*)?

   ☐ Atemschutz (Staub-, Zellstoff-, Gas-, Filtermaske)

   ☐ Handschuhe

   ☐ Schutzkleidung

   ☐ Andere und zwar: _____

7. Gibt es an Ihrem derzeitigen (bzw. letzten) Arbeitsplatz weitere Schutzmöglichkeiten?   ☐ ja ☐ nein

Falls ja, welche (*Mehrfachnennungen sind möglich*)

   ☐ Absauganlage

   ☐ Klimaanlage

8. Wurden bei Ihnen arbeitsmedizinische Vorsorgeuntersuchungen durchgeführt?   ☐ ja ☐ nein

Falls ja:

8a Wann und wo zuletzt?   ☐☐.☐☐☐☐
                       Monat   Jahr

_____
Name der Institution

Beschwerden und Erkrankungen

9. Haben Sie momentan Beschwerden bzw. eine Erkrankung, die eventuell durch Ihre berufliche Tätigkeit hervorgerufen wurde?   ☐ ja ☐ nein

Falls ja, schildern Sie bitte dir Tätigkeiten, die Sie dafür verantwortlich machen:

_____

9a. Seit wann haben Sie die genannten Beschwerden?   Seit ☐☐.☐☐☐☐
                                           Monat   Jahr

10. Haben Sie Ihre Tätigkeit wegen arbeitsbezogener / -bedingter Beschwerden

eingestellt?   ❑ ja ❑ nein

<u>Falls ja:</u>

10a. Wann?   ❑❑.❑❑❑❑
                                                                 Monat   Jahr

10b. Wurden Sie innerbetrieblich umgesetzt?   ❑ ja ❑ nein

10c. Wie sind seit der Einstellung der Tätigkeit bzw. der innerbetrieblichen Umsetzung

ihre Beschwerden?

   ❑ unverändert

   ❑ nicht mehr vorhanden

   ❑ etwas besser

   ❑ verstärkt

11. Sind Sie zur Zeit vom Arzt krank (arbeitsunfähig) geschrieben?

   ❑ Ja, wegen (Diagnose):_____ Seit ❑❑.❑❑❑❑
                                                       Monat   Jahr

   ❑ Nein

11a. Waren Sie während des letzten Jahres arbeitsunfähig?

   ❑ Ja, wegen (Diagnose):_____ von ❑❑ bis ❑❑ für ❑❑❑ Tage
                                            Monat   Monat   Monat

   ❑ Nein

11b. Waren Sie früher schon einmal wegen derselben Erkrankung arbeitsunfähig?

   ❑ Ja, wegen (Diagnose):_____ von ❑❑ bis ❑❑ für ❑❑❑ Tage
                                            Monat   Monat   Monat

   ❑ Nein

12. Leiden Sie oder litten Sie unter anhaltenden Fließschnupfen, Niesattacken oder

verstopfter Nase?   ❑ ja ❑ nein

<u>Falls ja:</u>

12a. In welchem Zeitraum?   Von ❑❑❑❑ bis ❑❑❑❑
                                                       Jahr   Jahr

12b. Trat oder tritt dies vermehrt am Arbeitsplatz auf ?   ❑ ja ❑ nein

12c. Können Sie dies einer bestimmten Substanz zuordnen?   ❑ ja ❑ nein

   Wenn ja, welche Substanz:_____

12d. Durch welche sonstigen Stoffe und Gegebenheiten werden diese Beschwerden

ausgelöst? _____

12e. Sind die genannten Beschwerden im Urlaub gebessert?   ❑ ja ❑ nein

13. Haben Sie oder hatten Sie jemals anhaltendes Augenbrennen, Augenjucken, Augentränen oder Augenrötungen? ❑ ja ❑ nein

Falls ja:

13a. In welchem Zeitraum? Von ❑❑❑❑ bis ❑❑❑❑
Jahr   Jahr

13b. Trat oder tritt dies vermehrt am Arbeitsplatz auf? ❑ ja ❑ nein

Wenn ja, bei welcher Tätigkeit:_____

13c. Können Sie dies einer bestimmten Substanz zuordnen? ❑ ja ❑ nein

Wenn ja, welche Substanz:_____

13d. Durch welche sonstigen Stoffe und Gegebenheiten werden diese Beschwerden ausgelöst? _____

13e. Sind die genannten Beschwerden im Urlaub besser? ❑ ja ❑ nein

14. Haben Sie oder hatten Sie jemals gehäuft Husten? ❑ ja ❑ nein

Falls ja:

14a. In welchem Zeitraum? Von ❑❑❑❑ bis ❑❑❑❑
Jahr   Jahr

14b. Trat oder tritt dies vermehrt am Arbeitsplatz auf? ❑ ja ❑ nein

Wenn ja, bei welcher Tätigkeit:_____

14c. Können Sie dies einer bestimmten Substanz zuordnen? ❑ ja ❑ nein

Wenn ja, welcher Substanz:_____

14d. Durch welche sonstigen Stoffe und Gegebenheiten werden diese Beschwerden ausgelöst? _____

14e. Falls ja, haben oder hatten Sie dabei vermehrt Auswurf für min. 3 Monate pro Jahr in min. 2 aufeinanderfolgenden Jahren ❑ ja ❑ nein

14f. Sind die genannten Beschwerden im Urlaub besser? ❑ ja ❑ nein

15.Haben Sie oder hatten Sie jemals ein pfeifendes oder brummendes Geräusch in Ihrem Brustkorb ❑ ja ❑ nein

15a. In welchem Zeitraum? Von ❑❑❑❑ bis ❑❑❑❑
Jahr   Jahr

15b. Trat oder tritt dies vermehrt am Arbeitsplatz auf? ❑ ja ❑ nein

Wenn ja, bei welcher Tätigkeit:_____

15c. Können Sie dies einer bestimmten Substanz zuordnen? ❑ ja ❑ nein

Wenn ja, welcher Substanz:_____

15d. Durch welche sonstigen Stoffe und Gegebenheiten werden diese Beschwerden ausgelöst? _____

15e. Sind die genannten Beschwerden im Urlaub besser? ❑ ja ❑ nein

15f. Hatten Sie dieses Pfeifen oder Brummen, wenn Sie nicht erkältet waren?

❑ ja ❑ nein

15g. Hatten Sie jemals Atemnot, als dieses pfeifende Geräusch auftrat? ❑ ja ❑ nein

16. Haben Sie oder hatten Sie jemals Luftnot beim Treppensteigen? ❑ ja ❑ nein

<u>Falls ja,</u>

16a. nach wievielen Stockwerken ❑❑ (Anzahl)

16b. in welchem Zeitraum? Von ❑❑❑❑ bis ❑❑❑❑
Jahr Jahr

17. Haben Sie oder hatten Sie jemals Anfälle von Kurzatmigkeit ❑ ja ❑ nein

17a. In welchem Zeitraum? Von ❑❑❑❑ bis ❑❑❑❑
Jahr Jahr

17b. Trat oder tritt dies vermehrt am Arbeitsplatz auf? ❑ ja ❑ nein

Wenn ja, bei welcher Tätigkeit:_____

17c. Können Sie dies einer bestimmten Substanz zuordnen? ❑ ja ❑ nein

Wenn ja, welcher Substanz:_____

17d. Durch welche sonstigen Stoffe und Gegebenheiten werden diese Beschwerden

ausgelöst? _____

17e. Sind die genannten Beschwerden im Urlaub besser? ❑ ja ❑ nein

18. Haben Sie oder hatten Sie jemals Fieberschübe, Schüttelfrost, Grippegefühl mit

Gliederschmerzen und Kurzatmigkeit <u>während</u> oder <u>nach</u> einer Arbeitsschicht?

❑ ja ❑ nein

<u>Falls ja:</u>

18a. In welchem Zeitraum? Von ❑❑❑❑ bis ❑❑❑❑
Jahr Jahr

18b. Nach welcher Tätigkeit:_____

18c. Können Sie dies einer bestimmten Substanz zuordnen? ❑ ja ❑ nein

Wenn ja, welcher Substanz:_____

18d. Durch welche sonstigen Stoffe und Gegebenheiten werden diese Beschwerden

ausgelöst? _____

18e. Sind die genannten Beschwerden im Urlaub besser? ❑ ja ❑ nein

18f. Traten diese Symptome auch außerhalb der Erkältungszeit auf? ❑ ja ❑ nein

19. Haben Sie oder hatten Sie jemals Hautausschläge oder Ekzeme? ❑ ja ❑ nein

<u>Falls ja:</u>

19a. An welchen Körperstellen treten diese auf:_____

19b. In welchem Zeitraum? Von ❑❑❑❑ bis ❑❑❑❑
Jahr Jahr

19c. Trat oder tritt dies vermehrt am Arbeitsplatz auf?   ❑ ja ❑ nein

Wenn ja, bei welcher Tätigkeit:_____

19d. Können Sie dies einer bestimmten Substanz zuordnen?   ❑ ja ❑ nein

Wenn ja, welcher Substanz:_____

19e. Durch welche sonstigen Stoffe und Gegebenheiten werden diese Beschwerden
ausgelöst? _____

19f. Haben Sie eine Unverträglichkeit gegenüber Modeschmuck   ❑ ja ❑ nein

19g. Sind bei Ihnen Allergien bekannt?   ❑ ja ❑ nein

Wenn ja, welche?_____

20. Haben Sie oder hatten Sie Heuschnupfen?   ❑ ja ❑ nein

<u>Falls ja:</u>

20a. In welchem Zeitraum?   Von ❑❑❑❑ bis ❑❑❑❑
                                        Jahr   Jahr

21. Löst Tierkontakt bei Ihnen Beschwerden aus?   ❑ ja ❑ nein

<u>Falls ja:</u>

21a. Welche Tiere?_____

21b. Welche Beschwerden?_____

21c. Haben Sie Haustiere?   ❑ ja ❑ nein

Wenn ja, welche Tiere?_____

21d. Haben Sie häufigen Kontakt zu Haustieren   ❑ ja ❑ nein

Wenn ja, mit welchen Haustieren?_____

Allgemeine Angaben

22. Welchen Schulabschluss haben Sie?

❑ Haupt-/ Volksschule

❑ Realschulabschluss/ Mittlere Reife

❑ Anderer Schulabschluss (welchen: _____)

❑ Keinen Schulabschluss

23. Welche Staatsangehörigkeit haben Sie?

❑ Deutsche

❑ Andere

24. Haben Sie früher Zigaretten geraucht oder rauchen Sie zur Zeit?

❑ Habe noch **nie** geraucht (bis auf ganz seltenes Probieren)

❑ Ja, **rauche zur Zeit**.

❑ Ja, habe **früher geraucht**, rauche jetzt nicht mehr.

<u>Falls Sie **rauchen** bzw. **früher geraucht** haben</u>:

- Wieviel rauchen Sie zur Zeit gewöhnlich am Tag bzw. wieviel haben Sie früher durchschnittlich geraucht?

  Pro Tag: ☐☐☐   Zigaretten: ☐☐   Zigarren: ☐☐   Pfeifen: ☐☐

- Wie alt waren Sie, als Sie angefangen haben regelmäßig zu rauchen?   ☐☐ Jahre

- Falls zutreffend, wann haben Sie aufgehört zu rauchen?   19 ☐☐ bzw. 20 ☐☐

Sollten Sie Ihre Rauchgewohnheiten widerholt geändert haben, so geben Sie bitte das Jahr an, in dem Sie das letzte Mal aufgehört haben zu

rauchen_____

25. Weitere Kommentare von Ihrer Seite:

Vielen Dank für die Beantwortung!
Bitte überprüfen Sie, ob Sie alle Fragen beantwortet haben.

Internet-Links und weiterführende Literatur

29.1 Internet-Links und weiterführende Literatur nach Themen

Arbeitsmedizinische Vorsorgeuntersuchungen
»DGUV Grundsätze für arbeitsmedizinische Vorsorgeuntersuchungen« 5. vollständig neubearbeitete Auflage 2010. Gentner, Stuttgart

Biomonitoring Auskunftssystem (rechtlich verbindliche Festlegungen)
http://www.baua.de/de/Themen-von-A-Z/Gefahrstoffe/Biomonitoring/Auskunftsystem.html

Gesundheitsbasierte Einstufung von Arbeitsstoffen und Arbeitsplatzgrenzwerte
American Conference of Industrial Hygienists (ACGIH) http://www.acgih.org
Tabelle der von ACGIH und EU als atemwegssensibilisierend oder -irritativ eingestuften Arbeitsstoffe
Arbeitsplatzgrenzwerte TRGS 900 http://www.baua.de/de/Themen-von-A-Z/Gefahrstoffe/TRGS/pdf/TRGS-900.pdf?_blob=publicationFile&v=12

Liste der MAK-Werte
Deutsche Forschungsgemeinschaft (DFG), ed. MAK- und BAT-Werte Liste. Wiley-VCH, Weinheim. http://onlinelibrary.wiley.com/book/10.1002/9783527666027
Deutsche Forschungsgemeinschaft (DFG), ed. MAK- und BAT-Werte-Liste 2012: Maximale Arbeitsplatzkonzentrationen und Biologische Arbeitsstofftoleranzwerte, Mitteilung 48. Wiley-VCH, Weinheim (jährliche Neuauflage)

Liste der BAT-Werte und Biologischen Grenzwerte
Deutsche Forschungsgemeinschaft (DFG) MAK- und BAT-Werte-Liste. Wiley-VCH, Weinheim. http://onlinelibrary.wiley.com/book/10.1002/9783527666027
Deutsche Forschungsgemeinschaft (DFG) (2012) MAK- und BAT-Werte-Liste 2012: Maximale Arbeitsplatzkonzentrationen und Biologische Arbeitsstofftoleranzwerte, Mitteilung 48. Wiley-VCH, Weinheim (jährliche Neuauflage)
Biologische Grenzwerte TRGS 903: http://www.baua.de/de/Themen-von-A-Z/Gefahrstoffe/TRGS/pdf/TRGS-903.pdf?_blob=publicationFile&v=5

Krebserzeugende Arbeitsstoffe
Deutsche Forschungsgemeinschaft (DFG) MAK- und BAT-Werte-Liste. Wiley-VCH, Weinheim. http://onlinelibrary.wiley.com/doi/10.1002/9783527666027.ch3/pdf
Deutsche Forschungsgemeinschaft (DFG) (2012) MAK- und BAT-Werte-Liste 2012: Maximale Arbeitsplatzkonzentrationen und Biologische Arbeitsstofftoleranzwerte, Mitteilung 48. Wiley-VCH, Weinheim (jährliche Neuauflage)
Verzeichnis krebserzeugender, erbgutverändernder oder fortpflanzungsgefährdender Stoffe TRGS 905: http://www.baua.de/de/Themen-von-A-Z/Gefahrstoffe/TRGS/TRGS-905.html

Verzeichnis krebserzeugender Tätigkeiten oder Verfahren nach § 3 Abs. 2 Nr. 3 GefStoffV TRGS 906: http://www.baua.de/de/Themen-von-A-Z/Gefahrstoffe/TRGS/pdf/TRGS-906.pdf
Risikowerte und Exposition-Risiko-Beziehungen für Tätigkeiten mit krebserzeugenden Gefahrstoffen TRGS 910: http://www.baua.de/de/Themen-von-A-Z/Gefahrstoffe/TRGS/Bekanntmachung-910.html

Listen der Atemwegsirritanzien
Occupational agents with respiratory effects according to ACGIH 2009 and/or classified with the R42 phrase* (may cause sensitization by inhalation) and/or with the R37 phrase* (irritating to respiratory system) according to the European Union directives 67/548/EEC (1), 2001/59/EC (2), 2004/73/EC (3) or 2009/2/EC (4) (identical to ILO/CIS 2002; http://www.ilo.org/public/english/protection/safework/cis/products/icsc/dtasht/riskphrs/index.htm) (Tabelle zum download, pdf, 700 KB)
Baur X, Bakehe P, Vellguth H (2012) Bronchial asthma and COPD due to irritants in the workplace – an evidence-based approach. J Occup Med Toxicol 7(1):19

Listen der Allergene/sensibilisierenden Arbeitsstoffe
Deutsche Forschungsgemeinschaft (DFG) MAK- und BAT-Werte-Liste. Wiley-VCH, Weinheim. http://onlinelibrary.wiley.com/book/10.1002/9783527666027
Deutsche Forschungsgemeinschaft (DFG) (2012) MAK- und BAT-Werte-Liste 2012: Maximale Arbeitsplatzkonzentrationen und Biologische Arbeitsstofftoleranzwerte, Mitteilung 48. Wiley-VCH, Weinheim (jährliche Neuauflage)
Verzeichnis sensibilisierender Stoffe und von Tätigkeiten mit sensibilisierenden Stoffen TRGS 907: http://www.baua.de/de/Themen-von-A-Z/Gefahrstoffe/TRGS/pdf/TRGS-907.pdf?__blob=publicationFile&v=5
Baur X, Bakehe P (2013) Allergens causing occupational asthma: an evidence-based evaluation of the literature. Int Arch Occup Environ Health

Rechtlich verbindliche Grenzwerte
http://www.baua.de/de/Themen-von-A-Z/Gefahrstoffe/TRGS/pdf/TRGS-900.pdf?_blob=publicationFile&v=12
http://www.baua.de/de/Themen-von-A-Z/Gefahrstoffe/TRGS/Arbeitsplatzgrenzwerte_content.html
http://www.baua.de/de/Themen-von-A-Z/Gefahrstoffe/TRGS/TRGS-903.html
http://arbmed.med.uni-rostock.de/lehrbrief/indgifte.htm

Gefahrstofflisten, Risikokategorien und Schutzmaßnahmen
GESTIS: https://s9-eu.ixquick-proxy.com/do/highlight.pl?ah=1&l=deutsch&cat=web&c=hf&q=gisbau+berufsgenossenschaft&rl=NONE&u=http:%2F%2Fwww.dguv.de%2Fifa%2Fen%2Fgestis%2Findex.jsp&rid=MILNNQLQKPNQ&hlq=https%3A%2F%2Fs9-eu.ixquick.de%2Fdo%2Fsearch&mtcmd=process_search&mtlanguage=english&mtengine0=v1all&mtcat=web

GisChem: http://www.gischem.de/index.htm

GISBAU: http://www.gisbau.de/home.html

NIOSHTOC2: http://www.cdc.gov/niosh/topics/chemical.html

Baur X, Bakehe P, Vellguth H (2012) Bronchial asthma and COPD due to irritants in the workplace – an evidence-based approach. J Occup Med Toxicol 7(1):19

Baur X (2008) Airborne allergens and irritants in the workplace. In: Kay AB, Kaplan AP, Bousquet J, Holt PG (eds) Allergy and allergic diseases. Blackwell Publishing, pp 1017–1122

Umweltbezogene Richtwerte für Gefahrstoffe

Richtwerte für die Innenraumluft: http://www.umweltbundesamt.de/gesundheit/innenraumhygiene/richtwerte-irluft.htm

HBM und Referenzwerte: http://www.umweltbundesamt.de/gesundheit/monitor/definitionen.htm

Luftreinhaltung in Bayern: http://www.stmug.bayern.de/umwelt/luftreinhaltung/index.htm

Müller M, Schmiechen K (2012) Humanbiomonitoring im Bevölkerungsschutz. Bonn: Bundesamt für Bevölkerungsschutz und Katastrophenhilfe 2012. (Forschung im Bevölkerungsschutz Band 16). http://www.bbk.bund.de/SubSites/SK/DE/Publikationen/Zivilschutzforschung/Forschung-im-Bevoelkerungsschutz/DownloadsFiB/Band-16_Neu.pdf?_blob=publicationFile

Berufskrankheiten: Übersicht, Merkblätter und wissenschaftliche Begründungen

Berufskrankheiten-Verordnung (BKV): http://www.bmas.de/DE/Service/Gesetze/berufskrankheiten-verordnung.html

Merkblätter und wissenschaftliche Begründungen zu den einzelnen Berufskrankheiten findet sich in ◘ Tab. 2.1

Leitlinien und Empfehlungen zur Berufskrankheiten-Diagnostik und -Begutachtung

Baur X, Sigsgaard T, Aasen TB, Burge PS, Heederik D, Henneberger P, Maestrelli P, Rooyackers J, Schlunssen V, Vandenplas O et al. (2012) Guidelines for the management of work-related asthma. Eur Respir J 39(3):529–545

AWMF: Diagnostik und Begutachtung asbestbedingter Berufskrankheiten http://www.awmf.org/uploads/tx_szleitlinien/ 002-038l_S2k-Diagnostik_und_Begutachtung_asbestbedingter_Berufskrankheiten_2010-12.pdf

Baur X, Heger M, Köhler D, Kranig A, Letzel S, Schultze-Werninghaus G, Tannapfel A, Teschler H, Voshaar T, unter Mitwirkung von Bohle MR, Erlinghagen N, Hering KG, Hofmann-Preiss K, Kraus T, Merget R, Michaely G, Neumann V, Nowak D, Özbek I, Piasecki HJ, Staubach-Wicke N (2008) Diagnostik und Begutachtung der Berufskrankheit Nr. 4101 Quarzstaublungenerkrankung (Silikose). S2-Leitlinie nach AWMF-Schema der Deutschen Gesellschaft für Pneumologie und Beatmungsmedizin und der Deutschen Gesellschaft für Arbeitsmedizin und Umweltmedizin. Pneumologie 62:659–684. Erratum: Pneumologie 63:176–177

Baur X, Clasen M, Fisseler-Eckhoff A, Heger M, Hering KG, Hofmann-Preiss K, Köhler D, Kranig A, Kraus T, Letzel S, Neumann V, Tannapfel A, Schneider J, Sitter H, Teschler H, Voshaar T, Weber A (2011) Diagnostik und Begutachtung

asbestbedingter Berufskrankheiten. Interdisziplinäre S2-Leitlinie der Deutschen Gesellschaft für Pneumologie und Beatmungsmedizin und der Deutschen Gesellschaft für Arbeitsmedizin und Umweltmedizin. Pneumologie 65(3):159–188

Deutsche Gesetzliche Unfallversicherung (DGUV) (2012) Reichenhaller Empfehlung. Begutachtungsempfehlung für die Berufskrankheiten nach Nummern 1315 (ohne Alveolitis), 4301 und 4302 der BKV. Berlin: DGUV

Deutsche Gesetzliche Unfallversicherung (DGUV) Begutachtungsempfehlung für die Begutachtung von Haut- und Hautkrebserkrankungen – Bamberger Empfehlung http://www.dguv.de/landesverbaende/de/medien/documents/bambergere.pdf

Deutsche Gesetzliche Unfallversicherung (DGUV) Empfehlung für die Begutachtung asbestbedingter Berufskrankheiten – Falkensteiner Empfehlung: http://www.dguv.de/inhalt/presse/2011/Q2/falkensteiner/falkensteiner_empfehlung.pdf

Deutsche Gesetzliche Unfallversicherung (DGUV) Bochumer Empfehlung (Empfehlung für die Begutachtung von Silikosen) http://publikationen.dguv.de/dguv/pdf/10002/bochum_neu.pdf

Berufsasthma – Ursachen, – Management und – Prävention

Leitlinie »Arbeitsplatzbezogener Inhalationstest (AIT)«: http://www.awmf.org/uploads/tx_szleitlinien/002-026_S1_Arbeitsplatzbezogener_Inhalationstest_AIT_11_2009_11-2011.pdf

BOHRF British Occupational Health Research Foundation: http://www.bohrf.org.uk/projects/asthma.html

Maestrelli P, Schlunssen V, Mason P, Sigsgaard T (2012) Contribution of host factors and workplace exposure to the outcome of occupational asthma. EurRespirRev 21: 88–96

Vandenplas O, Dressel H, Nowak D, Jamart J (2012) What is the optimal management option in occupational asthma? EurRespirRev 21: 97–104

Wilken D, Baur X, Barbinova L, Preisser A, Meijer E, Rooyackers J, Heederik D (2012) What are the benefits of medical screening and surveillance? EurRespirRev 21:105–111

Heederik D, Henneberger P, Redlich C (2012) Primary prevention of occupational asthma: Exposure reduction, skin exposure, and respiratory protection. EurRespirRev 21: 112–124

Baur X, Aasen T, Burge S, Heederik D, Henneberger P, Maestrelli P, Schlünssen V, Vandenplas O, Wilken D (2012) The management of work-related asthma guidelines: a broader perspective. Eur Respir Rev 21: 125–139

29.2 Zitierte Internet-Links und weiterführende Literatur

ACGIH® http://www.acgih.org

Araujo AC, Ferraz E, et al. (2007) Investigation of factors associated with difficult-to-control asthma. J Bras Pneumol 33(5): 495–501

Ausschuss für Arbeitsstätten (2011) Technische Regeln für Arbeitsstätten ASR A3.4, Beleuchtung. http://www.baua.de/de/Themen-von-A-Z/Arbeitsstaetten/ASR/ASR-A3-4_content.html;jsessionid=628B5713342F5F2FAAD5C222B923DBA9.1_cid246

Ausschuss für Arbeitsstätten (2012) Technische Regeln für Arbeitsstätten ASR A3.6 Lüftung. http://www.baua.de/de/Themen-von-A-Z/Arbeitsstaetten/ASR/ASR-A3-6_content.html

Ausschuss für Arbeitsstätten/ASTA) (2010) Technische Regeln für Arbeitsstätten ASR A3.5 Raumtemperatur. http://www.baua.de/de/Themen-von-A-Z/Arbeitsstaetten/ASR/ASR-A3-5_content.html

Ausschuss für Biologische Arbeitsstoffe (ABAS) und Ausschuss für Gefahrstoffe (AGS) (2008) Sensibilisierende Stoffe für die Atemwege (TRBA/TRGS 406) http://www.baua.de/de/Themen-von-A-Z/Gefahrstoffe/TRGS/pdf/TRGS-TRBA-406.pdf?_blob=publicationFile&v=3)

Ausschuss für Gefahrstoffe (AGS) (2008) Risikowerte und Exposition-Risiko-Beziehungen für Tätigkeiten mit krebserzeugenden Gefahrstoffen (Bekanntmachung 910) http://www.baua.de/de/Themen-von-A-Z/Gefahrstoffe/TRGS/pdf/Bekanntmachung-910.pdf?_blob=publicationFile&v=9

Ausschuss für Gefahrstoffe (AGS) (2011) Verzeichnis sensibilisierender Stoffe und von Tätigkeiten mit sensibilisierenden Stoffen (TRGS 907). http://www.baua.de/de/Themen-von-A-Z/Gefahrstoffe/TRGS/TRGS-907.html. GMBl(49-51): 1019–1025

Aw T-C, Ahmed S et al. (2009) Information notices on occupational diseases: a guide to diagnosis. Office for Official Publications ofthe European Communities, Luxembourg

Baker A, Roach G et al. (2004) Shiftwork experience and the value of time.Ergonomics 47(3): 307–317

Bakker AB, Demerouti E (2007) The job demands-resources model. State of the art. J Managerial Psychol 22: 309–328

Bakker AB, Demerouti E, et al. (2003) Job demands and job resources as predictors of absence duration and frequency J Vocational Behavior 62: 341–356

Baur X (im Druck) Crashkurs Lungenfunktion. Dustri, München-Deisenhofen

Baur X, Clasen M, et al. (2011) Diagnostics and expert opinion of asbestos-induced occupational diseases. Pneumologie 65(3): e1-47. http://www.awmf.org/uploads/tx_szleitlinien/002-038l_S2k-Diagnostik_und_Begutachtung_asbestbedingter_Berufskrankheiten_2010–12.pdf

Baur X, Heger M, et al. (2008) Diagnostics and expert opinion in the occupational disease No. 4101 silicosis (including coal worker's pneumoconiosis). Guideline (S2; AWMF) of the Deutsche Gesellschaft für Pneumologie and Beatmungsmedizin and the Deutsche Gesellschaft für Arbeitsmedizin und Umweltmedizin. Pneumologie 62(11): 659–684

Baur X, Huber R (2008) Respirationstrakt. In: Dörfler H, Eisenmenger W, Lippert HD, Wandl U (Hrsg.) Medizinische Gutachten. Springer, Berlin Heidelberg New York, S 183–248

Baur X, Preisser A, et al. (2010) Lungenfunktionsprüfungen in der Arbeitsmedizin. Arbeitsmedizinische Leitlinie der Deutsche Gesellschaft für Arbeitsmedizin und Umwelt-medizin e.V. (DGAUM). Aktualisierung der Leitlinie von Nowak D, Szadkowski D (1998), weitere Aktualisierung von Baur X, Preisser A, Oldenburg M, Nowak D, Triebig G, Schneider J (2004). Arbeitsmed Sozialmed Umweltmed 45(3): 126-134. http://www.awmf.org/uploads/tx_szleitlinien/002-013_S1_Lungenfunktionspruefungen_in_der_Arbeitsmedizin_08-2005_08-2010.pdf

Bjerner B, Holm A et al. (1948) Om nattochskiftarbete. Statensoffentl. Utredingar, Stockholm

Bolt M, Golka K (2007) Berufsbedingte Krebserkrankungen – Altlasten oder aktuelle Bedrohung. Dtsch Med Wochenschr 132(4)

Bundesanstalt für Arbeitsschutz und Arbeitsmedizin (2012) Das Risikokonzept für krebserzeugende Stoffe des Ausschusses für Gefahrstoffe. Von der Grenzwertorientierung zur Maßnahmenorientierung. Dortmund: BAuA 2012. http://www.baua.de/de/Publikationen/Broschueren/A82.pdf?_blob=publicationFile&v=5

Bundesanstalt für Arbeitsschutz und Arbeitsmedizin und VBG Bildschirm- und Büroarbeitsplätze. Leitfaden für die Gestaltung. SP 2.1 (BGI 650). http://www.ergonomic.de/files/bgi650.pdf

Bundesanstalt für Arbeitsschutz und Arbeitsmedizin (BAuA) (2007)REACH-CLP Helpdesk der Bundesbehörden. http://www.reach-clp-helpdesk.de/reach/de/Startseite.html

Bundesärztekammer, Kassenärztliche Bundesvereinigung, et al. (2009) Nationale Versorgungsleitlinie Asthma. http://www.asthma.versorgungsleitlinie.de

Bundesärztekammer, Kassenärztliche Bundesvereinigung, et al. (2006) Nationale Versorgungsleitlinie COPD. http://www.copd.versorgungsleitlinien.de

Bundesministerium für Arbeit und Soziales und Bundesanstalt für Arbeitsschutz und Arbeitsmedizin (2012) Sicherheit und Gesundheit bei der Arbeit 2011. Unfallverhütungsbericht Arbeit. https://osha.europa.eu/fop/germany/de/teaser/article_start.2013-01-14

Bundesregierung (2010) Verordnung zum Schutz vor Gefahrstoffen (Gefahrstoffverordnung – GefStoffV) vom 26.11.2010. BGBl I (59):1644-1676. http://www.baua.de/de/Themen-von-A-Z/Gefahrstoffe/Rechtstexte/Gefahrstoffverordnung_content.html

Butz M (2012) Beruflich verursachte Krebserkrankungen. Eine Darstellung der im Zeitraum 1978 bis 2010 anerkannten Berufskrankheiten. Deutsche Gesetzliche Unfallversicherung (DGUV), Berlin

Das Europäische Parlament und der Rat der Europäischen Union (2006) Verordnung (EG) Nr. 1907/2006 des Europäischen Parlaments und des Rates vom 18. Dezember 2006 zur Registrierung, Bewertung, Zulassung und Beschränkung chemischer Stoffe (REACH), zur Schaffung einer Europäischen Agentur für chemische Stoffe, zur Änderung der Richtlinie 1999/45/EG und zur Aufhebung der Verordnung (EWG) Nr. 793/93 des Rates, der Verordnung (EG) Nr. 1488/94 der Kommission, der Richtlinie76/769/EWG des Rates sowie der Richtlinien 91/155/EWG, 93/67/EWG, 93/105/EG und 2000/21/EG der Kommission. Amtsbl EU 2006 L 396: 1-849. http://eur-lex.europa.eu/LexUriServ/LexUriServ.do?uri=oj:l:2006:396:0001:0849:de:pdf

Demerouti E, Bakker AB et al. (2001) The job demands-resources model of burnout. J Appl Psychol 86(3): 499–512

Der Rat der Europäischen Wirtschaftsgemeinschaft (1967) Richtlinie 67/548/EWG des Rates vom 27. Juni 1967 zur Angleichung der Rechts- und Verwaltungsvorschriften für die Einstufung, Verpackung und Kennzeichnung gefährlicher Stoffe. Amtsblatt EG (196 vom 16/08/1967): 0001 – 0098. http://eur-lex.europa.eu/LexUriServ/LexUriServ.do?uri=CELEX:31967L0548:DE:HTML

Deutsche Forschungsgemeinschaft (DFG) (2012) MAK- und BAT-Werte-Liste. Maximale Arbeitsplatzkonzentrationen und Biologische Arbeitsstofftoleranzwerte. Mitteilung 48 MAK-Werte-Liste (DFG). Wiley-VCH, Weinheim. http://onlinelibrary.wiley.com/book/10.1002/9783527666027

Deutsche Gesetzliche Unfallversicherung (DGUV) (2012) Reichenhaller Empfehlung. Begutachtungsempfehlung für die Berufskrankheiten nach Nummern 1315 (ohne Alveolitis), 4301 und 4302 der BKV. DGUV, Berlin

Deutsche Gesetzliche Unfallversicherung (DGUV) (2009)Handlungsanleitungen für die arbeitsmedizinische Vorsorge. BGI/GUV-I 504. http://publikationen.dguv.de/dguv/udt_dguv_main.aspx?QPX=TUlEPTEwMDEmQ0lEPTEwMDAz

Europäisches Parlament (2008) Verordnung (EG) Nr. 1272/2008 des Europäischen Parlaments und des Rates vom 16. Dezember 2008 über die Einstufung, Kennzeichnung und Verpackung von Stoffen und Gemischen, zur Änderung und Aufhebung der Richtlinien 67/548/EWG und 1999/45/EG und zur Änderung der Verordnung (EG) Nr. 1907/2006. Amtsbl EU(L 353): 1-1355. http://eur-lex.europa.eu/LexUriServ/LexUriServ.do?uri=OJ:L:2008:353:0001:1355:de:PDF

Europäisches Parlament und Rat der Europäischen Union (2000) Richtlinie 2000/54/EG des Europäisches Parlaments und des Rates vom 18. September 2000 über den Schutz der Arbeitnehmer gegen Gefährdung durch biologische Arbeitsstoffe bei der Arbeit (siebte Einzelrichtlinie im Sinne von Artikel 16 Absatz 1 der Richtlinie 89/391/EWG). Amtsbl EU(L 262): 21-45. http://eur-lex.europa.eu/LexUriServ/LexUriServ.do?uri=OJ:L:2000:262:0021:0045:DE:PDF

Finke U, Fitzner K (2011) BAuA F 2072. http://www.baua.de/de/Themen-von-A-Z/Arbeitsstaetten/ASR/ASR-A3-6_content.html

GHS (2011) Das Global Harmonisierte System (GHS) in der EU. Die neue Einstufung und Kennzeichnung nach CLP-Verordnung (EG) Nr. 1272/2008. Gefahren- und Sicherheitshinweise. http://www.baua.de/de/Publikationen/Poster/GHS-02.pdf?__blob=publicationFile&v=10

Giesen T (2007) Ärztliche Untersuchungen im Arbeitsverhältnis. Eignung - Vorsorge - Begutachtung (Teil I). Arbeitsmed Sozialmed Umweltmed 42(12): 646-655

Guyatt G, Cook D et al. (2004) Evidence based medicine has come a long way.Br Med J 329(7473): 990-991

Health and Safety Executive (HSE) (2005) The carcinogenicity of mineral oils (Guidance notes). HSE, London

Karasek RA (1998) Demand/Control Model: a social, emotional, and physiological approach to stress risk and active behaviour development. In: Stellman JM, ed. Encyclopaedia of occupational health and safety. Geneva, ILO: 34.06-34.14

Letzel S, Oldenburg M, et al. (2003) Themenkatalog und Lernzielkatalog »Arbeitsmedizin« Arbeitsmed Sozialmed Umweltmed 38(11): 588-593

Lovern MR, Cole CE, et al. (2001) A review of quantitative studies of benzene metabolism. Crit Rev Toxicol 31(3): 285–311

Reiterer W (1975) Methodik eines rektangulär-triangolären Belastungstestes. Herz/Kreislauf 7: 457–462

Siegrist J (1996) Adverse health effects of high-effort/low-reward conditions. J Occup Health Psychol 1(1): 27–41

Skerfving S, Bergdahl IA (2007) Lead. In: Nordberg GF (ed) Handbook on the toxicology of metals, 3: 599–643. Elsevier, Amsterdam

Umweltbundesamt (2012) Gesundheit und Umwelthygiene. HBM- und Referenzwerte (Definitionen und Tabellen). Berlin

United Nations (2009) Codification of Hazard Statements, Codification and use of Precautionary Statements and Examples of Precautionary Pictograms. Globally Harmonized System of Classification and Labelling of Chemicals (GHS) Third revised edition. New. York, Geneva, Unitet Nations: 297–401. http://www.unece.org/fileadmin/DAM/trans/danger/publi/ghs/ghs_rev02/English/07e_annex3.pdf

United Nations Economic Commission for Europe (UNECE) (2011) GHS pictograms. http://live.unece.org/trans/danger/publi/ghs/pictograms.html

Wasserman K, Hansen JE et al. (2011) Principles of exercise testing and interpretation: including pathophysiology and clinical applications. Lippincott Williams & Wilkins, Philadelphia

Zejda JE, Pahwa P et al. (1992) Decline in spirometric variables in grain workers from start of employment: differential effect of duration of follow up. Br J Ind Med 49(8): 576–580

Zhang L, Curran I, et al. (1994) Two-dimensional immunoblot analysis of allergens of Cladosporium herbarum. Clin Exp Allergy 24(3): 263–269

Stichwortverzeichnis

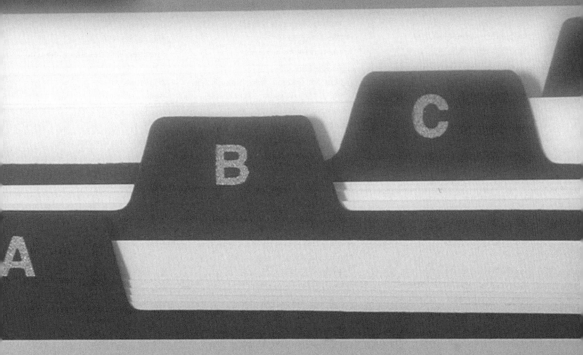

Printing: Ten Brink, Meppel, The Netherlands
Binding: Stürtz, Würzburg, Germany